ANTIKE HEILKUNST

Universal Bibliothek

PHILOSOPHIE
GESCHICHTE · KULTURGESCHICHTE

ANTIKE HEILKUNST

Ausgewählte Texte aus dem medizinischen Schrifttum der Griechen und Römer

herausgegeben von
Jutta Kollesch und Diethard Nickel

1989

Verlag Philipp Reclam jun. Leipzig

Aus dem Griechischen und Lateinischen
Auswahl, Übersetzung, Einleitung und Anmerkungen
von Jutta Kollesch und Diethard Nickel

Das Umschlagbild zeigt eine Illustration aus dem Kommentar des Apollonios von Kition (1. Jahrhundert v. u. Z.) zu der hippokratischen Schrift „Über das Einrenken der Gelenke". Die in der Handschrift Laurentianus 74,7 (10. Jahrhundert) enthaltenen Abbildungen gehören zum ursprünglichen Bestand des Kommentars und gehen in ihren wesentlichen Details auf die antike Tradition zurück. Die Beschriftung des vorliegenden Bildes (fol. 207r) lautet: ἐμβολὴ μηροῦ ἡ ἐπὶ κεφαλὴν καὶ (zu korrigieren in διὰ) τῆς (zu korrigieren in τοῦ) πήχεος τοῦ ἰατροῦ παρὰ τὸν περίνεον γινομένη ἢν εἰς τὸ ἔσω μέρος ὀλισθῇ *(Oberschenkeleinrenkung, die [am Patienten] mit dem Kopf nach unten vermittels des Unterarms des Arztes am Damm entlang vorgenommen wird, wenn [der Schenkel] nach innen ausgerenkt ist).*

ISBN 3-379-00411-1

Reclams Universal-Bibliothek Band 771
6. Auflage
Umschlaggestaltung: Friederike Pondelik unter Verwendung einer Illustration aus der Handschrift Laurentianus 74,7 fol. 207r (10. Jahrhundert)
Lizenz Nr. 363. 340/18/89 · LSV 2006 · Vbg. 12,8
Printed in the German Democratic Republic
Grafischer Großbetrieb Völkerfreundschaft Dresden
Gesetzt aus Garamond-Antiqua
Bestellnummer: 660 858 0
00200

Einleitung

Der vorliegende Band enthält Übersetzungen ausgewählter Textstücke aus den Werken griechisch und lateinisch schreibender medizinischer Autoren aus der Zeit vom 5. Jahrhundert v. u. Z. bis zum 4. Jahrhundert u. Z. Die Auswahl der Texte, die nur einen geringen Bruchteil des erhaltenen antiken medizinischen Schrifttums umfaßt, erfolgte unter dem Aspekt, an ihnen das medizinische Wissen der griechisch-römischen Antike zu demonstrieren und die Entwicklung sowohl der Medizin insgesamt als auch ihrer einzelnen Fachgebiete, soweit dies in einem solchen Rahmen möglich ist, sichtbar werden zu lassen.
Die Tatsache, daß die antike Medizin auch heute noch Interesse findet und in zunehmendem Maße Gegenstand der wissenschaftshistorischen Forschung geworden ist, beruht darauf, daß sie die erste wissenschaftliche Medizin in der Geschichte der Menschheit war und als solche mit ihrem großen Wissensschatz nicht nur bis weit in die Neuzeit hinein lebendiger Bestandteil sowohl der theoretischen wie der praktischen Medizin blieb, sondern vor allem auch dazu imstande war, der mit der Renaissance einsetzenden Entwicklung der modernen naturwissenschaftlichen Medizin entscheidende Impulse im Hinblick auf die Methodik der medizinischen Forschung zu vermitteln. Denn gerade die neuen Fragestellungen und Forschungsmethoden, mit denen die griechischen Ärzte aus dem 5. Jahrhundert v. u. Z. an die sie interessierenden Phänomene wie Krankheit und Gesundheit heranzugehen lernten, waren es, die den Schritt von der empirisch begründeten frühgriechischen Heilkunde zur wissenschaftlichen Medizin in der Antike ermöglichten und den Ärzten der Neuzeit als Anregung und Wegweiser für die weitere Forschungsarbeit auf den verschiedensten Gebieten der Medizin dienten.
Der entscheidende Anstoß zu dieser Entwicklung der Medizin ging von den griechischen Naturphilosophen des 6. und 5. Jahrhunderts aus. Im Verlauf der Herausbildung der grie-

chischen Stadtstaaten, die sich zuerst in den Städten an der kleinasiatischen Küste vollzog, hatte der Kampf der Kaufleute und Handwerker um die Ablösung der bestehenden Adelsherrschaft durch eine demokratische Regierungsform zu einer neuen Denkweise geführt, die entgegen den alten, mythisch-theologisch bestimmten Traditionen danach strebte, die in der Natur beobachteten Erscheinungen rational zu erklären. Dieses Bemühen fand seinen Ausdruck in den Lehren der Naturphilosophen, die den Kosmos als einheitliches materielles Ganzes auffaßten und seinen Ursprung und seine Zusammensetzung mit dem Wasser, wie Thales von Milet (624—546 v. u. Z.), oder, wie Anaximenes (6. Jahrhundert v. u. Z.), ebenfalls aus Milet stammend, mit der Luft als dem Urstoff erklärten. Diese Lehren, die den Menschen als Bestandteil des Kosmos in das natürliche Geschehen mit einbezogen, bildeten den Ausgangspunkt für die Ärzte, die gesunden und krankhaften Vorgänge im menschlichen Körper ebenfalls auf natürliche Ursachen zurückzuführen und sich mit der Frage nach seiner Zusammensetzung zu beschäftigen. Hier sollte vor allem die Lehre des Empedokles aus Akragas (5. Jahrhundert v. u. Z.), daß die vier Elemente Feuer, Wasser, Luft und Erde die Grundstoffe alles Seienden sind, wirksam werden. Ihre Übertragung in die Medizin erfolgte in der Weise, daß an die Stelle der Elemente als Bausteine des Kosmos die Körpersäfte Blut, Schleim, gelbe und schwarze Galle als konstitutive Bestandteile des menschlichen Organismus gesetzt wurden, deren Wesen sich ebenso wie bei den Elementen im Wirken der vier Primärqualitäten Warm, Kalt, Trocken und Feucht manifestierte. Diese Säfte- oder Humorallehre bot den Ärzten die Möglichkeit, die Gesundheit in Anlehnung an entsprechende Vorstellungen des Alkmaion von Kroton (um 500 v. u. Z.) als Eukrasie, als ausgewogene Mischung der Körpersäfte, und dementsprechend die Krankheit als Dyskrasie zu verstehen, das heißt als ein Mischungsverhältnis, das durch das Überwiegen des einen oder das zu geringe Vorhandensein eines anderen Saftes gestört war.

Die Entstehung dieser Medizin, die durch das Bemühen gekennzeichnet ist, das vorhandene empirische Wissen durch die Anwendung der von den Philosophen übernommenen Theorien und Fragestellungen auf eine wissenschaftliche Grundlage zu stellen, ist aufs engste mit der Person des Hippokrates von Kos

(um 460—370 v. u. Z.) verbunden, der zu den bedeutendsten Ärzten der Antike zählt. Unter dem Namen dieses Arztes, über dessen Leben und Werk nur wenige authentische Nachrichten erhalten sind, ist eine Sammlung von Schriften überliefert, die im Inhaltlichen wie im Formalen große Unterschiede aufweisen. Von ihnen kann nicht eine einzige mit Sicherheit dem Hippokrates als Verfasser zugewiesen werden. Fest steht jedoch, daß diese Sammlung, das sogenannte Corpus Hippocraticum, Werke enthält, die zum Teil von Angehörigen der koischen Ärzteschule geschrieben wurden, als deren geistiger Ahnherr Hippokrates gilt, zum Teil aber auch in der Tradition der Ärzteschule von Knidos, einer Stadt im Südwesten der kleinasiatischen Küste, standen. Die Lehren dieser beiden Schulen, zwischen denen im 5. Jahrhundert v. u. Z. schon infolge ihrer geographischen Nachbarschaft ein reger Gedankenaustausch bestanden haben dürfte, unterschieden sich wohl vor allem dadurch, daß der individualisierenden Krankheitsauffassung der koischen Ärzte eine Nosologie bei den Knidiern gegenüberstand, die stärker symptomatologisch orientiert war und systematisierende Tendenzen aufwies. Auf Grund dieser inhaltlichen Kriterien kann eine Reihe der hippokratischen Schriften, die „Epidemien“, das „Prognostikon“, die „Aphorismen“, die Abhandlungen „Über Luft-, Wasser- und Ortsverhältnisse“ („Über die Umwelt“), „Über die heilige Krankheit“ und „Über die Natur des Menschen“ sowie die chirurgischen Werke „Über das Einrenken der Gelenke“ und „Über Knochenbrüche“, für die koische Schule in Anspruch genommen werden. Mit einer gewissen Berechtigung ist vermutet worden, daß die ältesten unter ihnen, die Epidemienbücher I und III, das „Prognostikon“ und die beiden genannten chirurgischen Schriften, von Hippokrates selbst stammen oder zumindest unter seinem unmittelbaren Einfluß verfaßt wurden. Für den Traktat „Über die Natur des Menschen“ ist überliefert, daß er von Polybos stammt, der ein Schüler und Schwiegersohn des Hippokrates war.
Den Schriften des Corpus Hippocraticum, die in der Mehrzahl dem 5./4. Jahrhundert angehören, ist gemeinsam, daß sie von wissenschaftlich-rationalem Geist geprägt sind. Das heißt, in ihnen allen wird das Bemühen deutlich, die gesunden und krankhaften Vorgänge im menschlichen Körper auf natürliche Gegebenheiten wie den Säftehaushalt des Körpers, die Er-

nährung und auf klimatische Bedingungen zurückzuführen und dementsprechend die Krankheiten mit natürlichen und rational begründbaren Mitteln zu behandeln.
Unter dem Einfluß der Platonischen und Aristotelischen Philosophie verstärkten sich im 4. Jahrhundert v. u. Z. die Bestrebungen der Ärzte, das medizinische Wissen methodisch zu erfassen und zu systematisieren. Hatten sich in der hippokratischen Heilkunde die Durchdringung des empirischen Wissens mit den von den Naturphilosophen herausgearbeiteten wissenschaftlichen Fragestellungen auf der einen Seite und die bewußte Abgrenzung der Medizin als einer weitgehend empirisch bestimmten Wissenschaft gegenüber der Philosophie auf der anderen Seite stets die Waage gehalten, so verschob sich dieses Verhältnis jetzt zugunsten der Theorie. Denn bedingt durch den vergleichsweise niedrigen Entwicklungsstand der exakten Naturwissenschaften in der Antike, fehlten weitgehend die Möglichkeiten zur Weiterentwicklung der medizinischen Praxis, so daß die Medizin nur mit Hilfe neuer philosophischer Hypothesen, wie sie zum Beispiel Platons (427—347 v. u. Z.) Lehre von der Dreiteilung der Seele in die Vernunft-, die Gefühls- und die Triebseele darstellte, die in der Medizin mit den geistigen, emotionalen und animalischen Lebensfunktionen gleichgesetzt wurden, über den einmal erreichten Wissensstand hinausgelangen konnte.
Der Versuch, die hippokratische Medizin theoretisch weiter auszubauen, gab den Ausschlag dafür, daß die Vertreter dieser medizinischen Richtung später als Dogmatiker bezeichnet wurden. Zu dem Kreis dieser Ärzte gehörte unter anderen Diokles von Karystos (um 350 v. u. Z.), der als erster ein größeres anatomisches Werk verfaßt haben soll. Mit dieser Schrift, die zum erstenmal speziell einem theoretischen Fach der Medizin gewidmet war, markiert Diokles den Anfang einer bedeutsamen Entwicklung. Sie besteht in der Herauslösung der einzelnen Naturwissenschaften aus der Philosophie und in ihrer Etablierung als Einzelwissenschaften im Lehrgebäude des Aristoteles (384—322 v. u. Z.); diese Entwicklung sollte im Hellenismus voll zum Tragen kommen.
Als Reaktion auf die Überbetonung der theoretisch-spekulativen Denkweise in der Medizin des 4. Jahrhunderts konstituierte sich im 3. Jahrhundert unter dem Einfluß der skeptischen Philosophie die empirische Ärzteschule, deren Vertre-

ter die Beschäftigung mit der Theorie ganz bewußt ablehnten und allein die praktische ärztliche Erfahrung als Grundlage der Medizin gelten ließen. Ihrem vorwiegend auf die Praxis ausgerichteten Interesse ist es zuzuschreiben, daß sie die Pharmakologie, auf deren Bedeutung für die Medizin der Arzt Herophilos von Chalkedon (1. Hälfte des 3. Jahrhunderts v. u. Z.) hingewiesen hatte (s. unten S. 45), zu einem selbständigen Zweig der Medizin entwickelten und den bis dahin verwendeten Arzneischatz wesentlich bereicherten, wobei ihnen der nach den Eroberungszügen Alexanders des Großen aufblühende Handel mit den Ländern des Orients als Lieferanten der dort benutzten Arzneistoffe neue Möglichkeiten erschloß.

Ihren Höhepunkt erreichte die Entwicklung der Medizin in der Epoche des Hellenismus jedoch auf dem Gebiet der Anatomie, die sich bis zu diesem Zeitpunkt, abgesehen von zufälligen Beobachtungen bei Verletzungen oder an unbestatteten Leichen, darauf beschränkte, die bei Tiersektionen gewonnenen anatomischen Kenntnisse auf den Menschen zu übertragen. Den Ärzten Herophilos und Erasistratos von Keos (1. Hälfte des 3. Jahrhunderts v. u. Z.) bot sich in Alexandria im Zuge der allgemeinen Förderung, die die hellenistischen Herrscher, besonders die Ptolemäer in Ägypten, den Wissenschaften, darunter auch der Medizin, zuteil werden ließen, erstmalig die Möglichkeit, menschliche Leichen zu sezieren und auf diese Weise den Bau der inneren Organe am Menschen selbst kennenzulernen. Die anatomischen Studien dieser beiden Ärzte brachten für die Antike die wertvollsten Erkenntnisse auf diesem Gebiet. Sie stellten nicht nur die gesamte Medizin auf eine an den tatsächlichen Gegebenheiten orientierte, solidere Grundlage, sondern eröffneten vor allem auch neue Möglichkeiten für die Chirurgie, deren systematische Entwicklung hier ihren Anfang nimmt.

Im Rahmen der Rezeption der griechischen Kultur durch die Römer, die mit der Eroberung der griechisch-hellenistischen Staaten (3.—1. Jahrhundert v. u. Z.) einherging, wurde im 1. Jahrhundert v. u. Z. auch die wissenschaftliche Medizin der Griechen in Rom heimisch, wo bis zu dieser Zeit die medicina domestica, eine auf empirisch gewonnenen Kenntnissen und religiös-magischen Bräuchen beruhende Hausmedizin, die bestimmende Form der Heilkunde war. Gegen den anfänglichen Widerstand der aristokratischen Kreise in Rom, die an überkommenen Vorstellungen festhielten und den Wissenschaften gegenüber eine ablehnende Haltung einnahmen, gelang es dem Arzt Asklepiades aus Bithynien (1. Jahrhundert v. u. Z.), die griechische Medizin in der Metropole des römischen Weltreichs seßhaft zu machen, da er es verstanden hatte, die Römer durch die Einfachheit seiner auf der epikureischen Atomlehre fußenden medizinischen Theorien und die Leichtigkeit ihrer Anwendung von der Nützlichkeit einer wissenschaftlich begründeten Medizin zu überzeugen. Mit seinen Vorstellungen, daß Gesundheit und Krankheit auf der normalen bzw. gestörten Bewegung der Masseteilchen im Körper beruhen, löste er sich von der bisher allgemein gültigen humoralpathologisch orientierten individualisierenden Krankheitsauffassung der hippokratischen Ärzte und wurde zum Begründer der Solidarpathologie in der Antike. Auf ihr aufbauend, entwickelte sein Schüler Themison von Laodikeia (um die Zeitenwende) das medizinische System der methodischen Ärzteschule, deren Name darauf zurückzuführen ist, daß sich ihre Vertreter im Besitz einer bestimmten Heilmethode glaubten, die sich grundlegend von derjenigen der anderen Schulen unterschied.

In Rom entstand noch eine weitere Ärzteschule, die der Pneumatiker, deren Gründer Athenaios von Attaleia war (um 50 v. u. Z.). Ihre Vertreter teilten zwar den humoralpathologischen Standpunkt der dogmatischen Ärzte, im Unterschied zu ihnen faßten sie jedoch unter dem Einfluß der stoischen Philosophie das Pneuma, eine alles durchdringende und ihrer Substanz nach zwischen Feuer und Luft anzusiedelnde Lebenskraft, als konstitutives Element des Körpers und machten seine Beschaffenheit für die gesunden und krankhaften Vorgänge in letzter Instanz verantwortlich.

Die lebhaften Auseinandersetzungen zwischen den verschiedenen medizinischen Strömungen in den ersten Jahrhunderten der römischen Kaiserzeit trugen wesentlich dazu bei, daß die wissenschaftliche Medizin der Griechen zu einer letzten Blüte gelangte. Der echte Forschergeist der Ärzte dieser Zeit, unter denen der Pharmakologe Dioskurides aus Anazarbos (2. Hälfte des 1. Jahrhunderts), der Pneumatiker Aretaios von Kappadokien (um 50), der keiner bestimmten medizinischen Richtung verpflichtete Arzt Rufus von Ephesos (um 100) und sein der methodischen Schule angehörender Landsmann Soran (Anfang des 2. Jahrhunderts) besonders herausragen, war auf allen Gebieten der Medizin spürbar und führte ebenso in der Chirurgie wie in der Gynäkologie oder in der Pharmakologie, um nur einige Beispiele zu nennen, zu beachtlichen Ergebnissen. Den Höhepunkt und Abschluß dieser Entwicklung stellt das umfangreiche Werk des letzten bedeutenden Repräsentanten der wissenschaftlichen Medizin in der Antike, Galens von Pergamon (129 bis um 200), dar, in dem dieser Arzt in kritischer Auseinandersetzung mit dem medizinischen Schrifttum von Hippokrates bis hinab in seine Zeit das gesamte medizinische Wissen der Antike zusammengefaßt und um eigene Forschungsergebnisse bereichert hat. Galen, der selbst sowohl in seinen medizinischen als auch in seinen philosophischen Anschauungen einen eklektischen Standpunkt vertrat, war darum bemüht, einen Ausgleich zwischen den verschiedenen Lehrmeinungen zu schaffen und in gleicher Weise ein ausgewogenes Verhältnis zwischen Theorie und Praxis herzustellen, wie seine Forschungen vor allem zur Anatomie, Physiologie, Nosologie und Pharmakologie zur Genüge beweisen. Die Rolle des Vermittlers hat Galen aber auch im Hinblick auf die Person des Hippokrates übernommen: einerseits hat er ihn zwar als höchste Autorität auf dem Felde der Medizin verehrt, andererseits erkannte er aber durchaus, daß das medizinische Wissen des Koers, das in vielen Punkten weit hinter der auf exakteren Kenntnissen beruhenden hellenistischen Medizin zurückstand, für die zeitgenössische ärztliche Praxis weitgehend irrelevant war, und Galen hat deshalb in seinen Hippokrateskommentaren die hippokratische Heilkunde der Medizin seiner eigenen Zeit anzugleichen versucht. Das auf diese Weise idealisierte Hippokratesbild hat den Hippokratismus in der Spätantike und im ganzen Mittelalter geprägt, wie es auch sonst, abgesehen von dem Corpus Hippocraticum, vor allem das medizinische Schrifttum der ersten Jahrhunderte der Kaiserzeit war, das bis in die Neuzeit hinein, zum Teil auf dem Umweg über die arabische Überlieferung, in der medizinischen Tradition lebendig blieb. Das gilt nicht nur für die Schriften Galens, sondern ebenso auch für das Werk des Dioskurides „Über Arzneistoffe“ und die gynäkologischen Schriften des Soran, die als Standardlehrbücher weit verbreitet waren.

Im Gefolge des allgemeinen Niedergangs der Wissenschaften, der mit der im 3. Jahrhundert beginnenden Krise der römischen Sklavenhalterordnung einsetzte, erlosch auch auf dem Gebiet der Medizin das Interesse an der wissenschaftlichen Forschung. Im griechischsprachigen Osten des römischen Imperiums bildete sich die Tradition heraus, unter dem Aspekt der praktischen Anwendung Handbücher aus älteren medizinischen Werken zusammenzustellen. In der westlichen Reichshälfte dagegen bestanden die Leistungen auf diesem Gebiet, wenn man einmal die der Spätantike angehörenden lateinischen Übersetzungen bzw. Bearbeitungen der Schriften griechischer Ärzte ausklammert, vor allem in der ebenfalls vornehmlich an der ärztlichen Praxis orientierten Abfassung von Arzneimittelbüchern und Rezeptsammlungen. Sowohl im griechischen wie im lateinischen Schrifttum aus dieser Zeit treten neben den in der wissenschaftlichen Medizin verwandten rationalen Heilmitteln Mittel der sogenannten Dreckapotheke, in der unter anderem tierische und menschliche Exkremente als Ingredienzien von Medikamenten dienten, sowie abergläubische und magische Praktiken immer mehr in den Vordergrund. Bezeichnenderweise waren die betreffenden Autoren selbst kaum noch Ärzte, und sie schrieben ihre Rezeptbücher hauptsächlich für den Gebrauch von Laien, was sich unter anderem auch darin äußerte, daß neben der üblichen griechischen und lateinischen Terminologie auch landessprachliche Bezeichnungen der in den Randgebieten des römischen Imperiums lebenden Völker verwendet wurden, wie zum Beispiel die keltischen Tier- und Pflanzennamen beweisen, die von dem aus Bordeaux stammenden Marcellus (um 400) in sein Arzneimittelbuch aufgenommen wurden.

Die im vorliegenden Band vereinigten Texte gehören der antiken medizinischen Fachliteratur an und repräsentieren auf unterschiedlichen Entwicklungsstufen und innerhalb verschiedener Teilgebiete die antike wissenschaftliche Medizin, von der für die weitere historische Entwicklung der Heilkunde die entscheidenden Impulse ausgegangen sind. Die Bedeutung, die wir dieser Medizin aus historischer Sicht beimessen, sollte jedoch nicht dazu verleiten, daß man sich falsche Vorstellungen über deren Wirkungsbreite in der Antike selbst macht. Sie stellte während des Altertums niemals die einzige und nicht einmal die gesellschaftlich wichtigste Form medizinischer

Praxis dar. Im Bewußtsein der Öffentlichkeit dürfte vorzugsweise die mit der religiösen Sphäre verbundene Medizin, die an den Kultstätten des Heilgottes Asklepios praktiziert wurde, verwurzelt gewesen sein. Der Asklepioskult, der in Epidauros, dem späteren Hauptzentrum der Asklepiosverehrung, seit dem Ende des 6. Jahrhunderts v. u. Z. nachweisbar ist, verbreitete sich in den folgenden Jahrhunderten über ganz Griechenland (Athen, Korinth, Troizen, Naupaktos, Larissa), die Inseln der Ägäis (Kos, Delos) und die von Griechen besiedelten Küstengebiete Kleinasiens (Pergamon, Ephesos); er fand auch in Rom Eingang. Die Verehrung des sanften und gütigen Gottes, dessen Heiligtümer (Asklepieien) von den kranken Menschen in der Hoffnung auf sein rettendes Eingreifen aufgesucht wurden, blieb bis zum Ausgang der Antike lebendig. Den wesentlichsten Bestandteil des Heilbetriebs in den Tempeln des Asklepios bildete die Inkubation, der Schlaf des Patienten im Allerheiligsten, währenddessen nach der Vorstellung der Gläubigen die Gottheit den Kranken erschien, ihnen Hinweise für die Behandlung erteilte oder selbst den Heilungsprozeß einleitete. Daß in der Tempelmedizin Heilerfolge zu verzeichnen waren, ist anzuerkennen; denn die Asklepiospriester verfügten über einen Fundus solider medizinischer Kenntnisse, die empirisch gewonnen worden waren, und bei gewissen Krankheiten hat sich darüber hinaus ohne Zweifel das psychologische Moment als ein die Heilung begünstigender Faktor ausgewirkt.

Zur Unterbringung der Patienten, die sich bisweilen über einen längeren Zeitraum hin in den Asklepieien aufhielten, waren den Tempeln außerhalb der heiligen Bezirke Herbergen angeschlossen. Da sich die medizinische Behandlung in den Tempelbezirken vollzog, können diese Unterkünfte ihrer Funktion nach nicht mit Krankenhäusern gleichgesetzt werden. Ebensowenig wie in der Tempelmedizin gab es während der Antike in der profanen Medizin die Institution des Krankenhauses. Allenfalls konnte es vorkommen, daß einzelne Patienten in den Räumen einer Arztpraxis für eine gewisse Zeit untergebracht und dort stationär behandelt wurden. Der medizinischen Betreuung bestimmter gesellschaftlicher Gruppen dienten in römischer Zeit die sogenannten Valetudinarien, bei denen es sich um Krankenreviere in den Lagern und Quartieren des römischen Heeres sowie um Krankenräume in den für eine größere Zahl von Sklaven bestimmten Unterkünften handelte. Die ersten öffentlichen Krankenhäuser, die als kirchliche Einrichtungen gegründet wurden, entstanden im 4. Jahrhundert.

Arzt und Medizin

Die Entstehung der wissenschaftlichen Medizin bei den Griechen stellt sich uns als ein Prozeß der Durchdringung der medizinischen Empirie mit den von der griechischen Naturphilosophie übernommenen Theorien und Fragestellungen dar, als ein Prozeß, in dem die Forschungsmethoden der Naturphilosophen auf die Medizin angewandt wurden. Hierbei ergab sich die Notwendigkeit, die größere, die ganze Natur betreffende Zusammenhänge umfassenden philosophischen Lehrmeinungen im Hinblick auf die speziellen Belange der Medizin zu konkretisieren. Dies führte im 5. Jahrhundert v. u. Z. dazu, daß sich die Medizin gegenüber der Philosophie abzugrenzen versuchte und zu ihrem Selbstverständnis als einer eigenständigen Wissenschaft fand, deren Entwicklung eigenen Gesetzen unterlag. Dieser Schritt war in mehrfacher Hinsicht von Bedeutung.
Zunächst einmal waren damit für die Ärzte die Voraussetzungen geschaffen, sich über Wesen und Aufgaben ihres Faches ebenso wie über die für die ärztliche Tätigkeit entscheidenden Kriterien klarzuwerden und sie zu formulieren, wie dies beispielsweise in dem berühmten ersten Aphorismus des Hippokrates (s. unten S. 43) geschehen ist. Denn hier werden nicht nur die Kürze des Lebens und die geradezu unerschöpflichen Möglichkeiten der ärztlichen Kunst einander gegenübergestellt, hier wird auch darauf hingewiesen, in welcher Weise der Arzt, der unter Umständen über Leben und Tod eines Menschen zu entscheiden hat, bei der Behandlung der Patienten vorgehen soll.
Eine weitere Folge des oben geschilderten Tatbestandes ist die im 4. Jahrhundert v. u. Z. einsetzende Medizingeschichtsschreibung. Anfänglich bekundete sich das Interesse an der Geschichte des medizinischen Fachgebiets in vereinzelten Bemerkungen zur Entstehung der Medizin und zur Entwicklung solcher Teilgebiete wie Chirurgie, Diätetik oder

Pharmakotherapie. Aber bereits in der 2. Hälfte des 4. Jahrhunderts legte der Aristotelesschüler Menon ein speziell diesem Thema gewidmetes Werk vor, in dem die Entwicklung der Medizin — allerdings unter doxographischem Aspekt — bis auf seine Zeit dargestellt war. Exzerpte aus dieser Schrift, die in chronologischer Reihenfolge Krankheitsätiologien von Ärzten aus dem 5./4. Jahrhundert bieten, sind in dem sogenannten Anonymus Londinensis (s. unten S. 183) überliefert. Der erste vollständige, wenn auch kurze, Überblick über die Geschichte der griechischen Medizin von ihren historisch verstandenen mythischen Anfängen bis in das beginnende 1. Jahrhundert u. Z. findet sich in dem Vorwort zu dem medizinischen Teil aus der Enzyklopädie des Römers Celsus (um 30). Seine Darstellung (s. unten S. 40—42) zeigt deutlich, daß bereits die Antike die Bedeutung der griechischen Medizin richtig verstanden und sich über die wesentlichen Züge ihrer Entwicklung Gedanken gemacht hat. So hebt er ausdrücklich hervor, daß die Griechen die Medizin, ausgehend von der Philosophie, zum erstenmal in der Geschichte der Menschheit als Wissenschaft betrieben haben und daß es den Leistungen des Hippokrates zu danken sei, daß sich die Medizin von der Philosophie lösen und als eigenständiges Fach konstituieren konnte. Er weiß auch, daß die anschließende, von großen Erfolgen begleitete Entwicklung der Medizin, für welche die Humoralpathologie das einigende Band darstellte, durch die Auseinandersetzung zwischen den entweder die Theorie oder die praktischen Erfahrungen betonenden Richtungen in der Medizin gekennzeichnet war und daß erst mit der solidarpathologischen Krankheitsauffassung des Asklepiades von Bithynien (s. oben S. 9f.) grundlegend andere Vorstellungen in die antike Medizin Eingang fanden. Aus Mangel an vergleichbaren Texten aus der Zeit vor Celsus läßt sich nicht mit Sicherheit entscheiden, ob und in welchem Umfang Celsus seinen sonstigen Gepflogenheiten entsprechend auch für seinen medizinhistorischen Überblick Schriften hellenistischer Ärzte als Vorlage benutzt hat. Es besteht jedoch Grund zu der Annahme, daß die Medizingeschichtsschreibung auch im medizinischen Schrifttum des Hellenismus, das bedauerlicherweise durch die Ungunst der Überlieferung verlorengegangen ist, ihren Platz gehabt hat und daß Celsus hier eine Tradition fortsetzt, die auch in späterer

Zeit noch nachweisbar ist.
Ebenso wie die Entstehung der Medizingeschichtsschreibung ist auch die Herausbildung der ärztlichen Ethik, die zu den eindrucksvollsten und nachhaltigsten Leistungen der hippokratischen Heilkunde gehört, ohne das Selbstverständnis der Medizin als einer eigenständigen Wissenschaft nicht denkbar. Setzte sie doch ein hohes Berufsbewußtsein bei den Ärzten voraus, das sich erst entwickeln konnte, nachdem sie über ein medizinisches Wissen verfügten, das sich nicht nur im Umfang, sondern auch durch seine theoretische Fundierung von den rein empirischen Kenntnissen früherer Ärztegenerationen unterschied, und nachdem sie im Zusammenhang damit erkannt hatten, daß der Arzt aus der Fülle dieses Wissens heraus am Krankenbett Entscheidungen zu treffen hatte, die ein hohes Maß an Verantwortung gegenüber dem Patienten von ihm erforderten.
Das steigende Verantwortungsbewußtsein der Ärzte gegenüber den Kranken war jedoch nicht der ausschlaggebende Faktor für die Entstehung der ärztlichen Ethik. Dieser ist in den gesellschaftlich bedingten Besonderheiten des Arztberufes in der Antike zu suchen. Sie bestanden zum einen darin, daß der Arztberuf auf Grund der Tatsache, daß seine Ausübung dem Gelderwerb diente, in den Augen der besitzenden Schichten als niedere Tätigkeit erschien und deswegen mit den Handwerksberufen auf eine Stufe gestellt wurde, und zum anderen darin, daß weder die medizinische Ausbildung noch die Ausübung der ärztlichen Tätigkeit von seiten des Staates kontrolliert und überwacht wurden. Das bedeutete einerseits, daß der Arzt gegenüber dem Patienten in keiner Weise rechtlich geschützt war, die zwischen beiden bestehende Beziehung sich vielmehr nur auf ein Vertrauensverhältnis gründete, und andererseits, daß sich jeder auf eigenes Risiko als Arzt betätigen konnte, was zur Folge hatte, daß die Qualität der ärztlichen Praxis und ihrer Vertreter große Unterschiede aufwies und Scharlatane ebenso unter ihnen anzutreffen waren wie rein praktisch versierte Ärzte oder wissenschaftlich gebildete Mediziner. Diese Situation zwang die tüchtigen und gewissenhaften Ärzte dazu, sich von den Scharlatanen, die verantwortungslos und häufig genug allein aus kommerziellen Gründen ihrem Gewerbe nachgingen, abzugrenzen, und sie taten dies, indem sie gewisse ärztliche Verhaltensnormen

aufstellten, die dem humanen Anliegen der Medizin und dem daraus resultierenden verantwortungsbewußten Auftreten und Handeln der Ärzte Rechnung trugen.
Die ethischen Vorschriften der hippokratischen Ärzte gehen von dem Grundsatz aus, daß das Wirken der Ärzte stets von dem Wohl des Kranken, dessen Würde als Mensch unbedingt zu wahren war, bestimmt sein müsse. Die ins einzelne gehenden Bestimmungen besagen, daß der Arzt keine tödlichen oder fruchtabtreibenden Mittel verabreichen darf, daß er im Umgang mit den Kranken weder zwischen Freien und Sklaven noch zwischen Männern und Frauen Unterschiede machen dürfe, daß er seine Vertrauensstellung, die er als Arzt bei seinen Patienten innehat und die ihm zu jeder Zeit Zugang in jedes Haus verschafft, nicht zu unehrenhaften Handlungen mißbrauchen soll und daß er absolutes Schweigen über alles zu wahren hat, was er in seiner Eigenschaft als Arzt hört oder sieht. Sie sind in dem Pflichtenkodex des sogenannten hippokratischen Eides (s. unten S. 42 f.) formuliert, der zwar mit Sicherheit nicht von Hippokrates selbst stammt, der aber zu Beginn des 4. Jahrhunderts v. u. Z. entstanden sein dürfte und mit einer gewissen Berechtigung als ein Dokument gelten kann, dessen detaillierte Vorschriften in dieser oder ähnlicher Form für die hippokratischen Ärzte des 5. und 4. Jahrhunderts verbindlich waren, da ein Vergleich mit den übrigen Schriften des Corpus Hippocraticum zeigt, daß zumindest in der ablehnenden Haltung gegenüber dem Schwangerschaftsabbruch und gegenüber der Gabe tödlich wirkender Mittel als Sterbehilfe kein Gegensatz zwischen der Einstellung der hippokratischen Ärzte und den im Eid festgelegten Normen zu erkennen ist.
Ebenso wie für das ethische Verhalten wurden auch für das persönliche Auftreten und Handeln des Arztes sowie für die Gestaltung der Arbeitsbedingungen in der ärztlichen Praxis allgemeine Normen entwickelt. Wie die aus hellenistischer Zeit stammende Schrift „Der Arzt" (s. unten S. 43—45) erkennen läßt, galten sie, soweit sie die Person des Arztes betrafen, sowohl seinem äußeren Erscheinungsbild als auch seinen geistigen und moralischen Eigenschaften, während es sich bei den Bestimmungen zur Gestaltung der Arbeitsbedingungen vor allem um Vorschriften zur Hygiene und zur Beachtung der Zweckmäßigkeit bei der Wahl des Arbeitsplatzes und der

ärztlichen Instrumente handelte. Entsprechende Bestimmungen — sie sind für uns zum erstenmal in dem gynäkologischen Werk des Soran von Ephesos greifbar — gab es auch für die Hebammen (s. unten S. 53—55). Wenn an diese Frauen sowohl in fachlicher wie in geistig-moralischer Hinsicht ähnlich strenge Maßstäbe angelegt werden wie bei den Ärzten, so hängt das damit zusammen, daß ihr Aufgabenbereich in der Antike über die Geburtshilfe hinaus auch gynäkologische Maßnahmen bis hin zu operativen Eingriffen umfaßte und ihre — weitgehend selbständige — Tätigkeit somit an Verantwortung kaum hinter der der Ärzte zurückstand.
Die von den wissenschaftlich gebildeten Ärzten entwickelten hohen ethischen Normen konnten jedoch nicht verhindern, daß Scharlatanerie und Kurpfuschertum sich auch weiterhin behaupteten und die verantwortungsbewußten Ärzte immer wieder dazu zwangen, sie im Interesse ihrer eigenen beruflichen und gesellschaftlichen Anerkennung zu bekämpfen. Besonders aktuell wurde diese Auseinandersetzung im Rom der frühen Kaiserzeit, da sich hier, nachdem Rom zur Metropole eines Weltreichs geworden war, den Ärzten infolge der hohen Bevölkerungszahl ein reiches Betätigungsfeld bot, das Ärzte aller Schattierungen anlockte, unter ihnen auch solche, denen es nicht so sehr um die kunstgerechte Ausübung ihres Berufs als vielmehr um eine möglichst rasche Karriere und gute Verdienstmöglichkeiten zu tun war. Der große Bedarf an Ärzten in Rom kam vor allem den Methodikern zustatten, die mit ihrer gegenüber der auf der Säftelehre fußenden individualisierenden Medizin stark vereinfachenden Krankheitslehre nicht nur imstande waren, in kürzester Zeit eine große Anzahl von Schülern auszubilden — nach Galen soll der methodische Arzt Thessalos, der wohl erfolgreichste Praktiker aus dem 1. Jahrhundert in Rom, von sich behauptet haben, daß er nur sechs Monate für die Ausbildung eines fertigen Arztes benötige (s. unten S. 51) —, sondern auch für die medizinische Versorgung eines einzigen Kranken sehr viel weniger Zeit brauchten als die Vertreter der traditionellen hippokratischen Medizin und auf diese Weise einen verhältnismäßig großen Patientenkreis betreuen konnten. Das Wirken der methodischen Ärzte in Rom entsprach zwar einem gesellschaftlichen Bedürfnis, zugleich aber mußte es in den Augen der Ärzte, die in der Tradition der hippokratischen

Medizin standen und den Standpunkt der streng wissenschaftlichen Medizin vertraten, als Zeichen des Verfalls sowohl der medizinischen Wissenschaft als auch aller ethischen Prinzipien erscheinen, für deren Gültigkeit als Grundlage ärztlichen Handelns zum Beispiel Galen und Scribonius Largus (1. Jahrhundert), der sich in diesem Zusammenhang ausdrücklich auf den hippokratischen Eid beruft (s. unten S. 46f.), entschieden eintraten.

Physiologie und Zeugungsphysiologie

Das Bemühen der hippokratischen Ärzte, die gesunden und krankhaften Vorgänge im menschlichen Körper rational zu erfassen, findet seinen Ausdruck in den von ihnen entwickelten physiologischen Vorstellungen, die trotz ihres spekulativen Charakters für die gesamte antike Medizin, soweit sie humoralpathologisch orientiert war, eine brauchbare Arbeitsgrundlage darstellten. Im Mittelpunkt dieser Lehren stand der Begriff der Physis, der im medizinischen Bereich, im engeren Sinne verstanden, mit der individuellen Körperkonstitution gleichgesetzt wurde. Dieses Verständnis des Physisbegriffs ist aufs engste mit der Lehre von den Körpersäften verbunden, die die Grundlage der hippokratischen Physiologie bildete. Die klassische Form dieser Hypothese stellt die Viersäftelehre des Polybos dar, wie er sie im ersten Teil seiner Schrift „Über die Natur des Menschen" niedergelegt hat (s. unten S. 56–62). Nach seinen Vorstellungen bilden die Säfte Blut, Schleim, gelbe und schwarze Galle, denen in der angeführten Reihenfolge die Primärqualitäten Feucht/Warm, Feucht/Kalt, Trocken/Warm und Trocken/Kalt sowie die Jahreszeiten Frühling, Winter, Sommer und Herbst zugeordnet werden, die Grundbestandteile des menschlichen Organismus, und ihr Mischungsverhältnis ist ausschlaggebend für Gesundheit und Krankheit. Weisen die Säfte die richtige Mischung (Eukrasie) auf, so ist der Körper gesund, ist dagegen das Mischungsverhältnis durch das Überwiegen des einen oder durch das zu geringe Vorhandensein eines anderen Saftes gestört (= Dyskrasie), so bedeutet das Krankheit.
Den vier Säften Blut, Schleim, gelber und schwarzer Galle wurden im Verlaufe der Zeit weitere Entsprechungen zugeord-

net, unter anderem die vier Elemente Luft, Wasser, Feuer und Erde, die vier Lebensalter sowie geistig-seelische Eigenschaften, die, wie man glaubte, aus dem Vorherrschen eines bestimmten Saftes resultierten; im Mittelalter wurden diese Vorstellungen zu der Lehre von den vier Temperamenten, dem des Sanguinikers (Blut), dem des Phlegmatikers (Schleim), dem des Cholerikers (gelbe Galle) und dem des Melancholikers (schwarze Galle), weiterentwickelt.
Auf der Grundlage dieser auf der Säftelehre fußenden allgemeinen Physiologie gingen die griechischen Ärzte auch speziellen physiologischen Themenkomplexen, der Verdauungsphysiologie, der Blutbewegung, der Atmung, der Nerven- und Sinnesphysiologie sowie der Zeugungsphysiologie nach. Die theoretische Grundlage für die Forschungsarbeit auf diesem Gebiet ebenso wie auf dem der Anatomie stellte, vor allem in späterer Zeit, die von Aristoteles übernommene teleologische Betrachtungsweise dar. Ihr lag die Vorstellung von einer vorbestimmten Zweckgebundenheit in der Entwicklung alles Seienden zugrunde, die Aristoteles in dem Satz zusammenfaßte, daß die Natur, von Galen auch als Schöpfer bezeichnet, nichts umsonst schafft. Diese teleologische Betrachtungsweise hat sich auf die medizinische Forschung zugleich befruchtend und hemmend ausgewirkt: befruchtend insofern, als die Annahme, daß der menschliche Körper eine wohldurchdachte und in allen Einzelheiten zweckmäßige Einrichtung ist, es als lohnende Aufgabe erscheinen ließ, für jede einzelne Erscheinung eine Erklärung zu suchen, und damit das Interessengebiet der Ärzte beträchtlich erweiterte; hemmend hat sie sich dagegen dadurch ausgewirkt, daß sie sich bei der Untersuchung des Baus der Organe prinzipiell von deren Funktion leiten ließ, ohne die eigentliche morphologische Beschaffenheit genügend zu berücksichtigen, so daß sie, ausgehend von der Zweckmäßigkeit der jeweiligen Gegebenheit, auch dort, wo Erfahrung und Wissen versagten, rein spekulativ zu gewinnende Lösungen anbot, die nicht nur in vielen Fällen die Realität verfehlten, sondern zudem noch, weil ihnen der Charakter des Endgültigen anhaftete, den Weg für jede weitere Untersuchung versperrten.
Die Verdauungsphysiologie war von der Vorstellung bestimmt, daß der Stoffwechsel im Körper auf einem in drei Stufen erfolgenden Kochungsprozeß beruht. Auf der ersten Stufe

wird die Nahrung im Magen-Darm-Kanal zu Chylos, einer Art Speisebrei, verarbeitet, wobei als Abfallprodukt Kot entsteht. Bei dem zweiten Kochungsprozeß wird der Chylos in der Leber zu Blut umgewandelt, wobei sich als Rückstand Urin bildet. Das Blut gelangt durch das Gefäßsystem zu den einzelnen Organen und zur Peripherie des Körpers und wird dort verbraucht. Dieser Vorgang, bei dem als Überschuß Schweiß entsteht, stellt die dritte Stufe des Kochungsprozesses dar. Einen eher mechanistisch orientierten Standpunkt nahmen die methodischen Ärzte ein, wenn sie die Auffassung vertraten, daß die Ernährung des Körpers weniger auf dem Wege der Verdauung als vielmehr durch die Verteilung und Anlagerung roher, das heißt noch unverdauter, Substanzen im Körper erfolgt (s. unten S. 63 f.).

In den physiologischen Lehren, die sich mit der Blutbewegung und der Atmung befassen, spielt das Pneuma, ein als luftartig vorgestellter Stoff (vgl. oben S. 10), der mit der angeborenen Wärme in Verbindung gebracht und im Herzen lokalisiert wurde, eine entscheidende Rolle. Praxagoras von Kos (um 300 v. u. Z.), der als erster anatomisch zwischen Venen und Arterien unterschieden hatte, stellte, vermutlich auf Grund der Beobachtung, daß die Arterien im toten Körper kein Blut enthalten, die These auf, diese Gefäße seien blutleere Kanäle, die, wie die Venen das Blut, ihrerseits das Pneuma vom Herzen durch den Körper transportieren. Diese Auffassung wurde später revidiert. Man nahm nun an, daß sowohl Venen wie Arterien Blut und Pneuma enthielten, daß aber in den Venen auf Grund der Tatsache, daß sie im rechten Herzventrikel ihren Ursprung haben, in den durch die Hohlvene (Vena cava) ein Teil des in der Leber aufbereiteten Blutes gelangt, das Blut bei weitem überwiege, während die Arterien, die vom linken Ventrikel, dem Sitz des Pneumas, ausgehen, viel Pneuma und wenig Blut führten. Wenn nun die Arterien nach antiker Auffassung vorwiegend dem Transport von Pneuma dienen, so liegt dem die Vorstellung zugrunde, daß dem Körper als ganzem nicht nur das Blut als notwendiger Aufbaustoff zugeführt werden müsse, sondern auch das Pneuma als Träger der lebenerhaltenden angeborenen Wärme. Ebenso galt es aber auch als sicher, daß beide Substanzen in den Körperteilen aufgebraucht werden und demzufolge der Blut- und Pneumastrom sich nur in einer Richtung bewegt, nämlich von der

Leber bzw. vom Herzen zur Peripherie des Körpers.
Die Atmung wurde ebenfalls mit der eingepflanzten Wärme und dem Pneuma in Verbindung gebracht. Indem sie beim Einatmen dem Herzen auf dem Wege durch die für den Pneumatransport zuständigen Arterien ständig frische Atemluft aus der Lunge zuführt, dient sie, wie Galen es formuliert hat (s. unten S. 67—69), in erster Linie der Abkühlung der im linken Herzventrikel befindlichen angeborenen Wärme, die zur Aufrechterhaltung der Lebensvorgänge im Körper einer bestimmten Temperatur bedarf. Beim Ausatmen werden nach den Vorstellungen dieses Arztes auf demselben Weg die durch die Wärmewirkung im Herzen entstandenen rußigen Rückstände von dort entfernt, so daß auch dieser Teil der Atmungstätigkeit vor allem der Wärmeregulierung zugute kommt. Gleichzeitig dient die beim Einatmen in den linken Herzventrikel eindringende Luft, wie man glaubte, der Ernährung und Ergänzung des Pneumas, die deswegen notwendig waren, weil das Pneuma ständig an den übrigen Körper abgegeben wurde und unter anderem auch als Seelenpneuma in das Gehirn gelangte, wo es als Substrat der Seelenfunktionen eine wichtige Aufgabe zu erfüllen hatte. Einen dritten und letzten Beitrag hatte die Atmung bei der Stimmbildung zu leisten.
Der Atmungsvorgang als solcher wurde, wie es zum Beispiel bei Galen der Fall ist (vgl. unten S. 68), mit dem „Gesetz" des horror vacui, der angeblich in der Natur herrschenden Scheu vor dem leeren Raum, erklärt. Diese Vorstellung schien eine befriedigende Deutung verschiedener bei der Atmung zu beobachtender Einzelvorgänge zu ermöglichen. Das betraf zum einen die Ausdehnung der Lunge, zum anderen das Einströmen der Luft in die Lungenflügel. Es war bekannt, daß die Lunge, obwohl sie als Aufnahmeorgan für die Luft zu den Organen gehört, die einen bestimmten Stoff in sich hineinziehen und wieder ausscheiden, nicht, wie zum Beispiel der Magen oder die Harnblase, über eine Ausdehnung und Kontraktion bewirkende Muskulatur verfügt, also keiner aktiven Volumenveränderung fähig ist. Der Ausdehnung des Organs, durch die der für das Einströmen der Luft notwendige leere Raum in der Lunge geschaffen wird, mußte demnach ein anderes Prinzip zugrunde liegen. Als eine einleuchtende Erklärung bot sich das „Gesetz" des horror vacui an: bei einer

Ausdehnung des Brustkorbs müsse sich die Lunge, diesem „Gesetz" folgend, zusammen mit ihm ausdehnen, weil anderenfalls zwischen der Wand des Brustkorbs und der Lunge selbst ein Vakuum entstände. Das gleiche Prinzip sah man auch als Ursache für das Nachströmen der Luft in die Lunge an, daß nämlich der horror vacui die Anfüllung des durch die Ausdehnung im Inneren der Lunge entstandenen leeren Raumes mit einer anderen Substanz bewirke.

Nach antiker Vorstellung gelangt ein geringer Teil der eingeatmeten Luft auf dem Wege durch die Nase auch direkt in das Gehirn, da sie als Träger der Geruchsstoffe dient, deren Wahrnehmung dort erfolgt.

Die verschiedenen Erklärungen für die Gehirnfunktion beruhten auf der unterschiedlichen Lokalisierung des Zentralorgans im Körper. Die Verfechter der in älteste Zeiten zurückreichenden Vorstellung vom Herzen als dem Zentralorgan und dem Ausgangspunkt für Blutgefäße und Nerven, wie zum Beispiel Empedokles, Diokles von Karystos, Aristoteles und die Mehrzahl der Stoiker, glaubten die Aufgabe des Gehirns darauf beschränkt, die im Herzen lokalisierte Wärme abzukühlen. Demgegenüber vertraten die Anhänger der auf Alkmaion von Kroton zurückgehenden Auffassung, daß das Zentralorgan im Gehirn seinen Sitz habe, die Ansicht, daß das Gehirn das Organ sein müsse, das sowohl für die Sinneswahrnehmungen als auch für die Bewegungsabläufe im Körper verantwortlich ist. Diese Lehre, der sich zum Beispiel auch Platon und die Verfasser hippokratischer Schriften angeschlossen hatten, fand ihre Bestätigung, als die alexandrinischen Ärzte Herophilos und Erasistratos Gehirn, Rückenmark und Nerven als morphologische Einheit erkannten und den Verlauf der Nerven genauer beschrieben. Aber trotz dieser richtigen Erkenntnisse konnte sich die Lehre gegenüber den älteren Vorstellungen vom Herzen als dem Zentralorgan noch nicht endgültig durchsetzen.

Von den aus den verschiedenen erkenntnistheoretischen Lehren resultierenden unterschiedlichen Erklärungen sinnesphysiologischer Vorgänge fand wohl der von Empedokles formulierte Grundsatz, daß Gleiches nur durch Gleiches erkannt werden könne, in der Medizin die weiteste Verbreitung. Diese Theorie ist bereits in der hippokratischen Schrift „Über die Fleischteile" angedeutet, wenn es dort bei der Erklärung des Sehvorgangs heißt (s. unten S. 73f.), daß das Licht und alles, was leuchtet, mit den durchsichtigen und widerstrahlenden Bestandteilen des Auges wahrgenommen wird. Besonders konsequent wurde die Lehre des Empedokles von Galen weiterentwickelt, der, ausgehend von der den Elementen bzw. den ihnen zugeordneten Primärqualitäten entsprechenden Beschaffenheit der Wahrnehmungsgegenstände, in Anlehnung an Platon den Gesichtssinn als lichtartig, das Gehör als luftartig, den Geruchssinn als dampfartig, den Geschmackssinn als feucht und den Tastsinn als erdartig bezeichnete (s. unten S. 74). In dem Bemühen, die Theorie mit seinen Kenntnissen vom anatomischen Bau der Sinnesorgane und vom Verlauf der sensiblen Nerven sowie mit seinen Vorstellungen von der Funktion der Nerven als Reizleitungsbahnen in Einklang zu bringen, gelangte Galen zu dem Ergebnis, daß im Falle des Geschmacks- und des Tastsinns die Organe dieser Sinnesempfindungen, die Zunge und die Haut, bzw. die in ihnen vorhandenen Nerven selbst Träger der Wahrnehmung sind, da sie über die geforderten Eigenschaften des Feuchten und des Erdartigen (= des Harten) verfügen. Im Falle des Gesichtssinns und des Gehörs üben dagegen nicht die Nerven, sondern das durch sie hindurchströmende lichtartige bzw. luftartige Pneuma die Funktion der Wahrnehmung aus, während die Geruchswahrnehmung im Gehirn selbst, genauer gesagt, in den sogenannten Ausläufern der vorderen Gehirnventrikel erfolgt. Nach Galen muß es offenbleiben, ob die in besonderem Maße dampfartige Beschaffenheit dieser Gehirnsubstanz oder das dort vorhandene dampfartige Pneuma die Wahrnehmung der Geruchsstoffe ermöglicht, die er zusammen mit der Atemluft auf direktem Wege aus der Nase durch die Öffnungen der Siebbeinplatte, der Dura mater und der Pia mater hindurch dorthin gelangen läßt, da ihm die Existenz der Riechnerven (Nervi olfactorii) unbekannt geblieben war.

Ähnlich wie bei der Sinnesphysiologie wurden auch auf dem Gebiet der Zeugungsphysiologie ältere philosophische Vorstellungen aufgegriffen und unter medizinischen Aspekten weiterentwickelt. Von Demokrit (um 460 bis um 370 v. u. Z.), der in dieser Frage mit anderen Philosophen wie Alkmaion, Parmenides (um 500 v. u. Z.) und Empedokles konform ging, übernahmen die hippokratischen Ärzte die sogenannte Zweisamenlehre, die besagte, daß beide Geschlechtspartner, sowohl der männliche als auch der weibliche, paritätische Samenanteile zur Zeugung beisteuern (vgl. unten S. 75). Dem stellte Aristoteles seine Auffassung vom Geschlechtsdualismus entgegen, der zufolge der Zeugungsbeitrag der Frau durch das Menstrualblut, das den Stoff für die Keimbildung darstellt, und der des Mannes durch den Samen repräsentiert wird, der durch die ihm innewohnende Kraft Form und Bewegung auf den weiblichen Stoff überträgt und damit die Entwicklung des Keimes einleitet. Die anatomischen Untersuchungen der weiblichen Genitalorgane durch Herophilos führten danach jedoch zu der Vorstellung von einem analogen Befund im männlichen und weiblichen Genitaltrakt (Ovarien [= weibliche Hoden] und männliche Hoden als samenbereitende sowie Eileiter und Samenleiter als samenableitende Organe), so daß die Existenz von Samen bei der Frau den Ärzten nunmehr als erwiesen gelten mußte. Während Herophilos selbst diesem Tatbestand für den Zeugungsvorgang keine Bedeutung beimaß, da er irrigerweise annahm, daß der weibliche Samen auf dem Weg durch hypothetische Samengänge, die Harnblase und die Harnröhre ausgeschieden werde, versuchte der pneumatische Arzt Athenaios von Attaleia den Schwierigkeiten, die sich daraus für die Auffassung vom Geschlechtsdualismus ergaben, in der er Aristoteles folgte, dadurch aus dem Wege zu gehen, daß er in den Samenorganen der Frau rudimentäre Gebilde sah, die keinerlei Funktion zu erfüllen hätten. Galen dagegen, der den anatomischen Befund in dieser Frage als verbindlich erklärte und wußte, daß die weiblichen Samengefäße entgegen der Annahme des Herophilos in den Uterus einmünden, griff die Zweisamenlehre wieder auf, da für ihn auf Grund der tatsächlichen Gegebenheiten, wie er sie sah, kein Zweifel an der Existenz weiblichen Samens und an dessen Bedeutung für den Zeugungsvorgang möglich war. Er modifizierte die Zweisamenlehre jedoch in der Weise, daß er die Zeugungsleistung des weiblichen Samens gegenüber der des männlichen im Sinne des Aristoteles weitgehend einschränkte, indem er dem weiblichen Samen lediglich eine den vor allem als Vermittler des Bewegungsprinzips verstandenen männlichen Samen ernährende und unterstützende Funktion sowie die Bildung einer Embryonalhülle zuschrieb und außerdem — ebenfalls in Anlehnung an Aristoteles — auch das Menstrualblut an der Keimesentwicklung beteiligt wissen wollte.

Unterschiedliche Auffassungen gab es auch hinsichtlich der Geschlechtsentstehung. Die älteste Erklärung für dieses Phänomen, die sich bei Alkmaion findet, geht von der Zweisamenlehre aus und macht das quantitative Überwiegen des Samens des einen Geschlechtspartners über den des anderen für das Entstehen von Keimlingen männlichen bzw. weiblichen Geschlechts verantwortlich. Diese Theorie wurde von dem Verfasser der hippokratischen Schrift „Über den Samen" dahingehend differenziert, daß im Mann ebenso wie in der Frau sowohl männlicher als auch weiblicher Samen, das heißt Samen zur Zeugung von männlichen bzw. weiblichen Individuen, vorhanden sei, daß der männlich determinierte Samen stärker sei als der weiblich determinierte und daß männliche Keimlinge entstehen, wenn entweder von beiden Partnern nur der stärkere männliche Samen beigesteuert wird oder dieser an Menge überwiegt, weibliche dagegen, wenn entweder nur der schwächere weibliche beigesteuert wird oder dieser quantitativ im Übergewicht ist (s. unten S. 75).

Nach anderen, auf Parmenides zurückgehenden, Vorstellungen hing die Geschlechtsentstehung von der Plazierung des an sich geschlechtsindifferenten Samens in der Gebärmutter ab, die in Analogie zu dem tierischen Uterus bicornis als zweiteilig galt: befand sich der Samen im rechten Uterusabschnitt, so mußte ein Junge entstehen, befand er sich dagegen auf der linken Seite, ein Mädchen (s. unten S. 77). Diese Auffassung verschmolz später mit der Geschlechtsentstehungslehre des Empedokles, der die Ansicht vertrat, daß Samen, der in einen warmen Uterus gelangt, sich zu einem seiner Konstitution nach wärmeren männlichen Individuum entwickele, während umgekehrt aus Samen, der in einen kalten Uterus kommt, ein seiner Natur nach kälteres weibliches Individuum entstehe, wobei die Temperierung der Gebärmutter von der jeweiligen Beschaffenheit und dem Zeitpunkt der Menstruation abhängig gedacht wurde. Die Generationslehre, die aus der Verschmelzung dieser beiden Theorien hervorging und in den Schriften der hippokratischen Sammlung ein starkes Echo fand, wurde auch von Galen übernommen, der sie an Hand von anatomischen Befunden ausführlich begründete und ihr damit eine wissenschaftliche Grundlage zu geben versuchte (s. unten S. 79—81). Die Richtigkeit dieser Lehre sah er darin bestätigt, daß die den Uterus und die Hoden ernährenden Blutgefäße auf der rechten Körperseite im Unterschied zu denen auf der linken Seite, die erst aus der Nierenarterie bzw. -vene entspringen, auf direktem Wege von der Aorta und der Hohlvene (Vena cava inferior) in den rechten Uterus und Hoden gelangen und ihnen infolgedessen reines und damit zugleich wärmeres Blut zuführen, wie es für die Ausbildung der ihrer Konstitution nach wärmeren männlichen Individuen erforderlich ist, so daß im rechten Gebärmutterabschnitt in der Regel männliche Keimlinge entstehen, während sich im linken Uterus meistens weibliche Keimlinge bilden, da das Blut, das den linken Uterus und Hoden versorgt, auf dem Umweg über die Nierengefäße unrein und wäßrig, das heißt also auch kälter geworden ist und in diesem Zustand in stärkerem Maße der weiblichen Konstitution entspricht.

Anatomie und Embryologie

Im Unterschied zur Physiologie, deren Anfänge mit der Entstehung der wissenschaftlichen Medizin der Griechen untrennbar verbunden sind, hat sich die Anatomie als zweites theoretisches Fach der Medizin erst verhältnismäßig spät etabliert, da der weitgehend spekulative Charakter der medizinischen Konzeption der hippokratischen Ärzte eine Fundierung durch konkretes Tatsachenmaterial, wie es die anatomischen Sektionen hätten liefern können, überflüssig machte. Hemmend wirkte sich auf die Entwicklung der Anatomie, verstanden als Menschenanatomie, neben religiösen Vorstellungen, die eine Sektion menschlicher Leichen nicht zuließen, auch das in der Medizin weit verbreitete Analogiedenken aus, das, ausgehend von der Identität alles Seienden, die Übertragung anatomischer Befunde vom Tier auf den Menschen nicht nur als unumgängliches Hilfsmittel, sondern durchaus als legitimes Verfahren erscheinen ließ.
Ein grundlegender Wandel vollzog sich hier erst in der Medizin des Hellenismus, als die Ärzte unter dem Einfluß der skeptischen Philosophie gelernt hatten, dem Augenschein mehr zu vertrauen als rein theoretischen Überlegungen. Begünstigt wurde diese Entwicklung durch den Umstand, daß unter der Regierung der Ptolemäer in Alexandria zum erstenmal auch

die Möglichkeit zur Sektion menschlicher Leichen und, wie der römische Enzyklopädist Celsus berichtet, sogar zur Vivisektion an zum Tode verurteilten Verbrechern gegeben war (s. unten S. 84). Diese zusätzliche Möglichkeit nutzten die unter Ptolemaios I. Soter und Ptolemaios II. Philadelphos in Alexandria tätigen Ärzte Herophilos und Erasistratos zu umfangreichen anatomischen Studien, die den Höhepunkt der anatomischen Forschung in der Antike überhaupt bilden. Ihr besonderes Interesse galt dem Gehirn und dem Nervensystem. Daneben beschäftigte sich vor allem Herophilos auch mit dem Bau des Auges, mit dem Verlauf der Blutgefäße, mit dem Darmtrakt und dem Genitalapparat.

Obwohl die Forschungsergebnisse dieser beiden Ärzte einen enormen Fortschritt gegenüber den bisherigen tieranatomischen Untersuchungen darstellten, der sich auch auf die praktische Medizin, besonders aber auf die Entwicklung der allgemeinen Chirurgie fruchtbar auswirken sollte, kehrte man doch bald wieder dazu zurück, ausschließlich Tiere zu sezieren. Die erhaltenen anatomischen Schriften des Rufus von Ephesos und des Galen, die die Bedeutung der Anatomie als einer theoretischen Grundlage für die medizinische Ausbildung unmißverständlich zu erkennen geben, zeigen jedoch, daß den Ärzten nunmehr die Unterschiede zwischen den Sektionsbefunden an Menschen und Tieren deutlich geworden waren und daß es für sie darauf ankam, bei Tiersektionen, sollten sie positive Ergebnisse für die Humanmedizin erbringen, solche Tiere zu verwenden, von denen man glaubte, daß sie in ihrem anatomischen Bau dem Menschen besonders ähnlich seien, wie zum Beispiel der Affe oder das Schwein. Die Rückkehr zur Tieranatomie bedeutete freilich auch, daß die den anatomischen Gegebenheiten beim Menschen entsprechenden korrekten Ergebnisse zum Teil durch die Befunde, wie sie sich bei den Tiersektionen darstellten, ganz verdrängt oder zumindest von ihnen überlagert wurden.

Im Zusammenhang mit der Zeugungsphysiologie beschäftigten sich die hippokratischen Ärzte, wie schon die Naturphilosophen vor ihnen, auch mit Fragen der Embryonalentwicklung. Mangelhafte anatomische und zeugungsphysiologische Kenntnisse einerseits und das Analogiedenken andererseits führten jedoch dazu, daß sie die Gegebenheiten, die sie in der Tier- und Pflanzenwelt beobachteten, auf die Vorgänge beim Menschen

zu übertragen versuchten und dabei zu unzutreffenden Vorstellungen von der menschlichen Embryonalentwicklung gelangten.
Auch in späterer Zeit haben die antiken Ärzte immer wieder aus der Tieranatomie gewonnene Phänomene, zum Beispiel den zweiteiligen Uterus, den Nabelstrang als ein Gebilde, das vier Blutgefäße aufweist, oder die Kotyledonen, beschrieben. Eine Ausnahme macht hier Soran von Ephesos, der in seinem gynäkologischen Werk eine annähernd richtige Beschreibung der Fruchtanhangsorgane beim menschlichen Embryo vorlegt, für die man annehmen darf, daß sie auf Untersuchungen beruht, die am Menschen gemacht wurden (s. unten S. 95 f). Da Soran hiermit auffallend von der Tradition des anatomischen Schrifttums abweicht, wie sie von seinem Landsmann Rufus und von Galen vertreten wird, erscheint die Annahme berechtigt, daß seine Kenntnisse aus Beobachtungen herzuleiten sind, die von anatomisch interessierten Ärzten aus der Zeit des Hellenismus in der gynäkologischen Praxis gemacht wurden und auf dem Wege über das gynäkologische Schrifttum zu Soran gelangt waren, der selbst mit Sicherheit keine anatomischen Studien betrieben hat, da er wie alle methodischen Ärzte der Anatomie gegenüber eine ablehnende Haltung einnahm.

Nosologie und Therapie

Auf der Grundlage der Säftelehre hatten die hippokratischen Ärzte die Krankheit als Störung im Säftehaushalt des Körpers definiert, die als solche immer, auch bei lokal begrenzten Krankheiten, den ganzen Organismus betraf und in Abhängigkeit von der bei den einzelnen Menschen unterschiedlichen Säftemischung eine Vielfalt individueller Krankheitsformen bedingte, die es an dem jeweiligen Patienten in ihrer Besonderheit zu erkennen und entsprechend zu behandeln galt. Die entscheidende Tatsache, daß die Krankheit als natürliches Geschehen verstanden wurde, hatte zur Folge, daß die Hippokratiker die vorwissenschaftlichen und im Volksglauben verwurzelten Vorstellungen, daß die Krankheiten durch das unmittelbare Eingreifen der Götter entstünden, als unwissenschaftlich ablehnten und statt dessen die Forderung nach der

Erforschung der natürlichen Krankheitsursachen erhoben. Diese Haltung kommt besonders deutlich in der Schrift „Über die heilige Krankheit" zum Ausdruck, deren Verfasser sich die Aufgabe gestellt hat, die Epilepsie, die sogenannte heilige Krankheit, ihres vermeintlich göttlichen Charakters zu entkleiden und aufzuzeigen, daß ihr, wie jeder anderen Krankheit auch, natürliche und rational faßbare Ursachen zugrunde liegen und daß dementsprechend auch ihre Therapie mit natürlichen Mitteln zu erfolgen hat (s. unten S. 127—133). Die wichtigsten Faktoren, die zur Entstehung von Krankheiten führen konnten, sahen die antiken Ärzte sowohl in der persönlichen Lebensweise jedes einzelnen Menschen, zum Beispiel in der falschen Ernährung, in einem unausgewogenen Verhältnis zwischen körperlicher Belastung und Entspannung, in Schlafstörungen usw., als auch in den Umwelteinflüssen, unter denen nach Ausweis vor allem der hippokratischen Schrift „Über Luft-, Wasser- und Ortsverhältnisse" das Klima, die geographische Lage einer Ortschaft und die in ihr anzutreffenden Trinkwasserverhältnisse zu verstehen sind (s. unten S. 98—111).

Die individualisierende Krankheitsauffassung der Hippokratiker trug jedoch nicht nur zur Entstehung der Ätiologie bei, sie begünstigte ebenso auch die Entwicklung der Prognostik, in der es die hippokratischen Ärzte zu höchster Meisterschaft brachten, wovon zum Beispiel die Beschreibung des Aussehens eines Sterbenden, noch heute bekannt als Facies Hippocratica, aus dem 2. Kapitel des „Prognostikon" ein beredtes Zeugnis ablegt (s. unten S. 112). Die Prognose wurde in der hippokratischen Medizin, die mehr an den individuellen Verlaufsformen der Krankheiten als an festen Krankheitsbildern interessiert war, für wichtiger erachtet als die Diagnose, die gleichsam nur ein Nebenergebnis der ärztlichen Untersuchung darstellte. Worauf es ankam, war, die einzelnen Krankheitszeichen, Veränderungen der Körperausscheidungen, der Beschaffenheit der Hautoberfläche, der Körpertemperaturen, eventuelle Geräusche in der Brusthöhle und vieles andere mehr, genau zu beobachten und mit ihrer Hilfe den weiteren Verlauf der Krankheit sowie die zu erwartende Genesung oder gegebenenfalls den tödlichen Ausgang vorherzusagen. Diese Art der Prognose war für die damalige Medizin in mehrfacher Hinsicht bedeutsam: Sie vermittelte dem Arzt nicht nur sichere Anhaltspunkte für die

von ihm einzuleitende Behandlung, sondern half ihm auch, das Vertrauen der Patienten zu gewinnen, wenn sich die Richtigkeit der Prognose bestätigte, ein Umstand, der als psychologisches Moment viel zum Erfolg der Therapie beitragen konnte. Darüber hinaus war die richtig gestellte Prognose für den um berufliche und gesellschaftliche Anerkennung kämpfenden antiken Arzt ein sicheres Mittel, zu Ansehen zu gelangen und sich gegen Ehrverlust und finanzielle Einbußen abzusichern.
Schon in hippokratischer Zeit war man sich darüber im klaren, daß die eigene Beobachtung der Krankheitszeichen für die Prognose nicht immer ausreicht und daß es deshalb für den Arzt notwendig ist, sich nach weiteren Symptomen wie Schlaflosigkeit oder Hungergefühl, die äußerlich nicht manifest werden, beim Kranken zu erkundigen, um auf diese Weise zusätzliche Informationen über die Verlaufsform der Krankheit zu erhalten. Unter den späteren Ärzten war, soweit wir wissen, Rufus von Ephesos der erste, der die Methode, den Patienten oder, falls dieser aus Krankheitsgründen nicht dazu imstande ist, selbst zu antworten, die Personen aus seiner Umgebung nach den Symptomen der jeweiligen Krankheit und anderen Einzelheiten, welche die Lebensweise, den Charakter und bestimmte Gewohnheiten des Kranken betreffen, zu befragen, in ihrer vollen Bedeutung speziell für die Diagnose erkannt hat. Er hat diesem außerordentlich wichtigen Gegenstand eine besondere Schrift mit dem Titel „Die Fragen des Arztes an den Kranken" gewidmet und mit ihr die auch heute noch geübte Krankenanamnese begründet (s. unten S. 114—122).
In der antiken Diagnostik spielte auch die Beobachtung des Pulses eine große Rolle. Sie geht auf den alexandrinischen Arzt Herophilos zurück, der als erster die Abhängigkeit des Pulsschlags von der Bewegung des Herzens erkannt und damit Veränderungen des Pulses als Ausdruck bestimmter Vorgänge im Inneren des Körpers, zum Beispiel eines entzündlichen Prozesses, der mit einer Beschleunigung des Pulses einhergeht, zu sehen gelernt hatte. Herophilos unterschied zwischen den verschiedenen Eigenschaften jeweils einer einzelnen Pulsbewegung, die er als Größe, Schnelligkeit, Stärke und deren Gegenteile bezeichnete, und denen der Abfolge mehrerer Pulsbewegungen, deren Erscheinungsformen Regelmäßigkeit bzw. Unregelmäßigkeit und Gleichmäßigkeit bzw. Un-

gleichmäßigkeit waren; damit stellte er eine große Anzahl von Kriterien bereit, die Schlüsse auf das äußerlich nicht sichtbare Körpergeschehen zuließen, wie Galen es in seiner Schrift „Über die erkrankten Körperteile" demonstriert (s. unten S. 123f.).

Unsere Ausführungen haben deutlich gemacht, daß in der antiken Nosologie ein Entwicklungsprozeß stattgefunden hat, in dessen Verlauf die Prognose zwar nie ganz aufgegeben, aber doch zugunsten der Diagnose mehr und mehr in den Hintergrund gedrängt wurde. Diese Entwicklung spiegelt sich auch in den nosologischen Schriften wider. So werden zum Beispiel in den Krankengeschichten aus den hippokratischen Epidemienbüchern I und III lediglich mit größter Genauigkeit alle Symptome des jeweiligen Krankheitsverlaufs und der Ausgang der Krankheit beschrieben (vgl. unten S. 125—127). Der Autor verzichtet jedoch völlig darauf, die verschiedenen Symptome zu einem Krankheitsbild zusammenzufassen und dieses als solches zu diagnostizieren. Ganz anders verfährt dagegen Aretaios von Kappadokien, der in seinem nosologischen Werk bei den einzelnen Krankheitsbeschreibungen jeweils den Namen der betreffenden Krankheit voranstellt und dann die für dieses spezielle Krankheitsbild typischen Symptome zusammenträgt, wobei er bestenfalls gelegentliche Hinweise auf die Dauer und den Ausgang der Krankheit einfügt (s. unten S. 133—135).

In der Therapie betrachteten es die hippokratischen Ärzte als ihr Hauptanliegen, die heilende Kraft der dem menschlichen Körper eigentümlichen Natur zu unterstützen, eine Forderung, die es nach dem ebenfalls hippokratischen Grundsatz „nützen oder (doch) nicht schaden", wie es in den „Epidemien" (Buch I, Kap. 11) heißt, angebracht erscheinen ließ, mit möglichst leichten Mitteln in den Krankheitsverlauf einzugreifen und bei unheilbar Kranken auf jede Behandlung zu verzichten, um sie nicht unnötig zu quälen. Vorsichtiges Herangehen wird auch in den „Aphorismen" gefordert, wenn dort gesagt wird, daß zunächst mit Heilmitteln behandelt werden solle und erst nach deren Versagen chirurgische Eingriffe und als letzte Möglichkeit Kauterisation anzuwenden seien (s. unten S. 125).

Ebenso wie die medikamentöse und diätetische Therapie waren in der hippokratischen Medizin auch die allgemeinchirurgischen Maßnahmen darauf abgestellt, die den gesamten Organismus betreffenden Störungen im Säftehaushalt zu beheben. Sie blieben daher auf Aderlaß, Schröpfen und die Eröffnung von Abszessen beschränkt. Einen hohen Entwicklungsstand erreichte zu dieser Zeit lediglich die Knochenchirurgie, deren Behandlungsmethoden, wie sie in den hippokratischen Schriften „Über das Einrenken der Gelenke" und „Über Knochenbrüche" beschrieben worden sind, zum Teil noch heute als konservative Methoden bei der Behandlung entsprechender Fälle Anwendung finden. Die auffällige Diskrepanz zwischen den Leistungen der Hippokratiker in der Knochenchirurgie und in der allgemeinen Chirurgie erklärt sich aus dem dafür erforderlichen unterschiedlichen anatomischen Wissen. War für die Knochen- und Gelenkchirurgie die Kenntnis des menschlichen Skeletts ausreichend, die wir bei den hippokratischen Ärzten voraussetzen dürfen, so erforderten operative Eingriffe schon genauere Kenntnisse vom anatomischen Bau des menschlichen Körpers, die aber, wie erwähnt, erst die anatomischen Studien der hellenistischen Ärzte Herophilos und Erasistratos brachten. Zu dieser Zeit erfuhr die Chirurgie ihre eigentliche, systematische Begründung, und sie wurde in den folgenden Jahrhunderten weiter ausgebaut, ein Prozeß, der nicht nur von der Weiterentwicklung und Verfeinerung des chirurgischen Instrumentariums, sondern ebenso auch von der Einführung neuer Verfahren wie der Gefäßunterbindung und der Anwendung narkotischer Pharmaka zur Schmerzlinderung begleitet war. Zu den größeren Operationen, die seither vorgenommen wurden, gehören Amputationen, verschiedene Verfahren zur Entfernung von Blasensteinen einschließlich des Blasensteinschnitts sowie die Aneurysma- und Bruchoperationen. Einen letzten Höhepunkt erreichte die Chirurgie im 1. und 2. Jahrhundert. Hier waren es vor allem die Vertreter der pneumatischen Ärzteschule, die diesem Gegenstand ein besonderes Interesse entgegenbrachten, wie die detaillierte Beschreibung der Verfahren bei der Aneurysmaoperation aus der verlorenen Schrift des Pneumatikers Antyll (2. Jahrhundert) beweist (s. unten S. 139—141).

Die verbesserte Operationstechnik wirkte sich aber auch auf die Entwicklung von Spezialgebieten wie der Ophthalmologie außerordentlich fruchtbar aus. Denn der chirurgische Eingriff, wie etwa der Starstich (vgl. unten S. 146 f.), erschloß dem Arzt zusätzliche Behandlungsmöglichkeiten, die weit über die Erfolge einer rein medikamentösen Therapie hinausführten und damit zugleich das Interesse der Mediziner auf Augenerkrankungen lenkte, die zuvor nicht hatten behandelt werden können.

Ähnliches gilt auch für die Gynäkologie, die zwar seit den Tagen des Hippokrates einen festen Bestandteil der antiken Medizin bildete, aber erst durch die anatomischen Forschungen der hellenistischen Ärzte auf eine sachlich fundierte Grundlage gestellt wurde und durch die Einführung neuer Operationsverfahren, etwa der Operation des angeborenen Verschlusses der weiblichen Genitalorgane oder der des prolabierten Uterus, auch in therapeutischer Hinsicht entscheidende Veränderungen erfuhr, wie sie der Vergleich der gynäkologischen Schriften aus dem Corpus Hippocraticum mit dem gynäkologischen Werk des Soran, der mit ihm die Tradition der hellenistischen Medizin fortführt, deutlich werden läßt.

Zu den gynäkologischen Organerkrankungen, wie sie zum Beispiel Gebärmutterentzündung, Geschwüre, Geschwülste und Verhärtungen des Uterus sowie seine Lageveränderung darstellen, wurde in der Antike auch der hysterische Anfall gezählt (vgl. unten S. 141—144). Dem liegt die irrtümliche Vorstellung zugrunde, daß der Uterus gleichsam ein Tier ist, als solches im Körper umherwandert und durch den Druck, den er bei seinen Wanderungen auf andere Organe, vor allem aber auf das Zwerchfell und die Atmungsorgane, ausübt, einen Erstickungsanfall hervorruft. An der Auffassung, daß dieses Leiden in einer Erkrankung der Gebärmutter ihre Ursache hat, hielt man die ganze Antike hindurch fest, auch wenn bereits seit hippokratischer Zeit die Vorstellung vom tierischen Charakter des Uterus bei den Ärzten in dieser Konkretheit nicht mehr anzutreffen war und man statt dessen das Entstehen des hysterischen Erstickungsanfalls, nicht zuletzt auch auf Grund der anatomischen Befunde, auf verschiedenste Weise rational zu erklären suchte.

Dem in der gesamten wissenschaftlichen Medizin der Antike gültigen therapeutischen Grundsatz, jede Behandlung möglichst vorsichtig in Angriff zu nehmen, begegnet man auch in der antiken Zahnheilkunde, der von der Anwendung medikamentöser Mittel über Plombieren und Zahnextraktion bis hin zum Zahnersatz alle gängigen Formen der Zahnbehandlung bekannt waren. Obwohl man annehmen darf, daß die Extraktion des erkrankten Zahnes, für die eigens konstruierte Zahn- und Wurzelzangen zur Verfügung standen, die sicherste Methode war, lästige Zahnschmerzen zu beseitigen, war doch die Auffassung, zumindest unter den wissenschaftlich gebildeten Ärzten, die sich ihrer Verantwortung gegenüber den Patienten bewußt waren, weit verbreitet, daß es bei der Zahnbehandlung in erster Linie darum gehen müsse, die Zahnsubstanz nach Möglichkeit zu erhalten. Das heißt, auch in der Zahnbehandlung gebührte der mit milden Mitteln arbeitenden medikamentösen Therapie der absolute Vorrang vor dem chirurgischen Eingriff, der nicht nur den betreffenden Menschen seiner Kauwerkzeuge beraubte und seine Artikulationsfähigkeit beeinträchtigte, sondern auch als solcher gefährlich sein konnte, wie die geradezu klassische Beschreibung der Zahnextraktion bei Celsus zeigt (s. unten S. 147f.), und deshalb nur im äußersten Notfall oder bei extrem lockeren Zähnen angewandt werden sollte.

Die auf etruskische Einflüsse zurückgehende Verwendung von Zahnersatz bei den Römern, der aus Kalbs- oder Menschenzähnen bestand, die durch Goldbänder miteinander verbunden waren, diente vor allem kosmetischen Zwecken und der Verbesserung der Artikulation. Die Fixierung lockerer Zähne mit Golddraht wurde auch von den griechischen Ärzten praktiziert, wie einer entsprechenden Anweisung in dem schon erwähnten Werk „Über das Einrenken der Gelenke“ zu entnehmen ist, das mit seinen Ausführungen zur Kieferchirurgie in eindrucksvoller Weise den hohen Stand dieses speziellen Zweiges der antiken Zahnheilkunde bereits zur Zeit des Hippokrates dokumentiert.

Zu den ältesten Bestandteilen der wissenschaftlichen Medizin der Griechen gehörte die Diätetik. Gerade in den Anfängen dieser Heilkunde, deren Pharmakotherapie noch verhältnismäßig wenig entwickelt war, spielte die Behandlung mit diätetischen Mitteln, das heißt die Verordnung einer den jeweiligen Umständen angepaßten Krankendiät und die Anwendung physiotherapeutischer Maßnahmen, wie Kompressen, Bäder und Massagen, eine große Rolle. Die Ärzte dieser Zeit stellten aber auch die Forderung auf, daß die Medizin sich nicht auf die Behandlung von Krankheiten beschränken dürfe, sondern es als ihre vornehmliche und eigentliche Aufgabe betrachten müsse, gesunden Menschen die Gesundheit zu erhalten, die in der Antike eine im Vergleich zu heute unverhältnismäßig hohe Wertschätzung genoß, und zwar vor allem deswegen, weil bei dem relativ niedrigen Stand der damaligen Medizin der Prozentsatz der unheilbaren Krankheiten sehr viel größer war, als er es heute auf Grund der vielfältigen Möglichkeiten der modernen Medizin ist, und weil überhaupt jede schwere Erkrankung in der Regel eine Verurteilung zu Schmerzen und Siechtum bedeutete. Die entscheidende Voraussetzung für die Einbeziehung des gesunden Menschen in die medizinische Betrachtung war jedoch mit der Erkenntnis gegeben, daß die Gesundheit des menschlichen Körpers von natürlichen Faktoren wie Ernährung, Schlaf, körperlicher Belastung und Klima abhängig ist und daß damit für den Arzt die Möglichkeit besteht, regulierend in das Körpergeschehen einzugreifen. Das aber konnte nur durch die Regelung der Lebensweise geschehen, wobei der Arzt seine prophylaktischen Maßnahmen entsprechend dem individualisierenden Charakter der humoralpathologischen Medizin ebenso wie seine therapeutischen Verordnungen jeweils auf die individuelle Körperkonstitution und die persönlichen und klimatischen Bedingungen, unter denen der jeweilige Mensch lebte, abstimmen mußte. Nur unter Berücksichtigung aller dieser Faktoren konnten die diätetischen Vorschriften voll wirksam werden, und auch das nur, wenn sie den gesamten Tagesablauf eines Menschen ausfüllten und bis ins einzelne regelten, wie das zum Beispiel bei den von Diokles von Karystos stammenden Anweisungen für eine gesunde Lebensweise der Fall ist (s. unten S. 150—157). Die Befolgung so weitgehender Vorschriften, die nach antiken Vorstellungen allein den Erfolg eines vorbeugenden Gesundheitsschutzes garantieren konnten, setzte jedoch voraus, daß man es sich leisten konnte, sein ganzes Leben ausschließlich auf die Erhaltung der Gesundheit auszurichten. Damit waren aber der Verwirklichung des in seiner Bedeutung kaum zu überschätzenden prophylaktischen Gedankens in der Antike relativ enge Grenzen gesetzt; denn der Kreis derer, die wirtschaftlich völlig unabhängig und durch keinerlei berufliche Tätigkeit daran gehindert waren, ihr Leben allein unter prophylaktischen Gesichtspunkten zu führen, war klein. Daß die Diätetik dennoch bis zum Ausgang des Altertums ihren vorrangigen

Platz in der Medizin behaupten konnte, ist unter anderem darauf zurückzuführen, daß die Ärzte nicht nur von der Wichtigkeit dieses Faches überzeugt, sondern sich auch der damit verbundenen Schwierigkeiten sehr wohl bewußt waren und deshalb versuchten, ihre diätetischen Programme den gesellschaftlichen Erfordernissen in stärkerem Maße anzupassen und ihnen auf diese Weise eine breitere Wirksamkeit zu verschaffen.

Pharmakologie

Die rational begründete Krankheitsauffassung der Hippokratiker wirkte sich auch in der Pharmakotherapie dieser Ärzte aus, die bewußt auf religiös-magische Praktiken verzichteten und sich nur noch rationaler Mittel bedienten. Darüber hinaus sind aber mit dem Versuch, das Pharmakon als eine Substanz zu definieren, die im Körper Veränderungen hervorruft, ohne dabei — im Unterschied zur Nahrung — von ihm assimiliert zu werden, ebenso wie mit der Übertragung der vier Primärqualitäten Warm, Kalt, Trocken und Feucht auf die Heilmittel und mit der Differenzierung der Pharmaka nach der Intensität ihrer Wirkungen erste Ansätze der Lehre vom Pharmakon, der Pharmakologie, bereits in der hippokratischen Medizin gegeben. Die Konstituierung der Pharmakologie als einer eigenständigen Disziplin erfolgte jedoch erst in hellenistischer Zeit, nachdem einerseits der Arzneimittelschatz der griechischen Ärzte durch den infolge der Expansionspolitik Alexanders des Großen aufblühenden Handel mit den Völkern des Orients wesentlich bereichert worden war und andererseits die in der Schule des Aristoteles als Spezialfach begründete Botanik den Weg auch für die zunächst nur empirisch betriebene medizinische Botanik gewiesen hatte.
Die Entwicklung der Pharmakologie wurde vor allem durch die Bemühungen der empirischen Ärzte gefördert, die im praktischen Umgang mit Heilmitteln und in der daraus gewonnenen Erfahrung die vornehmliche Aufgabe der Medizin sahen, und hat mit Dioskurides und Galen ihren würdigen Abschluß gefunden, deren pharmakologische Schriften die großartigen Leistungen der antiken Ärzte auf diesem Gebiet ausweisen. Das betrifft nicht nur die detaillierte Beschrei-

bung der Arzneistoffe, vor allem der Pflanzen, nach der Natur und die Darstellung ihrer medizinischen Wirkungen und Anwendungsbereiche, wie sie uns in geradezu klassischer Form im Werk des Dioskurides begegnen (vgl. unten S. 162 f.), sondern ebenso auch den Versuch Galens, die Lehre von den Wirkungen der Arzneimittel zu systematisieren und theoretisch zu begründen. Der entscheidende Schritt dabei war, daß er die auf den Primärqualitäten beruhenden wärmenden, kühlenden, trocknenden und feucht machenden Eigenschaften der einfachen Heilmittel nach der Intensität ihrer Wirkungen jeweils in vier Grade unterteilte und innerhalb der einzelnen Grade wiederum drei Abstufungen vornahm (s. unten S. 160—162). Denn allein die auf einer gewissen Abstraktionsstufe gewonnene genauere Bestimmung und die damit verbundene stärkere Differenzierung schienen ihm die Möglichkeit zu bieten, die Arzneistoffe in ihrer spezifischen Wirkung zu erfassen und sie mit wirklichem Nutzen für eine Therapie anzuwenden, die es mit einer Vielzahl konstitutionell bedingter individueller Krankheitsformen zu tun hatte.
Die praktische Erfahrung der empirischen Ärzte auf dem Gebiet der Pharmakotherapie hat ihren Niederschlag in zahlreichen Rezeptsammlungen gefunden, deren Tradition sich, auch im lateinischen Sprachbereich, bis zum Ausgang der Antike und darüber hinaus fortgesetzt hat. Aber trotz der scheinbar ungebrochenen Tradition wurde der mit dem 3. Jahrhundert einsetzende Verfall der Wissenschaften auch hier spürbar; denn seit dieser Zeit nahmen die Autoren der Rezeptbücher, häufig genug — wie zum Beispiel Marcellus — selbst keine Ärzte, neben den von den hellenistischen Ärzten tradierten rationalen Mitteln in steigendem Maße auch Verordnungen der sogenannten Dreckapotheke und magische Praktiken in ihre Sammlungen auf (vgl. unten S. 166—169), die die Jahrhunderte seit der Entstehung der wissenschaftlichen Medizin in der Volksmedizin überdauert hatten und nunmehr zum integrierenden Bestandteil der offiziellen Medizin wurden.
Ebenso wie die Rezeptliteratur verdankt auch die Gattung der Gegenmittel, die zum Schutz vor Vergiftungen jeglicher Art eingenommen wurden, dem Zeitalter des Hellenismus ihr Entstehen. Als Erfinder dieser speziellen Rezeptform, die in späterer Zeit bis zu hundert Ingredienzien enthalten hat, gilt

König Mithridates VI. von Pontos. Aus Furcht, einem Giftmord, wie sie an den hellenistischen Königshöfen häufig verübt wurden, zum Opfer zu fallen, soll er selbst die ihm zur Verfügung stehenden Arzneistoffe gegen Gifte an zum Tode verurteilten Verbrechern ausprobiert und aus diesen Erfahrungen heraus ein Mittel zusammengestellt haben, das ihn, indem er es täglich einnahm, gegen Gifte immun machen sollte (vgl. unten S. 165 f.). Dem Erfolg, der diesem Experiment nach antiken Berichten beschieden war, ist es zuzuschreiben, daß die Gegenmittel in den verschiedenen Zubereitungen bald überall, so auch bei den römischen Kaisern, in Mode kamen und sich als Theriak bis in das 19. Jahrhundert hinein großer Beliebtheit erfreuten.

Der Überblick über die Entwicklung der Medizin in der Antike hat deutlich werden lassen, daß sich die antiken Ärzte um eine theoretische Fundierung der Heilkunde bemühten, indem sie mit ihren anatomischen und physiologischen Studien die Gegebenheiten und Vorgänge im gesunden und im kranken Körper zu erfassen suchten, und daß es ihnen auf dieser Grundlage gelang, zur Entwicklung der Fächer, die heute als klinisch bezeichnet werden, beachtliche Beiträge zu leisten.

Berlin, Mai 1977 — *Jutta Kollesch* und *Diethard Nickel*

Arzt und Medizin

Aulus Cornelius Celsus, Die Medizin, Buch I (aus dem Vorwort)

Wie der Ackerbau den gesunden Körpern Nahrungsmittel verspricht, so verheißt die Medizin den kranken Gesundheit. Die Medizin ist überall anzutreffen, da ja auch die unerfahrensten Völker Kräuter und andere leicht zugängliche Mittel zur Hilfe bei Wunden und Krankheiten kennen. Aber dennoch ist sie bei den Griechen beträchtlich mehr als bei den übrigen Völkern gefördert worden, und nicht einmal bei diesen vom ersten Anfang an, sondern erst wenige Jahrhunderte vor uns. Wird doch als älteste Autorität Äskulap[1] gefeiert, der unter die Zahl der Götter aufgenommen worden ist, da er ja diese noch rohe und volkstümliche Wissenschaft ein wenig mehr verfeinert hat. Danach haben seine beiden Söhne Podaleirios und Machaon,[2] die im Trojanischen Krieg dem Heerführer Agamemnon[3] gefolgt sind, ihren Kampfgefährten nicht geringe Hilfe geleistet; von ihnen berichtet Homer[4] jedoch nicht, daß sie bei der Seuche[5] und bei anderen Arten von Krankheiten irgendwie Hilfe geleistet haben, sondern nur, daß sie bei Verwundungen mit dem Messer und mit Medikamenten zu heilen pflegten. Daraus geht hervor, daß allein diese Teile der Medizin von ihnen ausgeübt wurden und daß sie die ältesten Teile sind. Von demselben Autor kann man erfahren, daß die Krankheiten damals auf den Zorn der unsterblichen Götter zurückgeführt wurden und daß man von eben diesen Hilfe zu erbitten pflegte, und es ist wahrscheinlich, daß bei fehlenden Mitteln gegen Krankheit dennoch meistens die Gesundheit zuteil wurde, und zwar infolge der guten Sitten, die weder Müßiggang noch Luxus verdorben hatten; denn diese beiden Erscheinungen haben die Körper zunächst in Griechenland und dann bei uns angegriffen, und deshalb läßt diese vielfältige Medizin, die weder ehemals erforderlich war noch bei anderen Völkern notwendig ist, kaum jemanden von uns bis an die Schwelle des Greisenalters gelangen.
Auch nach denen, von welchen ich berichtete, haben also keine berühmten Persönlichkeiten die Medizin ausgeübt, bis man das

Erlernen der Wissenschaft mit größerem Eifer zu betreiben begann; wie dies für den Geist im Vergleich zu allem anderen besonders notwendig ist, so ist es für den Körper schädlich. Und zunächst wurde die Heilkunde als ein Teil der Philosophie angesehen, so daß sowohl die Behandlung der Krankheiten als auch die Betrachtung der Natur der Dinge unter der Ägide derselben Autoritäten entstanden sind, da ja sie, die die Kräfte ihrer Körper durch ruhiges Nachdenken und nächtliches Wachen geschwächt hatten, am meisten nach ihr verlangten. Und deshalb nehmen wir an, daß viele von den Lehrern der Philosophie auf diesem Gebiet bewandert gewesen sind, daß aber Pythagoras[6], Empedokles[7] und Demokrit[8] unter ihnen die berühmtesten waren. Dessen Schüler aber, wie manche glauben, Hippokrates von Kos[9], der als erster von allen Erwähnung verdient, eine in ihrer Kunst und in ihrer Ausdruckskraft hervorragende Persönlichkeit, hat diese Disziplin von dem Fach Philosophie getrennt. Nach ihm haben Diokles von Karystos[10], dann Praxagoras[11] und Chrysippos[12], danach Herophilos[13] und Erasistratos[14] diese Kunst so intensiv betrieben, daß sie sogar auf verschiedenen Wegen der Behandlung vorangeschritten sind.

Zu eben diesen Zeiten ist die Medizin in drei Teile aufgespalten worden, so daß es einen gab, der durch die Regelung der Lebensweise, einen zweiten, der mit Heilmitteln, und einen dritten, der unter Betätigung der Hände heilte. Den ersten nannten die Griechen διαιτητική (Diätetik), den zweiten φαρμακευτική (Pharmakotherapie), den dritten χειρουργία (Chirurgie)[15]. Die weitaus berühmtesten Vertreter des Fachgebiets, das die Krankheiten durch Regelung der Lebensweise behandelt, nahmen, indem sie versuchten, gewisse Dinge noch tiefer zu ergründen, für sich auch die Erkenntnis der Natur der Dinge in Anspruch, als ob die Medizin ohne sie verstümmelt und unzureichend wäre. Nach ihnen hat Serapion[16], der als erster von allen offen bekannte, daß diese theoretisierende Richtung mit der Medizin nichts zu tun habe, diese allein auf Praxis und Erfahrung gegründet. Ihm folgten Apollonios[17] und Glaukias[18], längere Zeit danach Herakleides von Tarent[19] und einige nicht unbedeutende Persönlichkeiten, und sie nannten sich auf Grund ihrer eigenen Berufsauffassung Empiriker. So ist auch die Medizin, die durch Regelung der Lebensweise behandelt, in zwei Teile aufgespalten worden, wobei die einen nur die theoretisierende Heilkunst, die anderen nur die Praxis für sich in Anspruch nahmen, aber nach denen, die oben erwähnt worden sind, niemand etwas anderes betrieb als das, was er bereits übernommen hatte, bis Asklepiades[20] das Heilverfahren zu einem großen Teil veränderte. Unter seinen Nachfolgern hat Themison[21] kürzlich im Alter auch selbst einiges abgewandelt. Und besonders durch das Wirken dieser Männer hat dieser für uns heilsame Beruf an Bedeutung gewonnen. ...

Hippokrates, Der Eid

Ich schwöre bei Apollon, dem Arzt[1], bei Asklepios[2], Hygieia[3] und Panakeia[4] und bei allen Göttern und Göttinnen, indem ich sie zu Zeugen mache, daß ich entsprechend meiner Kraft und meinem Urteilsvermögen folgenden Eid und folgenden Vertrag erfüllen werde:
Denjenigen, der mich diese Kunst gelehrt hat, gleich zu achten meinen Eltern, ihn an meinem Lebensunterhalt teilhaben zu lassen und ihm an den für ihn erforderlichen Dingen, wenn er ihrer bedarf, Anteil zu geben, seine Nachkommenschaft meinen männlichen Geschwistern gleich zu werten, sie diese Kunst zu lehren, wenn sie sie zu lernen wünschen, ohne Entgelt und Vertrag, an Unterweisung, Vorlesung und an der gesamten übrigen Lehre Anteil zu geben meinen Söhnen und den Söhnen dessen, der mich unterrichtet hat, den vertraglich gebundenen und durch ärztlichen Brauch eidlich verpflichteten Schülern, sonst aber niemandem.
Diätetische Maßnahmen werde ich zum Nutzen der Kranken entsprechend meiner Kraft und meinem Urteilsvermögen anwenden; vor Schaden und Unrecht werde ich sie bewahren.
Auch werde ich niemandem auf seine Bitte hin ein tödlich wirkendes Mittel geben, noch werde ich einen derartigen Rat erteilen; in gleicher Weise werde ich auch keiner Frau ein fruchtabtreibendes Zäpfchen geben. Rein und heilig werde ich mein Leben und meine Kunst bewahren.
Das Schneiden werde ich nicht anwenden, nicht einmal bei Steinleidenden, dies werde ich vielmehr den Männern überlassen, die diese Tätigkeit ausüben.[5]

In alle Häuser, die ich betrete, werde ich eintreten zum Nutzen der Kranken, frei von jedem absichtlichen Unrecht, von sonstigem verderblichen Tun und von sexuellen Handlungen an weiblichen und männlichen Personen,[6] sowohl Freien als auch Sklaven.
Was auch immer ich bei der Behandlung oder auch unabhängig von der Behandlung im Leben der Menschen sehe oder höre, werde ich, soweit es niemals nach außen verbreitet werden darf, verschweigen, in der Überzeugung, daß derartige Dinge unaussprechbar sind.
Wenn ich nun diesen Eid erfülle und nicht verletze, möge es mir zuteil werden, daß ich mich meines Lebens und meiner Kunst erfreue, geachtet bei allen Menschen für alle Zeit, wenn ich ihn aber übertrete und meineidig werde, möge das Gegenteil davon eintreten.

Hippokrates, Aphorismen, Buch I, Aph. 1

Das Leben ist kurz, die Kunst ist lang,[1] der rechte Zeitpunkt ist knapp bemessen, der Versuch ist trügerisch, die Entscheidung ist schwierig. Man muß aber darauf sehen, daß man nicht nur in eigener Person das Erforderliche tut, sondern auch der Kranke und die Assistenten, und daß auch die äußeren Umstände dem entsprechen.

Hippokrates, Der Arzt, Kap. 1. 2

1. Des Arztes Würde bestehe darin: Er soll von gesundem Aussehen und im Verhältnis zu der ihm eigenen Konstitution wohlgenährt sein; bei der Menge herrscht nämlich die Meinung, daß diejenigen, die sich in bezug auf ihren eigenen Körper nicht in einem guten Zustand befinden, sich wohl auch nicht in rechter Weise um andere kümmern könnten. Ferner soll sein Äußeres sauber sein, was in einer angemessenen Kleidung und in wohlriechenden Salben zum Ausdruck kommt, deren Geruch unverdächtig ist; es ist nämlich eine Gegebenheit, daß sich die Kranken von allen diesen Dingen angenehm berührt fühlen, und dies muß man berücksichtigen. Was die seelischen Eigenschaften betrifft, so sei er besonnen,

was sich nicht nur darin äußert, daß er schweigen kann, sondern auch darin, daß er in seiner Lebensführung äußerst diszipliniert ist; denn er besitzt darin die wichtigsten Güter für seinen Ruhm. Im Charakter sei er untadelig, mit solchem Wesen genießt er bei allen Respekt und ist er gegenüber allen menschenfreundlich; überstürztes und vorschnelles Handeln wird nämlich verachtet, auch wenn es durchaus angebracht ist. In seiner Entscheidungsfreiheit soll er umsichtig sein; denn dieselben Verfahren sind bei denselben Patienten nur dann beliebt, wenn sie selten vorkommen. Im Gesichtsausdruck sei er nachdenklich, ohne verdrießlich zu wirken; denn dann schiene er selbstgefällig und ein Menschenfeind zu sein; wer häufig in Gelächter ausbricht und allzu fröhlich ist, wird als lästig empfunden, und vor einem solchen Verhalten muß man sich ganz besonders in acht nehmen. Er sei gerecht zu allen Menschen seines Umgangs; man muß nämlich der Gerechtigkeit in vielen Dingen zum Durchbruch verhelfen, zwischen den Patienten und dem Arzt bestehen aber nicht unwesentliche Beziehungen; sie geben sich ja auch selbst den Ärzten in die Hände, und diese kommen jederzeit mit Frauen, jungen Mädchen und den wertvollsten Gegenständen des persönlichen Eigentums in Berührung; gegenüber allen diesen Dingen muß er Selbstbeherrschung zeigen.

2. Was die Seele und den Körper betrifft, so soll er sich in solchem Zustand befinden; die Richtlinien für die ärztliche Kunst, auf Grund deren jemand Fachmann zu sein vermag, muß man von Anfang an in die Betrachtung einbeziehen, mit ihnen sollte man auch zu lernen beginnen; was sich bei der Behandlung in der Arztpraxis abspielt, gehört nun im großen und ganzen zum Lehrstoff der Lernenden. Man muß zunächst einen Platz für das Haus haben; diese Bedingung wird erfüllt sein, wenn weder der Wind, der zu ihm gelangt, lästig ist noch die Sonne oder starke Helligkeit eine Beeinträchtigung darstellt; strahlendes Licht ist zwar für die Behandelnden nicht lästig, doch gilt dies nicht in gleicher Weise für die zu Behandelnden. Auf jeden Fall muß man sich vor einer solchen Helligkeit besonders hüten, infolge derer die Augen krank werden können. Daß das Licht solche Beschaffenheit habe, ist angezeigt, andererseits aber, daß er keineswegs den Lichtschein genau im Gesicht haben soll; es beeinträchtigt nämlich zusätzlich ein geschwächtes Sehvermögen, und es stellt im

ganzen eine ausreichende Ursache dar, Menschen mit schwachen Augen zu irritieren. Mit dem Licht soll man nun in dieser Weise verfahren, die Stühle aber sollen in ihrer Höhe möglichst gleichmäßig sein, damit sie einander entsprechen. Abgesehen von den Instrumenten soll man keine Bronze verwenden; denn es scheint mir eine unangebrachte Prunksucht zu sein, derartige Gerätschaften zu verwenden. Den zu Behandelnden muß man trinkbares und sauberes Wasser reichen. Man soll saubere und weiche Läppchen benutzen, für die Augen Scharpie, für die Wunden Schwämme; diese Dinge scheinen nämlich von selbst gut zu helfen. Alle Instrumente müssen aber in der Größe, im Gewicht und in der Zierlichkeit handlich für den Gebrauch sein.

Scribonius Largus, Rezeptzusammenstellungen (aus dem Vorwort)

Scribonius Largus an seinen Freund Callistus

Herophilos[1], der einst zu den größten Ärzten gerechnet wurde, soll, lieber Gaius Iulius Callistus[2], gesagt haben, die Heilmittel seien die Hände der Götter, und zwar, meiner Meinung nach, nicht ohne Grund: denn kurz gesagt, was die göttliche Berührung bewirken kann, das leisten die Heilmittel, die durch Anwendung und Erfahrung für gut befunden worden sind. Wir haben jedenfalls oft beobachtet, daß während der Überlegungen und Bemühungen von Ärzten, die in hohem Ansehen standen, während man noch ausfindig zu machen suchte, was denn zu tun oder auf welche Weise dem Kranken zu Hilfe zu kommen sei, gewisse zwar unbedeutende und sonst unbekannte, aber durch die Praxis mit beträchtlicher Erfahrung ausgestattete Männer oder — was einzugestehen man sich schämt — solche, die von dem Fachgebiet der Medizin weit entfernt waren und mit deren Fach nicht einmal das geringste zu tun hatten, durch Verabreichung eines wirksamen Heilmittels unverzüglich, gleichsam als wäre eine Gottheit zugegen, den Kranken von jedem Schmerz und jeder Gefahr befreiten. Deshalb sind diejenigen zu verachten, die die Heilkunde der Anwendung von Heilmitteln zu berauben versuchen, die doch nicht vom Heilen, sondern von der Kraft und

Wirkung der Heilmittel ihren Namen hat, den Vorzug aber verdienen diejenigen, die sich auf jede Weise den lebensgefährlich Erkrankten zu Hilfe zu kommen bemühen. Ich persönlich habe jedenfalls schon einige Male durch die Anwendung mit Erfolg verabreichter Heilmittel hohes Ansehen in der Wissenschaft gewonnen, und ich erinnere mich, daß viele aus demselben Grund nicht unbedeutenden Ruhm erlangt haben. Denn dieser Teil der Medizin ist wohl der notwendigste, sicherlich der älteste und in erster Linie deshalb bekannt und berühmt geworden, wenn es doch wahr ist, daß die Alten die Gebrechen ihres Körpers mit Kräutern und deren Wurzeln behandelten, weil das furchtsame Geschlecht der Sterblichen sich in den Anfängen nicht leicht dem Eisen und dem Feuer[3] anvertraute. So verhalten sich auch jetzt noch die meisten, um nicht zu sagen alle, und sie lassen nur, wenn sie durch zwingende Notwendigkeit und durch Hoffnung auf letztmögliche Rettung dazu bewogen werden, Dinge mit sich geschehen, die wirklich kaum zu ertragen sind. Warum also manche die Medizin von dem Gebrauch der Heilmittel trennen, kann ich nicht ausfindig machen, es sei denn, um ihre Unwissenheit bloßzustellen. Denn sei es, daß sie keinerlei Erfahrung mit Heilmitteln dieser Art haben, so sind sie mit Recht zu beschuldigen, weil sie in einem so notwendigen Teil der Kunst so nachlässig gewesen sind, sei es, daß sie zwar deren Nützlichkeit erprobt haben, ihre Anwendung aber verweigern, so sind sie noch mehr zu tadeln, weil sie von dem Verbrechen der Mißgunst lodern, einem Übel, das sowohl allen lebenden Wesen als auch besonders den Ärzten verhaßt sein muß, die, wenn in ihnen nicht nach dem Willen gerade ihres Berufes eine Gesinnung, voll von Erbarmen und Menschlichkeit, wohnt, allen Göttern und Menschen verhaßt sein müssen. Deshalb wird nicht einmal Feinden ein schädliches Heilmittel verabreichen, wer durch den Eid der Medizin gesetzlich gebunden ist[4] — aber er wird sie, wenn die Sache es erfordert, als Soldat und guter Bürger auf jede Weise verfolgen[5] —, weil die Medizin die Menschen nicht nach ihren Verhältnissen und ihrer Person einschätzt, sondern in gleicher Weise allen, die ihre Hilfsmittel erbitten, beizustehen verspricht und bekennt, niemandem jemals zu schaden.[6]

Hippokrates[7], der Begründer unseres Berufes, hat die Grundsätze des Fachs in einem Eid überliefert, in dem festgelegt ist,[8] daß nicht einmal einer Schwangeren ein Mittel, durch das die Frucht abgetrieben wird, von irgendeinem Arzt gegeben oder gezeigt werden soll, womit er in weitem Umfang die Gesinnung der Lernenden auf die Menschlichkeit ausrichtete. Wer es nämlich für Unrecht ansieht, die noch zweifelhafte Hoffnung auf einen Menschen[9] zu verletzen, für wieviel verbrecherischer werden sie es halten, einem schon voll ausgebildeten Menschen zu schaden? Er legte also großen Wert darauf, daß jeder Namen und Ansehen der Medizin in frommem und reinem Herzen bewahre, indem er sich seinem eigenen Vorsatz entsprechend verhält: denn die Medizin ist die Wissenschaft des Heilens, nicht des Schadens. Wenn sie sich nicht mit all ihrer Kraft voll für die Hilfe an den Leidenden einsetzt, erweist sie nicht das Mitgefühl, das sie den Menschen verspricht. Es sollen also diejenigen, die den Betroffenen weder nützlich sein wollen noch können, davon ablassen, auch andere daran zu hindern, indem sie den Kranken die Hilfe verweigern, die häufig durch die Kraft der Heilmittel gewährt wird. Tatsächlich kommt ja die Medizin den Leidenden gleichsam in gewissen Abstufungen zu Hilfe. Denn zuerst versucht sie, den Kranken mit Nahrungsmitteln zu nützen, die im rechten Verhältnis und zur geeigneten Zeit verabreicht werden; dann, wenn die Behandlung bei ihnen nicht anschlägt, nimmt sie ihre Zuflucht zu der Wirkung der Heilmittel: diese sind nämlich stärker und wirksamer als die Nahrungsmittel. Danach wendet sie sich dann, wenn die aus der gestörten Gesundheit resultierenden Beschwerden nicht einmal bei Anwendung dieser Mittel zurückgehen, gezwungenermaßen zum Schneiden oder zuletzt zum Brennen. Doch hat Asklepiades[10], eine sehr bedeutende Autorität in der Medizin, bestritten, daß den Kranken Heilmittel verabreicht werden dürfen: manche verwenden diese Lüge nämlich sogar als Beweis. Ich könnte jedoch, wenn dies wahr wäre, sagen: Mag Asklepiades sehen, was er damit gemeint hat; vielleicht hat er seine Aufmerksamkeit überhaupt nicht auf diesen Teil gerichtet. Er war ein Mensch, mit allzu geringem Glück hat er sich in diesem Beruf betätigt. Ich lasse mich nicht durch die Person abschrecken, da ich sehe, daß die Sache eindeutig nützt. Da sie jetzt aber in so unverschämter Weise etwas über ihn erfinden, was kann ich weiter sagen, als daß diejenigen, die dies sagen, in gewisser Weise einen Mord und eine Tempelschändung begehen? Jener bestritt nämlich, daß den Fieberkranken und denjenigen, die von jäh auftretenden Leiden befallen sind, welche die Griechen als ὀξέα πάθη (akute Krankheiten) bezeichnen, Heilmittel gegeben werden dürfen, da er glaubte, daß sie unter geringerer Gefahr geheilt würden, wenn ihnen in angemessener Weise von Zeit zu Zeit Speise und Wein gereicht wird. Übrigens behauptet er in seinem Buch, das Parasceuasticon, das heißt Buch der Zubereitungen, betitelt ist,[11] daß derjenige ein Arzt letzter Sorte sei, der nicht jeweils für die einzelnen Leiden je zwei und drei bewährte und unverzüglich zubereitete Rezeptzusammenstellungen zur Verfügung hat. Du siehst also, wie wenig Asklepiades die Anwendung von Heilmitteln mißfällt, dem jemand des Berufes der Medizin nicht würdig zu sein scheint, wenn er nicht für jede Art von Leiden mehrere zusammengestellte Heilmittel zur Hand hat. Aber diese Frechheit von Ärzten, die es lediglich dem Namen nach sind, hat wegen der Nachlässigkeit gewisser Leute allzu weit um sich gegriffen. Denn selten bildet sich jemand, bevor er sich und die Seinen einem Arzt überläßt, ein sorgfältiges Urteil über ihn, während jedoch niemand auch nur sein Bild einem Künstler zum Malen anvertraut, wenn er nicht zuvor durch gewisse Proben als gut befunden und auf diese Weise auserwählt wurde, und alle genaue Gewichte und Maße haben, damit bei unwesentlichen Dingen nur kein Irrtum geschieht: offensichtlich, weil es Leute gibt, die alles höher schätzen als sich selbst. Daher ist für jeden die Notwendigkeit, sich ernsthaft zu bemühen, beseitigt, und manche haben von den alten Autoritäten, durch die unser Beruf seine Vollendung erlangt, nicht nur keine Kenntnis, sondern wagen es sogar, über sie falsche Dinge zu erfinden. Wo es nämlich keine Auswahl der Personen gibt, sondern der Schlechte und der Gute in gleichem Ansehen stehen, da geht der Respekt vor dem Fach und vor der Schulrichtung verloren, und was ohne Mühe gelingen kann und dasselbe an Würde und Nützlichkeit leisten zu können scheint, dem geht jeder einzelne lieber nach. So wird jeder die Medizin ausüben, wie er will. Manche kann nämlich niemand von einem verkehrten Vorsatz abbringen, und sicherlich hat die Umfänglichkeit des Berufes allen eine freie Entscheidung gestattet. Daher bemerken wir, daß viele schon auf Grund der Kenntnis eines einzigen Teilbereichs der Therapie die volle Bezeichnung „Arzt“ erlangt haben.

Wir aber, die wir von Anfang an den rechten Weg gegangen sind, haben nichts für vorrangiger erachtet als das Erlernen der ganzen Kunst, soweit es einem Menschen möglich ist, weil wir der Überzeugung waren, daß wir dadurch alle Chancen wahrnehmen könnten, bei Gott, nicht so sehr durch das Verlangen nach Geld und Ruhm veranlaßt als vielmehr durch die Kenntnis der Kunst selbst. Wir hielten es nämlich für eine große und über die Natur des Menschen hinausgehende Sache, daß jemand sein eigenes und eines jeden Wohlergehen bewahren und wiedergewinnen kann. Daher haben wir uns ebenso wie an die übrigen Teile des Faches so auch an denjenigen sorgfältig gehalten, der durch Heilmittel seine Leistung erweist, und zwar um so mehr, als wir von Tag zu Tag aus der Anwendung heraus immer wieder die damit erzielten Erfolge wahrnahmen, die wir bisweilen als etwas erwiesen, was Glauben und Erwartung der meisten übersteigt.

Galen, Die therapeutische Methode, Buch I, Kap. 1

Da sowohl du, mein bester Hieron[1], als auch manche andere Freunde mich jetzt häufig dazu auffordern, für sie ein Buch über die therapeutische Methode zu schreiben, ich aber trotz des dringenden Wunsches, euch einen Gefallen zu tun, und trotz des festen Vorsatzes, auch, soweit ich dazu in der Lage bin, den nach uns lebenden Menschen zu nützen, dennoch zögerte und es jedes Mal aus vielen Gründen aufschob, scheint es mir ganz angebracht zu sein, jetzt auch diese Gründe zu erörtern, bevor ich mit der Darstellung beginne, sie enthalten nämlich manches im Hinblick auf die späteren Ausführungen Nützliche. Am wichtigsten von ihnen allen ist, daß man sich der Gefahr aussetzt, umsonst zu schreiben, da von den jetzt lebenden Menschen sozusagen kein einziger an der Wahrheit interessiert ist, sondern man in solchem Ausmaß dem Geld, politischen Machtpositionen und dem unersättlichen Genuß von Vergnügungen nachjagt, daß man, falls es jemanden geben sollte, der auch irgendeine Wissenschaft betreibt, ihn für wahnsinnig hält. Denn speziell von der vornehmsten und eigentlichen Wissenschaft[2], welche die Kenntnis von den göttlichen und menschlichen Dingen zum Inhalt hat, glauben sie, daß sie überhaupt nicht einmal eine Existenzberechtigung habe; von der Heilkunst, Geometrie, Rhetorik, Arithmetik, Musik und allen derartigen Künsten[3] nehmen sie zwar an, daß sie eine Berechtigung haben, halten es jedoch nicht für gerechtfertigt, bis zu ihrem Ziel vorzudringen. Aber mir persönlich haben sogar einige von denen, die durchaus den Eindruck erwecken, daß sie mir in Freundschaft verbunden seien, den Vorwurf gemacht, als mühte ich mich über das Maß hinaus um die Wahrheit und als liefe ich Gefahr, mich mein ganzes Leben lang weder für mich selbst noch für jene als nützlich zu erweisen, wenn ich mich nicht von so großem Bemühen um die Wahrheit etwas freimachte und statt dessen morgens auf einem Rundgang meine Aufwartungen machte[4] und abends mit den einflußreichen Persönlichkeiten speiste; denn dadurch gewinne man Zuneigung, verschaffe man sich eine angesehene Stellung und finde man als Sachverständiger Vertrauen, nicht auf Grund der eigenen Qualifikation; denn es gebe nicht einmal Leute, die sie beurteilen könnten, da alle den ganzen Tag über beschäftigt sind: morgens gemeinsam bei den Aufwartungen, danach verteilen sie sich schon, eine nicht kleine Gruppe auf den Markt und zu den Prozessen, eine andere größere Gruppe wiederum zu den Tänzern und Wagenlenkern, während eine andere nicht geringe Menge sich mit Würfeln, Liebesabenteuern, Bädern, Zechgelagen oder Festmählern die Zeit vertreibt oder mit anderen Vergnügungen des Leibes, am Abend finden sich wiederum alle gemeinsam zu den Gastmählern ein, und wenn sie in reichlicher Menge Wein getrunken haben, wird nicht die Lyra im Kreise herumgereicht oder die Kithara oder ein anderes von den Musikinstrumenten, die bei solchen Zusammenkünften zu spielen in alter Zeit als ehrenvoll galt, und das Gegenteil war äußerst schimpflich, aber es werden auch keine Reden gehalten, wie sie uns die alten Schriftsteller als Vorträge bei den Gastmählern aufgezeichnet haben, auch wird nichts anderes Schöngeistiges vorgetragen, sondern man trinkt einander zu und wetteifert in der Größe der Becher. Denn der beste ist in ihrem Kreis nicht derjenige, der die meisten Musikinstrumente spielt oder philosophische Themen zu behandeln versteht, sondern derjenige, der besonders viele und die größten Becher austrinkt; daher scheint mir die Mehrzahl solcher Leute auch am Morgen noch betrunken zu sein, und einige von ihnen riechen so deutlich nach Wein, als hätten sie ihn erst eben zu sich genommen. Verständlicherweise rufen sie daher, wenn sie krank zu werden beginnen, nicht nach den besten Ärzten, die sie ja auch niemals, solange sie gesund waren, als solche zu beurteilen sich bemühten, sondern nach denjenigen, die ihnen zugleich am vertrautesten sind und am besten zu schmeicheln verstehen, die auch etwas Kaltes verabreichen[5], wenn sie darum gebeten werden, Bäder verordnen, wenn es ihnen befohlen wird, Schnee und Wein reichen und wie Sklaven jeden ihnen aufgetragenen Dienst leisten, im Gegensatz zu jenen alten Asklepiaden[6] unter den Ärzten, die über die Kranken zu herrschen verlangten wie Feldherren über ihre Untergebenen und Könige über ihre Untertanen, nicht sich beherrschen zu lassen und einem Herren zu gehorchen wie die Geten, Tibier, Phryger und Thraker[7], die man sich für Geld kaufen kann. Also steht nicht der in der Heilkunst Tüchtigere, sondern der im Schmeicheln Geschicktere bei ihnen in höheren Ehren, und für diesen ist alles zugänglich und erreichbar, die Türen der Häuser stehen einem solchen offen, er ist schnell reich und verfügt über großen Einfluß, und er hat in großer Zahl die für die Schlafzimmer zuständigen Bediensteten[8], wenn sie das entsprechende Alter überschritten haben, zu Schülern. Und in der Erkenntnis dessen schmeichelte jener Thessalos[9] im übrigen nicht nur den Reichen in Rom, sondern auf Grund seines Versprechens, er könne innerhalb von sechs Monaten die Heilkunst lehren, bekam er auch leicht sehr viele Schüler. Denn wenn diejenigen, die Arzt werden wollen, weder Kenntnisse in Geometrie noch Astronomie noch Dialektik noch Musik noch in irgendeinem anderen Wissensgebiet, das zu den schönen Disziplinen[10] gehört, nötig haben, wie es der hochlöbliche Thessalos verkündete, aber auch keiner langen Erfahrung und Vertrautheit mit den Aufgaben der Heilkunst bedürfen, ist es schon für jeden, der auf leichte Art Arzt werden will, bequem, Zugang zu finden. Deshalb machen sich schon Schuster, Zimmerleute, Färber und Schmiede über die Aufgaben der Heilkunst her und geben ihre ursprünglichen Handwerksberufe auf. Denn diejenigen, die sonst Krimskrams feilbieten, streiten sogar um den ersten Preis. Und deshalb habe ich auch gezögert, ein Buch über die therapeutische Methode zu verfassen, wie sie die alten Fachvertreter eingeführt und ihre Nachfolger sie zu vollenden versucht haben. Und zuvor gab es einen nicht unbedeutenden Wettstreit, als die Ärzte in Kos und Knidos[11] danach strebten, einander durch die Fülle der Erfindungen zu übertreffen; denn dieses Geschlecht der Asklepiaden in Asien existierte noch in zwei Linien, nachdem das Geschlecht auf Rhodos[12] ausgestorben war; mit ihnen führten jenen guten Wettstreit, den Hesiod[13] pries, auch die Ärzte aus Italien, Philistion[14], Empedokles[15], Pausanias[16] und deren Anhänger; dies waren die drei wunderbaren Chöre der miteinander wetteifernden Ärzte; über die meisten und tüchtigsten Mitglieder verfügte nun, vom Glück begünstigt, der koische Chor, nahe an ihn heran reichte auch noch der von Knidos, und von nicht geringer Bedeutung war auch der von Italien. Aber keiner von ihnen pflegte morgens an die Türen der Reichen zu gehen, um sie zu begrüßen, oder am Abend, um bei ihnen zu speisen, sondern wie Hesiod es in Versen ausdrückte[17]:

Schaut ein Mann, der die Arbeit meidet,
auf einen andren,
Reichen, so sputet er sich, den Acker zu pflügen,
zu säen,

so führten auch jene stets einen Wettstreit miteinander, nicht, die Erde zu pflügen oder zu bepflanzen — denn diese Tätigkeiten, mögen sie auch für den Dichter aus Askra angemessen sein, waren für das Geschlecht der Asklepiaden zu gering —, sondern die Kunst des Apollon und des Asklepios[18] auszuüben, ständig zu fördern und zu versuchen, sie zu vollenden. Jetzt aber ist der gute Wettstreit gänzlich dahin, oder es gibt unter den Menschen nur noch einen geringen und matten Abglanz davon; die Oberhand hat der schlechte Wettstreit, und es gibt niemanden, der ihn abwenden oder heilen könnte, wie Hesiod sagt[19]:

Niemals zieh' dir die hämische Eris den Sinn
von der Arbeit.

Denn diese Eris, wie der Dichter sagt,[20] der noch göttlicher ist als Hesiod:

Anfangs ist sie noch klein und erhebt sich kaum,
jedoch später
Stemmt sie gegen den Himmel das Haupt und geht auf
der Erde.

Wer ist dazu geeignet, Hebamme zu werden?

3. Die Ausführung ist im Hinblick darauf nützlich, daß man nicht vergeblich Mühe aufwendet und die ungeeigneten Frauen mit Entgegenkommen unterrichtet. Geeignet aber ist diejenige Frau, die der Schrift kundig ist, die eine schnelle Auffassungsgabe und ein gutes Gedächtnis besitzt, die arbeitsfreudig, integer und ganz allgemein in ihrem Wahrnehmungsvermögen nicht beeinträchtigt ist, die über gesunde Glieder verfügt und kräftig ist, die aber, wie einige behaupten, auch lange und schlanke Finger und nicht über die Fingerkuppen hinausragende Nägel hat. Der Schrift soll sie kundig sein, damit sie auch mit Hilfe der Theorie ihre Kunst erlernen kann; von schneller Auffassungsgabe, damit sie dem, was gesagt wird und was geschieht, leicht folgt; von gutem Gedächtnis, damit sie auch die ihr vermittelten Kenntnisse in Erinnerung behält — Wissen beruht nämlich auf der Erinnerung an das geistig Aufgenommene —; arbeitsfreudig, damit sie in allen nur möglichen Situationen ausharrt — denn diejenige, die ein so großes Wissen erwerben will, braucht männliches Beharrungsvermögen —; integer deshalb, weil man ihr Wohnungen und Geheimnisse des Lebens[1] anvertrauen wird und weil für die charakterlich schlechten Frauen der scheinbare Besitz medizinischer Unterweisungen ein Hilfsmittel für unlautere Absichten darstellt; in ihrem Wahrnehmungsvermögen nicht beeinträchtigt, da sie das eine sehen, das andere auf Befragen hin hören und wiederum anderes durch Tasten erfassen muß; über gesunde Glieder soll sie verfügen, damit sie im Dienst, den sie bei ihrer Tätigkeit zu leisten hat, nicht behindert ist; kräftig soll sie sein, durch die mit dem Umherziehen verbundene starke Belastung übernimmt sie nämlich eine doppelte Tätigkeit; mit langen und schlanken Fingern und mit kurz geschnittenen Nägeln, damit sie die in der Tiefe befindliche Entzündung mit geringerer Gefahr, Verletzungen zu verursachen, berührt. Dies wird auch unmittelbar durch recht eifrige Betätigung bei der Arbeit und Übung erreicht.

4. Es ist erforderlich, die Eigenschaften zu nennen, welche die beste Hebamme ausmachen, damit die besten sich selbst als solche erkennen, die gerade erst ausgebildeten auf diese als auf Vorbilder schauen, die Allgemeinheit aber in den Bedarfsfällen weiß, welche gerufen werden müssen. Allgemein bezeichnen wir nun diejenige als vollkommen, die nur das Ziel der Heilkunde erreicht, als beste aber diejenige, die noch etwas darüber hinaus hat und außer der souveränen Beherrschung ihrer Aufgaben in den Lehrmeinungen wohlbewandert ist. Spezieller bezeichnen wir als beste Hebamme diejenige, die in allen Teilen der Therapie geübt ist — denn manche Fälle muß man mit diätetischen Maßnahmen, andere mit chirurgischen Eingriffen behandeln, wiederum andere durch Heilmittel wieder in Ordnung bringen —, die dazu imstande ist, die jeweils erforderlichen Gesundheitsvorschriften zu erteilen und das Allgemeine wie das Spezielle zu sehen, und die daraus das Zuträgliche ableitet und nicht aus den Ursachen noch aus der sehr häufig gemachten Beobachtung der im allgemeinen vorliegenden Gegebenheiten oder einer von diesen; weiter im einzelnen diejenige, die bei Veränderungen der Symptome nicht ihre Methode ändert, die vielmehr dem Verlauf der Krankheit entsprechend Anweisungen gibt, die unerschütterlich ist, unerschrocken in gefährlichen Situationen, dazu imstande, klug über die Heilverfahren Rechenschaft abzulegen, die den Patientinnen Trost spendet, ihre Schmerzen mitempfindet und nicht auf jeden Fall zuvor selbst geboren haben muß, wie einige behaupten,[2] damit sie aus der ihnen gemeinsamen Kenntnis der Schmerzen heraus mit den Gebärenden mitleide, dies ist nämlich nicht in höherem Grade eine Fähigkeit derer, die schon geboren hat; die kräftig ist wegen ihrer Berufspflichten und nicht auf jeden Fall jung sein muß, wie manche behaupten, denn auch eine junge kann schwächlich und umgekehrt eine nicht junge kräftig sein; die besonnen ist und stets nüchtern[3] wegen der Ungewißheit der Möglichkeiten, zu Frauen gerufen zu werden, die sich in Gefahr befinden; die eine ruhige Wesensart hat, da sie in die Situation kommen kann, an vielen der mit dem Leben verbundenen Geheimnisse teilzuhaben; die nicht geldgierig ist, so daß sie nicht des Lohnes wegen in schlimmer Absicht ein Abtreibungsmittel verabreicht[4]; frei von

Aberglauben, damit sie nicht wegen eines Traumes[5] oder wegen irgendwelcher Vorzeichen oder einer üblichen Mysterienfeier und einer im täglichen Leben stattfindenden Kulthandlung das Zuträgliche übersieht. Sie soll sich auch um die Zartheit ihrer Hände bemühen, indem sie sich unter anderem vor Wollarbeiten hütet, die zu Verhärtungen führen können, indem sie aber durch Salben die Weichheit, wenn sie nicht von Natur aus vorhanden ist, sogar erst hinzugewinnt. Von solcher Art muß die beste Hebamme sein.

Physiologie und Zeugungsphysiologie

Hippokrates, Über die Natur des Menschen, Kap. 1—8

1. Wer nun Rednern zuzuhören pflegt, die ausführlicher über die menschliche Natur sprechen und dabei von ihr mehr in ihre Betrachtungen einbeziehen, als in das Gebiet der Medizin fällt, für den sind die folgenden Ausführungen zum Anhören nicht geeignet; denn ich behaupte keineswegs, daß der Mensch Luft, Feuer, Wasser, Erde[1] oder irgend etwas anderes sei, was nicht offensichtlich im Menschen enthalten ist; vielmehr überlasse ich es denen, die dies behaupten wollen. Freilich scheinen mir diejenigen, die dies behaupten, nicht die richtige Erkenntnis zu besitzen; denn sie vertreten zwar alle dieselbe Meinung, behaupten aber im einzelnen nicht dasselbe; vielmehr legen sie ihrer Meinung dieselbe Überlegung zugrunde — sie behaupten nämlich, daß das, was ist, eins sei, und dies sei das Eine und das Ganze —, in den Bezeichnungen stimmen sie aber nicht überein: von ihnen sagt der eine, dieses Eine und Ganze sei Luft, der andere Wasser, der dritte Feuer, der vierte Erde, und jeder fügt seiner Behauptung Zeugnisse und Beweise bei, die keinerlei Wert haben. Wenn aber alle dieselbe Meinung vertreten, jedoch im einzelnen nicht dasselbe behaupten, ist es klar, daß sie nichts erkennen. Wenn man ihren Streitgesprächen beiwohnt, wird man es wohl am besten an folgendem erkennen: denn wenn dieselben Männer vor denselben Zuhörern miteinander Streitgespräche führen, trägt niemals derselbe dreimal nacheinander in der Diskussion den Sieg davon, sondern bald gewinnt dieser die Oberhand, bald jener und bald derjenige, dessen Redeweise der Menge gerade am meisten zusagt. Und doch wäre es recht und billig, daß derjenige, der behauptet, die richtige Erkenntnis von den Gegebenheiten zu haben, seine eigene Darstellung immer als die überlegene erweist, wenn er wirklich die Realität erkennt und richtig zum Ausdruck bringt. Mir aber scheinen solche Leute sich selbst aus Unverstand mit den Begriffen in ihren eigenen Darlegungen zu widerlegen und den Satz des Melissos[2] zu bestätigen.

2. Im Hinblick auf diese Leute genügt mir das Gesagte; von den Ärzten aber behaupten die einen, daß der Mensch Blut ist, die anderen von ihnen sagen, der Mensch sei Galle, und

manche, er sei Schleim; aber auch sie legen dabei alle dieselbe Überlegung zugrunde: denn sie sagen, es existiere nur eins, als was jeder einzelne von ihnen es auch fassen will und bezeichnet, und dies verändere unter dem Zwang von Wärme und Kälte seine Erscheinungsform und Eigenschaft, und es werde süß und bitter, weiß und schwarz und nehme mancherlei andere Eigenschaften an. Mir aber scheinen sich diese Dinge durchaus nicht so zu verhalten. Die meisten legen nun solche oder diesen sehr nahekommende Auffassungen dar, ich aber behaupte, wenn der Mensch eins wäre, empfände er niemals Schmerzen; denn es gäbe nichts, wodurch er Schmerzen erleiden könnte, wenn er eins wäre; wenn er nun auch Schmerzen empfände, müßte auch das Heilmittel nur eins sein; nun sind es aber viele; denn es gibt viele im Körper vorhandene Substanzen, die, wenn sie voneinander widernatürlich erwärmt und abgekühlt und in einen trockenen und feuchten Zustand gebracht werden, Krankheiten hervorrufen; daher gibt es viele Erscheinungsformen der Krankheiten, und vielfältig ist das Heilverfahren. Ich verlange aber, daß derjenige, der behauptet, der Mensch sei allein Blut und nichts anderes, beweist, daß es weder seine Erscheinungsform verändert noch daß es mancherlei andere Eigenschaften annimmt, sondern entweder einen Zeitabschnitt im Jahr oder im Lebensalter des Menschen nachweist, in dem im Menschen offensichtlich allein Blut enthalten ist; denn es wäre nur natürlich, daß es wenigstens einen bestimmten Zeitabschnitt gibt, in dem das, was ist, offensichtlich selbst für sich allein existiert; ebendasselbe sage ich auch im Hinblick auf denjenigen, der behauptet, der Mensch sei Schleim, und im Hinblick auf den, der behauptet, er sei Galle. Denn ich werde beweisen, daß das, wovon ich behaupte, daß der Mensch es sei, immer sowohl dem Sprachgebrauch als auch der Natur nach[3] in gleicher Weise dasselbe ist, sowohl in seiner Jugend als auch in seinem Alter, sowohl in der kalten als auch in der warmen Jahreszeit, und ich werde Beweise beibringen und zwingende Gründe anführen, weshalb jede einzelne Substanz im Körper zunimmt und abnimmt.

3. Zunächst besteht nun die Notwendigkeit, daß die Entstehung nicht aus einem einzigen erfolgt; wie sollte nämlich ein einziges etwas erzeugen, wenn es sich nicht mit etwas anderem mischte? Ferner kann wohl auch, wenn sich etwas mischt, was nicht dem gleichen Stamm angehört und über

dieselbe Fähigkeit verfügt,[4] kein einziges Geschöpf zustande kommen. Und andererseits dürfte wohl auch, wenn sich das Warme gegenüber dem Kalten und das Trockene gegenüber dem Feuchten nicht ausgewogen und gleichgewichtig zueinander verhält, sondern das eine das andere, und zwar das Stärkere das Schwächere, weit übertrifft, keine Entstehung erfolgen. Wie ist es daher zu erwarten, daß etwas von einem einzigen gezeugt würde, wenn es nicht einmal auf Grund mehrerer Komponenten entsteht, wenn sich diese in ihrer wechselseitigen Mischung zufällig nicht richtig verhalten? Es besteht also, da die Natur aller übrigen Dinge und des Menschen von solcher Beschaffenheit ist, die Notwendigkeit, daß der Mensch nicht eins ist, sondern daß jede der Komponenten, die zu seiner Entstehung beitragen, im Körper die Kraft hat, die sie beigesteuert hat. Und ferner besteht die Notwendigkeit, daß jedes einzelne zu seiner Natur zurückkehrt, wenn der Körper des Menschen zu existieren aufhört, das Feuchte zum Feuchten, das Trockene zum Trockenen, das Warme zum Warmen und das Kalte zum Kalten. Von solcher Art ist die Natur sowohl der Lebewesen als auch aller übrigen Dinge; alle entstehen auf die gleiche Weise, und alle vergehen auf die gleiche Weise; denn ihre Natur setzt sich aus allen diesen genannten Komponenten zusammen und vergeht entsprechend dem Gesagten; in dasselbe, woraus sich jedes einzelne zusammensetzte, dorthin kehrt es nun auch zurück.

4. Der Körper des Menschen enthält in sich Blut, Schleim, gelbe und schwarze Galle[5], sie stellen die Natur seines Körpers dar, und ihretwegen empfindet er Schmerzen und ist er gesund. Gesund ist er nun besonders dann, wenn diese Substanzen in ihrer wechselseitigen Wirkung und in ihrer Menge das richtige Verhältnis aufweisen und am besten gemischt sind; Schmerzen empfindet er, wenn sich eine von diesen Substanzen in geringerer oder größerer Menge im Körper absondert und nicht mit allen genannten gemischt ist. Denn es besteht die Notwendigkeit, daß, wenn sich eine von diesen absondert und für sich auftritt, nicht nur die Stelle krank wird, aus der sie heraustrat, sondern auch die Stelle, an der sie auftritt und sich ausbreitet, durch Überfüllung Schmerz und Beschwerden aufweist. Denn auch wenn eine von ihnen in größerer Menge aus dem Körper herausfließt, als der Überschuß ausmacht, bereitet die Entleerung Schmerz. Und wenn die Substanz

andererseits ihre Entleerung, Ortsveränderung und Absonderung von den übrigen im Inneren vollzieht, so besteht durchaus die Notwendigkeit, daß sie nach dem Gesagten doppelten Schmerz verursacht, dort, wo sie heraustrat, und dort, wohin sie sich im Übermaß wandte.

5. Nachdem ich gesagt habe, daß ich zeigen werde, daß die nach meiner Auffassung vorhandenen Bestandteile des Menschen sowohl dem Sprachgebrauch als auch der Natur nach immer dieselben sind, behaupte ich nunmehr, daß es Blut, Schleim, gelbe und schwarze Galle sind. Und zunächst behaupte ich, daß dem Sprachgebrauch nach deren Bezeichnungen unterschieden sind und keins von ihnen denselben Namen hat, sodann, daß sie der Natur nach in ihren Erscheinungsformen verschieden sind und daß weder der Schleim in irgendeiner Hinsicht dem Blut noch das Blut der Galle noch die Galle dem Schleim gleicht. Wie könnten nämlich die Dinge einander gleich sein, bei denen einerseits die Farben beim Betrachten nicht gleich erscheinen und die andererseits beim Berühren mit der Hand nicht gleich zu sein scheinen? Denn sie sind weder in gleicher Weise warm noch kalt noch trocken noch feucht. Es besteht also die Notwendigkeit, daß sie, wenn sie in ihrer Erscheinungsform und in ihrer Eigenschaft so sehr voneinander verschieden sind, nicht eins sind, wenn doch Feuer und Wasser nicht eins sind. Man kann wohl an folgenden Gegebenheiten erkennen, daß sie alle nicht eins sind, sondern daß jedes einzelne seine spezielle Eigenschaft und Natur hat: Wenn man nämlich einem Menschen ein Mittel gibt, das Schleim treibt, so wird er Schleim erbrechen; und wenn man ein Mittel gibt, das Galle treibt, so wird Galle erbrochen werden. In derselben Weise wird auch schwarze Galle entleert werden, wenn man ein Mittel gibt, das schwarze Galle treibt; und wenn man eine Stelle des Körpers selbst verletzt, so daß eine Wunde entsteht, so wird bei dem Menschen Blut fließen; alle diese Reaktionen wird er zeigen, jeden Tag und jede Nacht, im Winter und im Sommer, solange er imstande ist, die Atemluft in sich aufzunehmen und sie wieder abzugeben, oder bis er eine dieser Substanzen, die mit ihm entstanden sind, einbüßt. Mit ihm entstanden sind aber diese Substanzen, wie sie genannt worden sind; denn wie sollten sie nicht mit ihm entstanden sein? Erstens enthält der Mensch offensichtlich in sich alle diese Substanzen für immer, solange er lebt, ferner ist

er aus einem Menschen entstanden, der alle diese Substanzen aufweist, und in einem Menschen ernährt worden,[6] der alle die Substanzen aufweist, deren Existenz ich behaupte und beweise.

6. Diejenigen, die behaupten, daß der Mensch eins sei, scheinen mir folgenden Gedankengang zu vollziehen: da sie sahen, daß von den Menschen, wenn sie die Heilmittel einnehmen und an den allzu starken Reinigungen zugrunde gehen, die einen Galle und manche anderen Schleim erbrechen, gelangten sie zu der Überzeugung, daß der Mensch aus jeweils einem von ihnen besteht, und zwar aus dem, bei dessen Entleerung sie ihn sterben sahen; und diejenigen, die behaupten, der Mensch sei Blut, vollziehen denselben Gedankengang: wenn sie sehen, daß die Menschen erschlagen werden und daß das Blut aus dem Körper fließt, so glauben sie, daß dies die Seele des Menschen sei; dieser Beobachtungen bedienen sie sich als Beweis bei ihren Behauptungen. Und doch ist erstens an allzu starken Reinigungen noch niemand gestorben, indem er lediglich Galle ausgeschieden hat; sondern wenn jemand ein Mittel zu sich genommen hat, das Galle treibt, so erbricht er zunächst Galle, dann aber auch Schleim; nach diesen Substanzen erbrechen sie dann schwarze Galle und zum Schluß reines Blut. Dasselbe erleiden sie aber auch durch die Wirkung der Mittel, die Schleim treiben: zuerst erbrechen sie Schleim, dann gelbe Galle, danach schwarze und zum Schluß reines Blut, und daran sterben sie. Denn das Mittel treibt, wenn es in den Körper gelangt, zunächst das, was von den im Körper vorhandenen Substanzen seiner Natur am meisten entspricht, danach zieht es aber auch die übrigen Substanzen heraus und entleert sie. Wie nämlich das, was gepflanzt und gesät wird, wenn es in die Erde kommt, jeweils das seiner Natur Entsprechende, was in der Erde vorhanden ist, anzieht — es ist aber Scharfes, Bitteres, Süßes, Salziges und noch mancherlei anderes in ihr vorhanden; zuerst zieht es nun möglichst viel von dem in sich hinein, was seiner Natur am meisten entspricht, danach aber zieht es auch das übrige an —, etwas Derartiges tun auch die Heilmittel im Körper: alle diejenigen, die Galle treiben, bringen zunächst Galle in reinster Form zur Ausscheidung, dann aber gemischte; und die Mittel gegen den Schleim treiben zunächst Schleim in reinster Form, dann aber gemischten; und bei denen, die erschlagen werden, fließt das Blut zunächst ganz warm und rot, dann aber fließt es stärker

mit Schleim und Galle vermischt.

7. Im Menschen nimmt der Schleim im Winter zu; denn von den im Körper enthaltenen Substanzen entspricht dieser am meisten der Natur des Winters: denn er ist am kältesten. Ein Beweis dafür, daß der Schleim am kältesten ist: wenn du Schleim, Galle und Blut berühren willst, so wirst du finden, daß der Schleim am kältesten ist; und doch ist er am zähesten, und er bedarf nach der schwarzen Galle der größten Gewaltanwendung, um herausgebracht zu werden; alles, was durch Gewaltanwendung in Bewegung kommt, wird wärmer, da es dem Druck der Gewalt ausgesetzt wird; aber dennoch erweist sich der Schleim auch angesichts aller dieser Gegebenheiten infolge seiner Natur als die kälteste Substanz. Daß aber der Winter den Körper mit Schleim füllt, kann man wohl an folgendem erkennen: die Menschen bringen beim Spucken und Schneuzen im Winter die schleimigste Substanz heraus, auch treten die weißen Geschwülste und die übrigen mit Schleimabsonderungen verbundenen Krankheiten am ehesten in dieser Jahreszeit auf. Im Frühling ist der Schleim im Körper noch stark, und das Blut nimmt zu; denn die Kälte läßt nach, und der Regen kommt hinzu, das Blut aber nimmt infolge des Regens und infolge der warmen Tage zu; denn von den Bedingungen des Jahres entsprechen diese seiner Natur am ehesten; denn es ist feucht und warm. Man kann es wohl an folgenden Gegebenheiten erkennen: die Menschen werden besonders im Frühling und im Sommer von Ruhrerkrankungen befallen, aus der Nase fließt ihnen Blut, und sie sind sehr warm und gerötet; im Sommer behält das Blut noch seine Stärke, die Galle steigt im Körper an und bewahrt diesen Zustand bis zum Herbst; im Herbst wird das Blut gering; denn der Herbst ist seiner Natur entgegengesetzt; die Galle beherrscht den Körper im Sommer und im Herbst. Das kann man wohl an folgenden Gegebenheiten erkennen: die Menschen erbrechen zu dieser Zeit von selbst Galle, und beim Einnehmen von Heilmitteln werden sie von besonders gallehaltigen Substanzen gereinigt; dies wird auch an den Fiebern und an der Hautfarbe der Menschen deutlich. Der Schleim ist im Sommer im Vergleich zu seinem sonstigen Auftreten am schwächsten; denn die Jahreszeit ist seiner Natur entgegengesetzt, da sie trocken und warm ist. Das Blut aber erreicht während des Herbstes im Menschen die geringste Menge; denn der Herbst ist trocken

und beginnt bereits den Menschen abzukühlen; die schwarze Galle aber tritt während des Herbstes in der größten Menge und Stärke auf. Wenn aber der Winter anbricht, nimmt die Galle infolge ihrer Abkühlung ab, und der Schleim vermehrt sich wiederum durch die Menge der Regenfälle und durch die Länge der Nächte. Der Körper des Menschen enthält nun alle diese Substanzen für immer, infolge des Wechsels der Jahreszeit werden sie aber im Vergleich zu ihrer durchschnittlichen Menge bald mehr und bald weniger, jede einzelne an ihrer Stelle und ihrer Natur entsprechend. Wie nämlich das Jahr in seiner Gesamtheit an allem Anteil hat, am Warmen, Kalten, Trockenen und Feuchten — denn nichts könnte wohl auch nur eine gewisse Zeit ohne alles das, was in diesem Kosmos vorhanden ist, fortdauern, vielmehr würde wohl, falls eines ausbliebe, alles verschwinden; denn alles besteht auf Grund derselben Notwendigkeit und erhält, eines von dem anderen, Nahrung —, so könnte wohl auch der Mensch, falls eine dieser den Menschen ausmachenden Substanzen aus ihm verschwände, nicht leben. Es herrscht aber im Jahr bald der Winter vor, bald der Frühling, bald der Sommer und bald der Herbst; so herrscht auch im Menschen bald der Schleim, bald das Blut, bald die Galle, zunächst die gelbe und dann die sogenannte schwarze. Es gibt dafür einen ganz deutlichen Beweis: wenn man demselben Menschen viermal im Jahr dasselbe Mittel verabreichen will, so wird er im Winter ganz schleimige, im Frühling ganz feuchte, im Sommer ganz gallige und im Herbst ganz schwarze Substanzen erbrechen.

8. Es müssen nun, da die Verhältnisse so sind, alle diejenigen Krankheiten, die im Winter zunehmen, im Sommer abnehmen und alle diejenigen, die im Sommer zunehmen, im Winter aufhören, soweit sie nicht in einer Periode von Tagen[7] verschwinden; die Periode der Tage werde ich an anderer Stelle[8] erläutern. Von allen den Krankheiten, die im Frühling auftreten, muß man annehmen, daß ihr Verschwinden im Herbst erfolgt; was aber die Herbstkrankheiten betrifft, so besteht die Notwendigkeit, daß deren Verschwinden im Frühling erfolgt; von der Krankheit aber, welche über diese Jahreszeiten hinausgeht, muß man wissen, daß sie ein Jahr lang dauern wird. Und der Arzt muß den Krankheiten gegenüber so auftreten, als herrsche jede einzelne von ihnen im Körper zu der Jahreszeit, die ihrer Natur am meisten entspricht.

Hiernach müssen wir Bemerkungen über die Nahrung vorbringen: Wenn man sie zu sich genommen hat, erfährt sie im Mund die erste Verarbeitung, indem sie von den Vorderzähnen — sie werden Schneidezähne genannt — zerschnitten und von den Mahlzähnen zerrieben wird, dann wird sie durch die Speiseröhre hinuntergeschluckt und gelangt in den Magen. In ihm verändert sie sich, und indem sie in einen flüssigen Zustand versetzt wird, paßt sie sich der ihr gemäßen Beschaffenheit an. Denn wir sind der Meinung, daß die Nahrung sich im Magen in die ihr gemäße Beschaffenheit verändert und in ihm eine zweite Verarbeitung erfährt, und nicht, wie der Weinspender Asklepiades[1] und Alexander Philalethes[2] annahmen, daß die Nahrung im Magen nur zerkleinert und in einen flüssigen Zustand versetzt wird und ihr nur ein vorläufiger Zustand, nicht jedoch die Anpassung an die ihr gemäße Beschaffenheit zuteil wird.
Denn wir behaupten, daß die Nahrung im Magen sowohl in einen flüssigen Zustand versetzt wird als auch eine Verarbeitung und Veränderung in die ihr gemäße Beschaffenheit erfährt, da sie ja durch diese und noch dazu recht warmen Regionen geleitet wird; und zwar mit Recht wie auch bei den Gewässern: Denn wenn diese durch bestimmte Gegenden fließen, erhalten sie an der mit jenen verbundenen Eigenschaft Anteil und haben dieselbe Eigenschaft wie jene. Denn wenn die Gegenden reich an Asphalt sind, wird auch das Wasser, was seine Eigenschaft betrifft, asphalthaltig, wenn sie aber reich an Schwefel sind, werden auch die Gewässer durch einen Umwandlungsprozeß schwefelhaltig. Wie nun diese entsprechend den Unterschieden der Gegenden ihre Eigenschaften verändern, so ist es auch bei der Nahrung[3];...
Indem sie von den Gefäßen aufgenommen wird, die ihren Ursprung im Gekröse haben und in die Bauchhöhle einwachsen, wird sie dem ganzen Körper zugeführt.
In der Tat wird die Nahrung auch in Form von Dampf durch die im Bauch befindlichen Poren[4] aufgenommen, und es erfolgt von den rohen Substanzen die Zuführung an den ganzen Körper, da ja auch die Assimilation von rohen Substanzen erfolgt. Aus diesen Gründen findet auch im Mund, wenn die Nahrung aufgenommen wurde, eine Assimilation eines Teils

von ihr statt, da ja die Assimilation auch wiederum von rohen Substanzen erfolgt. Deshalb machen auch diejenigen, die einen trockenen Mund haben, ihn durch Spülen geschmeidiger, da ja so eine Assimilation sofort stattfinden kann.
Natürlich weisen wir aus diesem Grund auch übelriechende Dinge, wenn wir sie zu uns nehmen, bei der sofort eintretenden Geschmackswahrnehmung zurück, und aus dem, was wir wahrnehmen, werden auch die Dinge selbst deutlich. Daraus wird nun klar, daß die Assimilation auch von rohen Substanzen stattfindet. Aber auch beim Hinunterschlucken durch die Speiseröhre findet ja eine Assimilation und Anlagerung der Nahrung an den ganzen Körper statt. Daraus wird klar, daß sich einerseits eine Verdauung vollzieht, und zwar im Magen, andererseits aber auch die Assimilation von rohen Stoffen.

Galen, Über den Nutzen der Körperteile, Buch VI, Kap. 16

Denn auch der Herzkörper selbst ist auf der linken Seite insgesamt ziemlich dick und hart, da er ja zur Hülle des Pneumaventrikels[1] werden soll, auf der rechten Seite aber dünn und weich, damit sich einerseits jeder seiner beiden Teile den Substanzen[2] entsprechend verhält und sie andererseits die Ausgewogenheit des Herzens bewirken. Denn es war besser, daß das Pneuma mit einer dickeren Haut bedeckt wurde und daß das Gewicht des Blutes im rechten Ventrikel die Masse des linken ausgleicht. Denn wenn die Natur denselben Ventrikel zugleich dick gestaltet und mit Blut angefüllt hätte, würde sich das ganze Herz auf jeden Fall zu jenem hinneigen. In Wirklichkeit wurde aber das Herz auf Grund dessen, daß die dickere Masse seines Körpers um die leichtere von den Substanzen und die leichtere um die schwerere herumgelegt wurde, in seinen beiden Teilen ins Gleichgewicht gebracht. Und deshalb bleibt es, obwohl es kein Band mit den benachbarten Teilen verbindet, trotzdem immer unbeweglich und ohne jede Neigung, mitten in jener harten Haut, dem sogenannten Herzbeutel, schwebend, der an seinem oberen Teil in ziemlicher Breite entspringt, sich dann allmählich verengt und auch seinerseits ebenso wie das Herz selbst in eine Kegelspitze ausläuft, die mit dem Brustbein verbunden ist, wobei er wohl von jemandem, dem an der Korrektheit der Bezeichnungen liegt, zutreffenderweise nicht als Haut bezeichnet werden würde, sondern eher gleichsam als ein Haus oder ein sicheres Gehege, welches das Herz umgibt. Er steht nämlich auf allen Seiten sehr weit von ihm ab, indem er im Inneren zwischen sich und dem Herzen einen freien Raum von der Größe läßt, daß er in geeigneter Weise das sich ausdehnende Herz aufnehmen kann. Denn ihn noch größer zu machen bedeutete, die Weite des Brustkorbs zu beeinträchtigen, die auf den Transport der Atemluft bei den nach innen und wiederum nach außen verlaufenden Atmungsvorgängen abgestimmt ist. Es begegnet dir wiederum ein anderes Wunderwerk der Natur in Gestalt dieses Herzbeutels, sei er eine Haut, eine Membran, ein Haus oder als was du ihn auch bezeichnen willst, der eine solche Form hat wie auch das von ihm umgebene Organ und eine solche Größe, daß weder der Brustkorb in irgendeiner Beziehung beeinträchtigt noch das Herz beengt wird, indem der Brustkorb mehr an Weite einbüßte, als erforderlich, das Herz aber bei den Bewegungen nicht den geeigneten Raum hätte. Wie sollten seine Dicke und Stärke nicht bewunderungswürdig sein, da sie das Höchstmaß an Ausgewogenheit erreichen? Er sollte nämlich die Knochen des Brustkorbs berühren, die offensichtlich hart sind, und das von allen weichste Organ, die Lunge; und es bestände die Gefahr, daß das Organ, wenn er härter wäre, als er es jetzt ist, durch ihn einen Schaden erführe, indem es gedrückt und gequetscht würde, daß er aber, wenn er weicher wäre, von den Knochen etwas zu leiden hätte. Wie er nun seine Lage zwischen den gegensätzlichen Körperteilen hat, so steht deshalb auch die Beschaffenheit seines Körpers in der Mitte zwischen den Extremen. Er ist nämlich um so viel weicher als der Knochen, wie er härter ist als die Lunge. Und deshalb ist für ihn die Nachbarschaft zu jedem von beiden ohne Nachteil, indem er weder selbst in irgendeiner Weise von dem Knochen belästigt wird noch die Lunge schädigt. Bewunderungswürdig ist also auch der Herzbeutel. Die Kunst bei den Öffnungen des Herzens[3] ist aber viel größer, insofern als sie auch größeren Funktionen dienen; denn nahezu alle Funktionen des Herzens werden durch jene bewerkstelligt. Indem wir nun das Thema wieder aufgreifen, wollen wir von ihnen sprechen, wobei wir nähere Ausführungen machen, wenn etwas von den früheren Darstellungen unbestimmt abgehandelt wurde, und etwas hinzufügen, wenn etwas überhaupt noch nicht gesagt wurde. Daß nun das Herz zum Zeitpunkt seiner Ausdehnung, indem es die Austrittsstellen der Häute anzieht, die Mündungen der die Substanzen zuführenden Gefäße öffnet, die der sie hinausführenden aber schließt, ist zuvor gesagt und gezeigt worden. Es ist aber auch gesagt worden, daß allen Körpern, die einen Zug ausüben, die leichteren Substanzen leichter folgen und daß den übrigen Mündungen drei Häute aufliegen, der der venenartigen Arterie[4] aber nicht mehr, weil sie allein den aus dem Herzen in die Lunge transportierten rußigen Rückständen den Durchgang gestatten muß. Auf Grund dieser Behauptungen könnte nun vielleicht jemand annehmen, daß durch die übrigen drei Gefäßmündungen überhaupt nichts zurückgebracht wird; aber dies entspricht nicht der Wahrheit. Denn zu der Zeit, zu der das Schließen der Häute erfolgt, müssen zuvor Blut und Pneuma in das Herz hineingezogen werden, und umgekehrt müssen sie während der vor dem Schließen erfolgenden Kontraktion zu genau dem Zeitpunkt des Schließens wieder hinausbefördert werden. Aber wenn die Häute schon geschlossen sind, ist es bisweilen, wenn sich das Herz allzu heftig bewegt, möglich, daß nicht nur etwas von dem Dampf und dem Pneuma, sondern auch von dem Blut selbst vorbeifließt. Denn wie wir bei der Luftröhre gezeigt haben, daß es unmöglich ist, daß von den hinuntergeschluckten Flüssigkeiten nichts vorbeigeht, so muß man annehmen, daß es sich auch hier verhält, daß von der Natur für die Masse von ihnen ein Hindernis ausfindig gemacht worden ist, daß es aber unmöglich war, eine Sicherung dagegen herauszufinden, daß überhaupt nichts, nicht einmal das geringste, vorbeifließt. Denn es wurde von uns in anderen Ausführungen gezeigt, daß in allem alles vorhanden ist, wie Hippokrates sagte,[5] und daß die Arterien an feinem, reinem und dampfartigem Blut, die Venen aber an trüber Luft in geringer Menge Anteil haben. So gelangt aber auch, wie gezeigt wurde, durch die Speiseröhre, wenn wir schlucken und einatmen, Atemluft in den Magen, und es gibt von den Substanzen im Körper überhaupt keine in absolut reiner Form, sondern alles hat an allem Anteil, jedoch nicht zu gleichen Teilen, und darauf beruht es, daß das eine das Organ für Blut oder irgendeine andere Nahrung, das andere aber das Organ für Pneuma ist. So schlagen nun offensichtlich auch beide Ventrikel des Herzens selbst, wenn sich der Brustkorb weitet, es ist jedoch nicht in gleicher Weise in beiden Blut und Pneuma enthalten; denn es überwiegt in nicht geringem Maß im rechten die Substanz des Blutes und im linken die des Pneumas.

Galen, Über den Nutzen der Körperteile, Buch VII, Kap. 9

Nunmehr ist für mich die rechte Gelegenheit, über die übrigen Punkte zu sprechen. Denn da gezeigt wurde, daß der Nutzen der Atmung, und zwar der an erster Stelle stehende und wichtigste, in der Bewahrung der eingepflanzten Wärme[6] besteht, wegen derer auch die Lebewesen, wenn sie der Abkühlung beraubt werden, unverzüglich zugrunde gehen, und gesagt wurde, daß der weniger wichtige und an zweiter Stelle stehende Nutzen die Ernährung des Seelenpneumas[7] ist, muß man nun die Natur bewundern, wie sie die Lunge sowohl für diese Funktionen als auch für die Stimmbildung geeignet ausgebildet hat. Daß sie nun alle glatten Arterien[8] in ein einziges Zentrum, den linken Herzventrikel, münden ließ, wo ja das Zentrum der eingepflanzten Wärme ist, in dieser Beziehung ist es recht und billig, sie zu loben, da sie für das Herz eine dauernde Abkühlung geschaffen hat. Daß durch eben diese Arterien bei den Kontraktionen des Herzens alles Rußige und Qualmige, das sich in ihm befindet, und noch viel mehr durch die große Arterie[9] in die übrigen hinein abgegeben wird, so muß man sie preisen, daß sie auch in dieser Hinsicht in sicherer Weise Vorsorge dafür getroffen hat, daß die Wärme im Herzen, von schlechten Rückständen erstickt, niemals erlischt. Es ist aber auch recht und billig, sie deshalb zu bewundern, weil sie das Fleisch der Lunge weich, locker und schaumig gestaltet hat, damit es die Außenluft einem ersten Umwandlungsprozeß unterzieht, indem die Natur sie als spezielle Nahrung für das Seelenpneuma vorsah. Daß sie es aber, obwohl drei Gefäße, eine Vene und zwei Arterien, die Lunge mit ihrem Geflecht durchziehen, so eingerichtet hat, daß die ganze Atemluft in die Bronchien hineingezogen wird und von dort wiederum hinaustransportiert wird, wenn man spricht, damit es uns möglich ist, sehr lange zu reden, ohne eines ständigen Einatmens zu bedürfen, da ja jedes einzelne Einatmen für eine lange Zeit ausreicht, auch in dieser Hinsicht ist es recht und billig, sie zu loben, da sie für das Beste Sorge getragen hat. Ich will jedenfalls in meiner Darlegung das Geschehen selbst aufzeigen und über seine Ursache unterrichten. Dir bliebe es dann vorbehalten, denjenigen zu loben, der diese Dinge geschaffen hat, wenn du mit gerechtem Lob nicht geizig bist. Daß nun die Lunge den ganzen Raum des Brustkorbs ausfüllt und daß sie sich, wenn er sich ausdehnt, auch ihrerseits in jedem Fall mit ausdehnt und sie sich zusammenzieht, wenn er sich zusammenzieht, hast du in den Abhandlungen über deren Bewegung[10] erfahren. Aber auch, daß bei allen anziehenden Organen auf Grund des Hineinströmens in den leeren Raum[11] die leichtere Substanz eher folgt als die schwerere und daß es für sie angemessener ist, sich durch Mündungen mit größerer Weite zu füllen, auch diese Dinge hast du in jenen Abhandlungen erfahren und auch, daß es von allen Bronchien eine einzige sehr große Mündung geben dürfte, die in den Kehlkopf führt, von den Arterien eine einzige andere in den linken Herzventrikel wie auch von den Venen in den rechten und daß aus dem Kehlkopf allein Luft in die Bronchien gezogen wird, aus dem rechten Ventrikel allein Blut in die Venen und aus dem linken ein Gemisch aus beiden. Wenn du dir dies alles ins Gedächtnis rufst, indem du es miteinander kombinierst, wirst du leicht den Beweis für das Vorliegende herausfinden. Denn wenn sich die Lunge ausdehnt, wird als erstes das Leichteste folgen, und dies ist die Außenluft, und sie wird die Bronchien füllen; als zweites die Substanz aus dem linken Herzventrikel, und sie wird die Arterien füllen; als letztes und drittes nach ihnen das Blut. Bevor aber die Bronchien nicht völlig mit Atemluft gefüllt worden sind, kann in keines der beiden anderen etwas übernommen werden. Und wenn dies so ist, dürfte es allein auf diese Weise möglich sein, daß vom Herzen etwas in die Arterien und die Venen hineinströmt, falls sich der Brustkorb noch ausdehnt und die Bronchien zuvor schon ihre größte Ausdehnung erfahren haben. Falls aber zum gleichen Zeitpunkt der Brustkorb aufhört sich auszudehnen und jene die größte Ausdehnung erfahren haben, bleibt für die Arterien und die Venen keine Zeit mehr, in der sie sich ausdehnen können. Denn wenn sich die Lunge nicht mehr ausdehnt, weil auch der Brustkorb es nicht mehr tut, könnte sich wohl auch keiner seiner Teile mehr ausdehnen. Es ist nun klar, daß, falls wir zeigen können, daß allein die Bronchien durch ihre Ausdehnung die größte Ausdehnung der Lunge aufgreifen können, sogleich bewiesen sein dürfte, daß auch allein sie sich beim Einatmen füllen. Welches ist nun der Beweis dafür? Wenn du bei einem schon toten Lebewesen durch den Schlund Luft einbläst, wirst du offensichtlich die Bronchien füllen und sehen, daß sich die Lunge ganz weit ausdehnt, wobei die Arterien und Venen in ihr das gleiche Volumen bewahren. Dadurch ist es klar, daß die Natur die Bronchien so geschaffen hat, daß sie fähig sind, die Lunge zur größten Ausdehnung zu führen, und es durch diesen einen Kunstgriff notwendig werden ließ, daß beim Einatmen die Außenluft in sie allein eintritt. Wann wird denn nun das Pneuma ins Herz gezogen? Offensichtlich bei seinen Ausdehnungen, wie es ja auch bei seinen Zusammenziehungen wiederum ausgeschieden wird. Denn die Arterien müssen den Bewegungen des Herzens folgen und die Bronchien denen der Lunge. Daß es für diese Bewegungen zwei Prinzipien gibt, die sich ihrer ganzen Gattung nach unterscheiden, und daß die Bewegungen des Herzens von der Natur, die des Brustkorbs aber von der Seele ausgelöst werden,[12] ist häufig gezeigt worden; aber auch, daß es besser war, daß die Atmung, die immer dem Willen des Lebewesens gehorcht, unser eigenes Werk ist, dafür ist der Beweis in dem vorangehenden Buch erbracht worden. Und alle Teile, sowohl die im Bereich des Herzens als auch der Lunge, scheinen den Gipfel der dem Schöpfer eigenen Vorsehung und Kunstfertigkeit erreicht zu haben. Denn es bleibt, glaube ich, nichts mehr übrig außer dem, was man wohl auch ohne mich wissen könnte, wenn man sich an das zuvor Gesagte erinnert, wo ich über die Verteilung der Nerven in alle Körperteile sprach. Denn man wird auf Grund jener Darstellung wissen, daß es auch für die Lunge ebenso wie für das Herz, die Leber, die Milz und die Nieren besser war, an möglichst wenigen Nerven Anteil zu bekommen.

Galen, Über den Nutzen der Körperteile, Buch VIII, Kap. 2

Der Kopf schien den meisten wegen des Gehirns vorhanden zu sein und deshalb auch alle Wahrnehmungsvermögen in sich zu enthalten, so als wären sie Diener und Leibwächter des

Großkönigs[13]. Aber die Krebse und die übrigen Weichschaltiere haben keinen Kopf; der für die Sinneswahrnehmungen und für die willkürlichen Bewegungen zuständige Körperteil ist offenbar völlig eben dort im Bereich des Brustkorbs angesiedelt, wo sich alle ihre Sinnesorgane befinden. Daher dürfte, was bei uns das Gehirn ist, bei jenen Tieren der Teil sein, zu dem jedes einzelne der genannten Organe hinführt; oder wenn nicht das Gehirn, sondern das Herz[14] Ausgangspunkt aller dieser Organe ist, dann dürften sich wohl bei den Tieren ohne Kopf die Wahrnehmungsorgane mit gutem Grund im Bereich der Brust befinden, indem sie an das benachbarte Herz angrenzen, bei den übrigen aber sind sie dann zu Unrecht mit dem Gehirn verbunden. Aber um so mehr wird der Kopf denjenigen, die diese Ansicht vertreten, umsonst zu existieren scheinen, weil sie weder den Nutzen des Gehirns anzugeben vermögen noch die Wahrnehmungen bei ihm ansiedeln können. Denn zu glauben, daß das Gehirn wegen der im Bereich des Herzens vorhandenen Wärme[15] existiert, indem es sie abkühlt und in das richtige Mischungsverhältnis bringt, ist völlig abwegig. Denn weder hätte die Natur ihm so fern vom Herzen seinen Platz gegeben, vielmehr hätte sie es überall um das Herz herumgelegt, wie auch die Lunge, oder es auf jeden Fall im Brustkorb lokalisiert, noch hätte sie die Ausgangspunkte aller Wahrnehmungen mit ihm verbunden. Aber wenn sie auch mit so geringer Umsicht gehandelt hätte, daß sie es weit entfernt ansiedelte und die Wahrnehmungen mit ihm verband, obwohl es nicht nötig gewesen wäre, so hätte sie sie doch keineswegs durch zweierlei so sichere und feste Mauern voneinander getrennt, indem sie um das Gehirn den ganzen Schädel und um das Herz den Brustkorb herumlegte; oder wenn sie auch hierin nachlässig gewesen wäre, so hätte sie doch wenigstens den Hals nicht in die Mitte zwischen beiden gesetzt, und zwar bei den wärmsten Tieren und bei denen, die als Tiere mit Sägezähnen[16] bezeichnet werden, einen ziemlich langen Hals, bei den Vögeln sogar einen noch längeren, so daß das Gehirn vom Herzen gleich weit entfernt ist wie die Füße. Denn diese Auffassung ist ähnlich, wie wenn man sagte, die Fersen seien wegen des Herzens vorhanden. Aber ich will nicht den Eindruck erwecken, als sagte ich so etwas nur zum Scherz, vielmehr wird, wenn man es genau betrachtet, eine Abkühlung schneller von den Fersen zum

Herzen gelangen als vom Gehirn. Denn wenn sie auch weiter entfernt lokalisiert zu sein scheinen, wenigstens bei den Menschen — denn es ist nicht bei allen Lebewesen so —, so sind sie doch keineswegs durch zweierlei Knochenumfriedungen wie durch sichere Mauern getrennt. Denn allein an den unteren Partien besteht der Brustkorb nicht aus Knochen, sondern dort hat ein haut- und muskelartiger Körper, das sogenannte Zwerchfell, seinen Platz, höchst geeignet, Abkühlung hindurchzulassen, und keinesfalls wird man wohl finden, daß die Fersen weniger kalt sind als das Gehirn; denn dies zu erwärmen ist, wenn auch sonst nichts, so doch die Konstanz der Bewegung geeignet, um gar nicht die Menge und Größe der in ihm vorhandenen Venen und Arterien zu erwähnen, die an Wärme kein Teil im Körper des Lebewesens übertrifft; aber auch, daß es von zweierlei Häuten bedeckt wird und im Anschluß an sie von einem zugleich sehr harten, festen und dicken Knochen — denn von solcher Beschaffenheit ist der Knochen an seiner Basis —, durch den auf jeden Fall der Weg der Kälte zum Herzen führt — er führt nämlich nicht durch den Scheitel —, auch dies wird die in ihm vorhandene Wärme mit Notwendigkeit vermehren und den Weg der abgekühlten Kälte zum Herzen unmöglich und völlig unbegehbar machen. Weshalb ist es aber erforderlich, dem Herzen vom Gehirn her Abkühlung zu verschaffen, da man doch sieht, daß die Atmung, eine so konstante und unaufhörliche Tätigkeit, solange das Lebewesen am Leben ist, auf beiderlei Weise abkühlen kann, beim Einatmen durch die Zuführung der kalten Qualität und beim Ausatmen wiederum durch das Ausströmenlassen des Siedenden? Wenn sie nicht etwa glauben, daß die Luft wärmer ist als das Gehirn und das Herz deshalb, weil es weniger abgekühlt wird, als ihm zuträglich wäre, zusätzlich der Hilfe von seiten des Gehirns bedürfte, das offenbar kälter ist. Aber dies sind Argumente derer, die die Wahrheit übertönen wollen oder die die Phänomene nicht kennen. Denn stets findet sich das Gehirn bei weitem wärmer als die Luft, sei es, daß wir irgendwelche Kopfbrüche chirurgisch behandeln, sei es auch, daß wir es des Versuchs wegen berühren wollen, indem wir uns irgendein Tier vornehmen, seinen Schädel öffnen und dann die Hirnhäute durchtrennen. Aber jeder weiß auch, daß wir großen Wert darauf legen, rasch zu arbeiten, wenn wir die Knochen des Kopfes öffnen, damit das Gehirn nicht abkühlt, und daß es, falls es abkühlen sollte, für den von dem Bruch Betroffenen das äußerste Übel ist. Und wenn die Luft wirklich wärmer wäre als das Gehirn, könnte es nicht von ihr abgekühlt werden; in Wirklichkeit kühlt es aber, auch wenn Sommer ist, leicht ab, und auch dann muß es rasch erwärmt werden, da es nicht nur selbst nicht kalt ist, sondern nicht einmal den Kontakt mit einer kalten Substanz ohne Schaden verträgt. Aber nicht wegen des Gehirns, so behaupten sie, sondern auf Grund der Abkühlung der Hirnhäute tritt die Schädigung ein, und besonders der Pia mater, die in sich die meisten Venen und Arterien enthält und stets in ihrer Gesamtheit pulsiert, was nicht ohne siedende Hitze geschieht. Und dann, meine Herrschaften, da ihr doch glaubt, daß die Pia mater warm ist, wagt ihr es noch, das Gehirn als kalt hinzustellen, obwohl es mit ihr überall so verflochten ist, daß sich kein Teil des Gehirns frei von ihr findet? Oder wißt ihr dies nicht und glaubt, das Gehirn sei von ihr lediglich umgeben, aber nicht von allen Seiten umschlossen und mit ihr verflochten? Und doch wäre es, auch wenn es lediglich von ihr umgeben wäre, selbst nicht imstande, das Herz abzukühlen, da das Gehirn so weit entfernt gelegen und durch zweierlei knöcherne Scheidewände von ihm getrennt ist, und von der Hirnhaut würde es nicht erwärmt werden, obgleich sie mit ihm stets in engstem Kontakt ist, wenn nicht der kalte Teil alle, und zwar auch die nicht benachbarten Teile abkühlen kann, der warme aber nicht einmal die benachbarten zu erwärmen imstande ist. Solche Dinge zu schwatzen besteht nämlich, glaube ich, für diejenigen die Notwendigkeit, deren Sorge nicht so sehr der Wahrheit gilt als vielmehr der Verteidigung von Lehrsätzen, die sie aufgestellt haben, und sie können weder den Wahrnehmungen noch der logischen Folgerichtigkeit vertrauen, scheuen sich aber zwangsläufig nicht einmal vor dem Widerspruch.

Hippokrates, Über die Fleischteile, Kap. 15—17

15. Man hört aus folgendem Grunde: Die Öffnungen der Ohren gelangen zu einem harten und trockenen, einem Stein ähnlichen Knochen; dieser stellt von Natur aus eine poröse Höhle dar; die Geräusche prallen gegen das Harte; der hohle

Knochen hallt wegen seiner Härte wider. Die am Gehör an dem harten Knochen befindliche Haut[1] ist dünn wie ein Spinnengewebe, im Vergleich zu der übrigen Haut am trokkensten. Es gibt aber viele Beweise dafür, daß das Trockenste am meisten widerhallt. Wenn es aber am stärksten widerhallt, dann hören wir am besten. Es gibt auch einige, die bei der Beschreibung der Natur behauptet haben, daß das Gehirn das sei, was widerhalle. Dies dürfte aber wohl nicht der Fall sein. Denn das Gehirn selbst ist feucht, die Haut um das Gehirn herum ist feucht und dick, und um die Haut herum befinden sich Knochen; keine der feuchten Substanzen hallt wider, sondern die trockenen; das aber, was widerhallt, bewirkt das Hören.

16. Den Geruch nimmt das Gehirn wahr, obwohl es selbst feucht ist, indem es den Geruch der trockenen Substanzen zusammen mit der Luft durch die ihrerseits trockenen Nasengänge einzieht; denn das Gehirn reicht bis an die Höhlungen der Nase heran; und dort ist ihm weder Fleisch noch ein Knochen vorgelagert, sondern ein Knorpel, weich wie ein Schwamm. Und wenn die Höhlungen der Nase trocken sind, verfügt das Gehirn über eine genauere Geruchswahrnehmung der Substanzen, die trockener sind als es selbst. Denn Wasser riecht es nicht. Es ist nämlich feuchter als das Gehirn, außer wenn es fault. Denn wenn das Wasser fault, wird es wie alles übrige dicker. Wenn aber die Nase feucht wird, kann es keinen Geruch wahrnehmen. Denn es zieht die Luft nicht zu sich heran. Daher erkennen es auch die Menschen, wenn das Gehirn selbst sehr viel von sich in den Gaumen, den Rachen, die Lunge und in die übrige Körperhöhle abschmelzen läßt, und sie sagen, es fließe aus dem Kopf herab. Es fließt aber auch in den übrigen Körper hinab; und es ist Nahrung für die Wärme.

17. Man sieht aus folgendem Grund: Von der Haut des Gehirns gelangt eine Ader durch den Knochen hindurch zu jedem der beiden Augen. Durch diese beiden Adern sickert aus dem Gehirn das Feinste von der im höchsten Grade leimartigen Substanz hindurch; und eben dies bildet um sich herum eine Haut von der Art, wie der durchsichtige Teil des Auges es selbst ist, welcher der Luft zugewandt ist, auf den die Luftströme in derselben Weise auftreffen, wie ich es im Hinblick auf die übrige Haut gesagt habe. Zahlreich sind diese Häute vor dem, was sieht, und durchsichtig, wie es selbst ist. Denn an diesem durchsichtigen Gebilde strahlt das Licht und alles

Leuchtende wider; durch dieses Widerstrahlende sieht man nun; was aber nicht leuchtend ist und nicht widerstrahlt, durch dies sieht man nicht. Das übrige im Bereich der Augen ist weißes Fleisch. Die sogenannte Pupille des Auges erscheint deshalb schwarz, weil sie sich in der Tiefe befindet und dunkle Hüllen das Gebilde umschließen. Als Hülle bezeichnen wir das, was sich im Inneren befindet und wie eine Haut ist. Es ist aber für das Sehen nicht schwarz, sondern weiß und durchsichtig. Die Flüssigkeit ist leimartig. Denn häufig haben wir bei einem zerrissenen Auge eine leimartige Substanz austreten sehen; und wenn sie noch warm ist, ist sie flüssig; wenn es aber abgekühlt war, wurde es trocken wie durchsichtiger Weihrauch; bei Menschen und bei Tieren ist es gleich. Dem Auge ist alles lästig, was hineingerät, auch die auftreffenden Luftströme und alles übrige, was leuchtender ist, als es in ihm selbst ist, und wenn man es salbt, und zwar deshalb, weil seine Oberfläche feucht ist, wie der Mund, die Zunge und die übrige Körperhöhle feucht sind.

Galen, Über die Lehrmeinungen des Hippokrates und des Platon, Buch VII, Kap. 5, 42—45

... Mit Recht werden wir nun sagen, daß das Gesichtsorgan lichtartig ist, das des Gehörs luftartig, das des Geruchs dampfartig, das des Geschmacks feucht und das des Tastsinns erdartig. Denn es wäre auch nicht möglich, daß sie sich anders verhielten, da sie der Veränderung durch das Gleichartige bedürfen, und dies war es, was Empedokles mit dem, was er sagt, verdeutlichen will[1]:

Erde schauen wir ja mit Erde und Wasser mit Wasser,
Äther mit göttlichem Äther, verzehrendes Feuer mit Feuer.

Denn tatsächlich nehmen wir mit dem erdartigeren Wahrnehmungsorgan, welches der Tastsinn ist, die erdartige Natur in den Wahrnehmungsgegenständen wahr und mit dem lichtartigsten, dem des Gesichtssinns, die lichtartige, wie sich auch das Erkennen der speziellen Einwirkungen der Luft durch das im Gehör vorhandene luftartige Organ vollzieht. Und in der Tat wird uns durch das Organ im Geschmackssinn, das seiner Natur nach feucht und schwammartig ist, die Wahrnehmung der Geschmacksqualitäten zuteil. Übrig bleibt das Geruchsorgan, das sich nicht, wie die meisten glauben, in den Nasengängen, sondern an den Enden der vorderen Ventrikel des Gehirns befindet, bis zu denen die Nasengänge hinaufführen; denn es trifft zu, daß seine Ventrikel in diesem Teil am dampfartigsten sind. ...

Hippokrates, Über den Samen, Kap. 6—8

6. Auch folgendes verhält sich so: Der von der Frau beigesteuerte Zeugungsstoff ist bald stärker und bald schwächer; und ebenso der vom Mann beigesteuerte; es existiert auch im Manne weiblicher und männlicher Samen,[1] und ebenso in der Frau; das männliche Wesen ist aber stärker als das weibliche; es besteht nämlich die Notwendigkeit, daß es aus dem stärkeren Samen entsteht. Auch folgendes verhält sich so: wenn von beiden stärkerer Samen kommt, entsteht ein männliches Wesen; wenn schwacher, ein weibliches; welcher von beiden in der Menge überwiegt, jenes Wesen entsteht auch; denn wenn der schwache Samen viel mehr ist als der stärkere, so wird der starke unterdrückt und wird, mit dem schwachen vermischt, schließlich zu einem weiblichen Wesen; wenn aber der starke mehr ist als der schwache und der schwache unterdrückt wird, wird er schließlich zu einem männlichen Wesen. Wie wenn man Wachs und Fett miteinander mischt, dabei mehr Fett nimmt und es am Feuer schmelzen läßt, bis es flüssig ist, so wird der überwiegende Bestandteil nicht deutlich sichtbar; wenn es aber fest geworden ist, dann wird deutlich, daß das Fett das Wachs an Menge überwiegt; so verhält es sich auch mit dem Samen für das männliche und weibliche Wesen.

7. Daß sowohl in der Frau als auch im Manne Samen für ein weibliches und ein männliches Wesen existiert, kann man aus eindeutigen Befunden schließen: denn viele Frauen haben schon beim Verkehr mit ihren eigenen Männern Mädchen geboren, wenn sie aber zu anderen Männern gingen, Knaben; und jene selben Männer, von denen die Frauen Mädchen geboren hatten, zeugten, wenn sie zum Geschlechtsverkehr mit anderen Frauen kamen, männliche Nachkommen, und diejenigen, bei denen es männliche Nachkommen gab, zeugten im Verkehr mit anderen Frauen weibliche Nachkommen. Diese

Feststellung besagt, daß sowohl der Mann als auch die Frau weiblichen und männlichen Samen haben; denn bei denjenigen, die Mädchen zeugten, wurde der stärkere Samen unterdrückt, da der schwache mehr war, und es entstanden weibliche Wesen; bei denjenigen aber, die Knaben zeugten, hatte der stärkere Samen die Oberhand, und es entstanden männliche Wesen; es geht aber von demselben Mann nicht immer dieser starke Samen ab und nicht immer schwacher, sondern bald dieser, bald jener. Auch bei der Frau verhält es sich so; folglich darf man sich nicht darüber wundern, daß dieselben Frauen und dieselben Männer sowohl männliche als auch weibliche Nachkommenschaft zeugen. So verhalten sich die Gegebenheiten bezüglich des Samens für weibliche und männliche Nachkommenschaft auch bei den Tieren.

8. Und in eben dem Samen geht sowohl bei der Frau als auch beim Mann vom ganzen Körper[2] etwas ab, und zwar kommt von den schwachen Teilen schwacher Samen und von den starken starker; und es besteht so die Notwendigkeit für das Kind, daß es dem entspricht. Und von welcher Stelle des Körpers des Mannes mehr in den Samen eingeht als von der Frau, jene Stelle gleicht ganz dem Vater; von welcher Stelle aber mehr vom Körper der Frau kommt, jene Stelle gleicht ganz der Mutter. Es ist aber nicht möglich, daß alle Teile der Mutter gleichen, dem Vater aber keiner, oder das Gegenteil davon, auch nicht, daß irgendein Teil keinem von beiden gleicht; vielmehr besteht eine gewisse Notwendigkeit, daß es beiden in mancher Hinsicht gleicht, wenn doch von beiden Körpern der Samen in das Kind eingeht. Wer von beiden aber im Hinblick auf die Ähnlichkeit mehr und aus einer größeren Zahl von Körperstellen Samen beisteuert, jenem gleicht es in einer größeren Anzahl von Körperpartien; und bisweilen gleicht es, wenn es eine Tochter ist, in einer größeren Zahl von Körperpartien mehr dem Vater als der Mutter, und wenn es ein Junge ist, gleicht es bisweilen mehr der Mutter als dem Vater. Dieser Art und diesen Umfangs ist meine Darlegung zu der früheren Behauptung, daß es sowohl bei der Frau als auch beim Manne die Zeugungsfähigkeit sowohl für Jungen wie für Mädchen gibt.

Hippokrates, Aphorismen, Buch V, Aph. 48

Von den Embryonen befinden sich die männlichen mehr auf der rechten, die weiblichen mehr auf der linken Seite in der Gebärmutter.[1]

Galen, Über den Nutzen der Körperteile, Buch XIV, Kap. 7

Glaube nun nicht, daß sich der Samen im Hinblick auf die Zeugung der männlichen Wesen nach anderen Gesetzen bewegt als im Hinblick auf die der weiblichen; denn so könnte er wohl auch nicht zum Anfang eines Lebewesens der gleichen Art werden, wenn sich die Gesetze der Bewegung völlig verändern. Aber, wie jetzt gesagt worden ist, der in der Bewegung unvollkommenere Samen wird zum weiblichen, der vollkommenere zum männlichen Wesen. Für die unvollkommenere oder vollkommenere Bewegung wird man wohl gebührenderweise die Ungleichheit in der Kälte und Wärme verantwortlich machen und, wenn man im strengen Sinne des Wortes ein Naturforscher ist, allein auf dieses Prinzip alle Einzelheiten zurückführen dürfen. Wie ist es nun möglich, daß eben dieses Prinzip in die Keimlinge Eingang findet? Denn denjenigen, die glauben, daß auch das weibliche Wesen zeugungsfähigen Samen beisteuert,[1] scheint es überhaupt nicht verwunderlich zu sein, daß der Keimling weiblich wird, wenn sich die in jenem Samen vorhandenen Bewegungen als stärker erweisen als die im männlichen. Aber erstens begreifen diese Leute nicht, daß sie zwei einander widerstreitende Bewegungsprinzipien schaffen. Denn wenn auch der Samen des weiblichen Wesens so sehr wie auch immer ein Bewegungsprinzip enthält, so enthält er doch auf jeden Fall das derselben Bewegung wie der männliche, er muß sich mit ihm vermischen und künftig als eine Substanz wirken. Oder wenn dies für ihn nicht erforderlich ist, was steht dem entgegen, daß das weibliche Wesen allein, indem es in sich selbst Samen abgibt, auf diese Weise den Keimling zur Vollendung bringt? Dies widerspricht dem Augenschein. Es ist also klar, daß der weibliche Samen auf jeden Fall den männlichen braucht; aber wenn er ihn braucht, vermischt er sich notwendigerweise mit ihm, und es entsteht eine einzige, aus beiden vereinigte Bewegung. Denn es ist nicht möglich, daß zwei Bestandteile, von denen der eine in dieser, der andere in jener Bewegung ist, zur Entstehung eines einzigen Lebewesens beitragen. Überhaupt gehört die Auffassung, Weg und Anordnung der Bewegung des weiblichen Samens seien andere als die des männlichen, Leuten an, die in den Naturwissenschaften nicht geschult sind. Denn sei es, daß der Samen des weiblichen Wesens selbst, sei es auch, daß das in die Gebärmutter gelangende Blut[2] ein Bewegungsprinzip mit einbringt, so wird dies zum Anstoß für offenbar genau dieselbe Bewegung, an der auch der Samen des männlichen Wesens Anteil hat.

Dies wird nun auch an den Hennen deutlich. Bei ihnen bilden sich nämlich ohne die Vereinigung mit den Männchen die sogenannten Windeier, und daß diesen am vollkommenen Zustand etwas fehlt, wird daraus deutlich, daß aus ihnen kein Lebewesen hervorgebracht werden kann. Daß nun aber auch sie ganz und gar solch ein Aussehen haben wie die übrigen Eier, ist deutlich sichtbar; denn allein die von dem Männchen herkommende Wärme fehlt ihnen für die Vollkommenheit. Doch ist es unmöglich, daß dies bei den Landtieren der Fall ist. Denn da sie alle weitaus feuchter sind als die Flugtiere, ist bei ihnen der Samen des Weibchens ganz schwach und unfähig, bis zu dem Punkt der Bewegung vorzudringen, daß er dem Keimling eine kunstgerechte äußere Gestalt verleiht. Nur wenn eine Tierart in ihrer Mischung hinreichend trocken ist, wobei sie dann den Überschuß an kalter Feuchtigkeit in dem Samen des Weibchens bis zu einem gewissen Grade aufbrauchen kann, ist sie dazu imstande, ohne das Männchen einen solchen Keimling auszubilden, wie es bei jenen Tieren das Ei ist. Doch welches andere analoge Gebilde könnten wir wohl bei den Landtieren finden außer der — von den Ärzten so bezeichneten — Molenschwangerschaft, der Gravidität mit einem Gebilde, das ein rohes und unausgeformtes Stück Fleisch ist? Wenn nun also die Vertreter einer solchen Auffassung zu der Annahme neigen, daß der Samen des Weibchens so weit vordringt, so ist erstens jedem klar, daß sie dem Samen nur ein geringes Maß an kunstgerechter Tätigkeit zuteilen, über das vielleicht auch schon das Menstrualblut allein verfügt; und zweitens, daß sie in bezug auf die Beobachtung dessen, was geschieht, nicht einmal die wahren Sachverhalte wiedergeben. Denn niemals wurde bei einer Frau beobachtet, daß sie in der Weise, wie die Vögel ohne die Männchen Eier legen, ohne einen Mann entweder mit einer Mole oder mit einem anderen derartigen Gebilde schwanger war. Es ist nun besser, den Samen des männlichen Individuums als Bewegungsprinzip zugrunde zu legen, aber anzunehmen, daß der des weiblichen Individuums außer ihm einen gewissen Beitrag zur Entstehung des Lebewesens leistet. Wie groß der Beitrag ist, den er leistet, werde ich ein wenig später darlegen, nachdem ich zuvor die gesamte anstehende Thematik abgeschlossen habe. Denn an Hand der Zergliederungen selbst wird man wohl sofort zu dem Zeitpunkt, zu dem der Samen (in die Gebärmutter) eingedrungen ist, und noch lange danach erkennen, daß infolge dieses einen Prinzips noch keiner der beiden Geschlechtsteile ausgeformt ist, und es ist nicht deutlich, ob der Keimling selbst männlich oder ob er weiblich ist, eine Zeit später aber entdeckt man an ihm und zeigt es sich deutlich, daß für ihn die Ursache dafür, daß er ein männliches bzw. ein weibliches Individuum wird, teils im Samen selbst gegeben ist, sie ihm teils aber auch von der Gebärmutter her zukommt. Auf welche Weise aber jedes von ihnen beiden die Ursache teils sogleich von Anfang an besitzt, teils aber erst später empfängt, werde ich, wie ich meine, nicht mit einleuchtenden Argumenten, sondern an Hand von klaren Beweisen zeigen, die aus den Zergliederungen gewonnen werden und auf Grund derer dir — davon bin ich überzeugt — die Kunst der Natur ganz wunderbar erscheinen wird, wenn du der Darstellung deine Aufmerksamkeit schenkst. Denn unmittelbar dort, wo die Hohlvene[3] aus der Leber entspringt und, noch frei hängend, in Richtung auf die Wirbelsäule abbiegt, liegt die rechte Niere an ihrer rechten Seite, dann anschließend etwas weiter unten an ihrer linken Seite wiederum die linke. In jede der beiden Nieren führt ein aus ihr entspringendes sehr großes Venengefäß[4]; und es zeigt sich auch, daß unterhalb jedes dieser beiden Gefäße ein Paar anderer, ebenso großer Gefäße[5] aus der größten, der Wirbelsäule aufliegenden Arterie[6] herkommt und ebenso wie die Venen in die Nieren einwächst. Da aber die rechte Niere nahe der Leber liegt, die linke aber weiter unten, liegt allein bei den in die Nieren einwachsenden Gefäßen eine auffällige Besonderheit vor wie sonst bei keinen anderen der von der Hohlvene oder der von der großen Arterie ausgehenden. Denn jene entspringen alle paarweise an denselben Stellen jedes der beiden Gefäße; die zu den Nieren hin verlaufenden Venen und Arterien haben aber ihren Ursprung aus den großen Gefäßen nicht an denselben Stellen, sondern so viel, wie die rechte Niere höher liegt als die andere, befindet sich auch der Ursprung der zu ihr hin verlaufenden Gefäße höher als der Ursprung der zu der anderen hin verlaufenden. Da nun also nach ihnen ein Arterien- und ein Venenpaar[7] zu den Zeugungsorganen führt, wobei jedes Paar aus den in derselben Höhe liegenden Abschnitten hervorgehen muß — denn für sie trifft es nicht mehr zu, daß das eine zu einem höher gelegenen, das andere aber zu einem tiefer gelegenen Organ gelangt, vielmehr hat die linke Gebärmutter dieselbe Lage wie die rechte,[8] und jeder der beiden Hoden ist in der gleichen Weise plaziert —, deshalb haben von den in die Zeugungsorgane führenden Gefäßen diejenigen, die in die rechte Gebärmutter und den ihr entsprechenden Hoden gehen, ihren Ausgangspunkt unmittelbar in den großen Gefäßen entlang der Wirbelsäule, die Vene in der Hohlvene und die Arterie in der großen Arterie, alle diejenigen aber, die in den linken Hoden bei den männlichen Individuen bzw. die auf dieser Seite liegende Gebärmutter bei den Frauen gelangen — auch dies sind zwei Gefäße, eine Arterie und eine Vene —, haben ihren Ausgangspunkt nicht mehr unmittelbar in den großen Gefäßen, sondern in den zu den Nieren führenden. Es ist nun klar, daß der linke Hoden bei den männlichen Individuen und die linke Gebärmutter bei den Frauen noch unreines, mit Rückständen versetztes, flüssiges und molkenartiges Blut aufnehmen, und daraus ergibt sich auch für die aufnehmenden Organe selbst, daß sie sich in ihrer Mischung als nicht gleich erweisen. Denn wie das reine Blut wärmer ist als das mit Rückständen versetzte, so werden schließlich auch die auf der rechten Seite liegenden Organe, die von ihm ernährt werden, wärmer als die auf der linken Seite liegenden. Gleichwohl haben diese Organe auch durch ihre Lage von vornherein einen Vorteil; denn es ist von uns häufig dargelegt worden, daß auch dies von Hippokrates[9] richtig festgestellt worden ist, nämlich daß die in gerader Linie liegenden Körperteile voneinander einen größeren Nutzen haben müssen.

Man darf sich nun also nicht mehr darüber wundern, wenn von den Gebärmüttern die rechte und von den Hoden der auf

dieser Seite liegende nicht nur dadurch, daß sie unterschiedlich ernährt werden, sondern auch dadurch, daß sie in gerader Linie zur Leber plaziert sind, ziemlich viel wärmer sind als die entsprechenden linken Organe. Und wenn dies jedenfalls bewiesen ist und außerdem zugestanden wurde, daß das männliche Wesen wärmer ist als das weibliche, ist es in keiner Weise mehr widersinnig, daß die rechten Teile für die Zeugung der männlichen Wesen, die linken aber für die der weiblichen zuständig sind. In diesem Sinne wurden nun auch jene Worte von Hippokrates[10] gesagt: „Die Pubertät, welcher von beiden Hoden stärker hervortrat, der rechte — männliches Wesen, der linke — weibliches." Denn unmittelbar wenn sich die Geschlechtsteile stärker entwickeln und die Stimme in einen rauheren und tieferen Klang umschlägt — denn dies ist der Zustand der Pubertät —, dann soll man, so rät Hippokrates, darauf achten, welche von den Teilen stärker sind; denn diejenigen, die früher anschwellen und ein größeres Wachstum aufweisen, jene sind offensichtlich die stärkeren.
Damit es aber bei der Darstellung nicht zu einem Mißverständnis kommt, muß man auch hierin unterscheiden, daß die Aussage, der eine Teil sei stärker bzw. schwächer als der andere, in zweifacher Weise gilt, einerseits schlechthin und naturgegeben in bezug auf die ganze Gattung und andererseits in bezug auf das Körpergefüge dieses bestimmten unteilbaren Lebewesens. Denn bei allen Gattungen der Lebewesen ist das Herz stärker als die Leber, sind die Arterien stärker als die Venen, die Sehnen als die Fleischteile und alle rechten Körperteile als die linken; bei Dion und Theon[11] ist es aber unter Umständen möglich, daß entweder die rechte Hälfte des Kopfes oder das dort plazierte Auge schwächer ist als der entsprechende andere Körperteil. In derselben Weise ist nun auch von den Hoden schlechthin der rechte stärker, im speziellen Fall könnte es aber bei einem bestimmten Menschen der linke sein. Denn er hat nun in der Regel auch in stärkerem Maße als der rechte das Aussehen von Krampfadern, und deshalb ist der ihn umgebende Hodensack auch schlaffer. Aber man kann wohl in nicht wenigen Fällen auch das Gegenteil finden, wenn am rechten Hoden während seiner ursprünglichen Ausformung eine Krankheit auftrat. Bei diesen ist nun der linke stärker. Aber auch wenn die rechte Niere in ihrer Lage dem anderen Zeugungsorgan nahe ist — denn bisweilen kommt

auch dies vor, allerdings selten —, dann findet es sich, daß von den in die Niere einwachsenden Gefäßen Abzweigungen teils — bei den männlichen Individuen — in den rechten Hoden, teils — bei den weiblichen — in die auf dieser Seite liegende Gebärmutter führen. Allgemein gesagt, erweist sich nun jeder beliebige Teil in dem Lebewesen, wenn bei seiner ersten Ausformung an ihm ein geringfügiger Fehler unterlief, während des ganzen Lebens als anfälliger und schwächer. Für einen solchen Fehler trägt sowohl der unmittelbar am Anfang liegende Geschlechtsverkehr des männlichen Individuums mit dem weiblichen, wenn er nicht zum geeigneten Zeitpunkt erfolgt, als auch die darauf folgende Lebensweise der Schwangeren die Verantwortung. Hiervon handelt nun eine andere Stelle unserer Darlegungen.[12]

Wenn sich aber der rechte Hoden schwächer als der andere entwickelte, tritt in der sogenannten Pubertät der linke als erster in Erscheinung. Und daraus kann man schließen, daß das betreffende Lebewesen auf die Zeugung weiblicher Nachkommen angelegt ist, wie andererseits, falls er selbst seiner Natur entsprechend bleibt, sich in der Pubertät dagegen der rechte als erster stärker entwickelt, jenes Lebewesen, soweit es an ihm liegt, auf die Zeugung männlicher Nachkommen angelegt würde. Denn wenn das vom weiblichen Wesen stammende Prinzip vordringt, ist es bisweilen möglich, daß der zur Zeugung weiblicher Nachkommen bestimmte Samen, wenn er von der rechten Gebärmutter erwärmt wird, einen männlichen Keimling ausbildet, der zur Zeugung männlicher Nachkommen bestimmte aber, wenn er von der linken Gebärmutter abgekühlt wird, ins Gegenteil umschlägt. Denn wenn der Samen nur geringfügig kälter, die Gebärmutter aber in stärkerem Maße warm ist, so ist es nicht verwunderlich, daß ihm von jener das Fehlende zuerteilt wird. Wenn er aber in stärkerem Maße abgekühlt ist und dann in die rechte Gebärmutter eines Wesens eindringt, das bereits das beste Alter überschritten hat, so dürfte er von ihr keinerlei Nutzen haben. Auf Grund dessen, daß es also ein zweifaches Prinzip für die Entstehung der männlichen Wesen gibt, in den weiblichen Wesen die rechte Gebärmutter und in den männlichen der rechte Hoden, sich aber die Gebärmutter in der Regel als stärker erweist, sich den Keimling anzugleichen, da sie ja auch längere Zeit mit ihm in enger Berührung ist, finden sich verständlicherweise in der Regel die männlichen Embryonen in dieser (der rechten Gebärmutter) und die weiblichen in der linken. Denn auch diese gleicht sich in der Regel den Samen an, sie könnte aber bisweilen wohl auch, wenn sie von der Kraft der in jenem befindlichen Wärme überwältigt wird, zulassen, daß der Keimling statt weiblich männlich wird. Diese Fälle sind aber selten; denn es bedarf eines großen Überschusses. In der Regel findet sich aber der männliche Keimling in der rechten Gebärmutter und der weibliche in der linken, und Ursache hierfür ist der Ursprung der die Gebärmütter ernährenden Gefäße.

Anatomie und Embryologie

Aulus Cornelius Celsus, Die Medizin, Buch I (aus dem Vorwort)

... Da außerdem in den inneren Körperteilen sowohl Schmerzen als auch verschiedene Arten von Krankheiten entstehen, glauben sie[1], daß niemand, der diese Teile nicht kennt, bei diesen Beschwerden Heilmittel anwenden kann. Also sei es erforderlich, die Körper von Toten zu sezieren und ihre inneren Organe und Eingeweide zu erforschen; und bei weitem am besten hätten es Herophilos[2] und Erasistratos[3] getan, die Verbrecher, die ihnen von den Königen[4] aus dem Gefängnis zur Verfügung gestellt worden waren, lebend sezierten und, solange noch Leben in ihnen war, die Teile betrachteten, welche die Natur zuvor verschlossen hatte, und zwar ihre Lage, Farbe, Gestalt, Größe, Anordnung, Härte, Weichheit, Glätte, ihre gegenseitige Berührung, ferner die Vorsprünge und Vertiefungen einzelner Teile, ob einer in den anderen hineinragt oder ob er den Teil eines anderen in sich aufnimmt: denn wenn im Inneren ein Schmerz auftritt, wisse derjenige, der keine Kenntnis davon hat, an welcher Stelle sich jedes innere Organ oder Eingeweide befindet, nicht, welcher Teil schmerzt, und das, was krank ist, könne von demjenigen nicht behandelt werden, der nicht weiß, was es ist; und wenn die inneren Organe eines Menschen durch eine Verletzung freigelegt worden sind, dann wisse derjenige, der die Farbe eines jeden Teiles im gesunden Zustand nicht kennt, nicht, welcher Teil unversehrt und welcher verletzt ist; so könne er den verletzten Teilen nicht einmal Hilfe bringen. Auch könnten in angemessenerer Weise Heilmittel äußerlich aufgelegt werden, wenn die jeweilige Lage und Gestalt der inneren Teile in Erfahrung gebracht worden sind und ihre Größe bekannt ist; und ähnliche Gründe kommen für alle Gegebenheiten in Betracht, die oben aufgeführt worden sind. Und es sei nicht, wie sehr viele behaupten, grausam, daß man durch das Umbringen von Verbrechern, und noch dazu von nur wenigen, für unschuldige Völker aller Jahrhunderte Heilmittel ausfindig macht. ...

Rufus von Ephesos, Über die Bezeichnung der Körperteile des Menschen, Paragraphen 1—10

Was hast du beim Kitharaspielen als erstes gelernt? Jede einzelne Saite zu schlagen und zu bezeichnen. Was hast du in der Grammatik als erstes gelernt? Jeden einzelnen Buchstaben zu erkennen und zu bezeichnen. Ebenso beginnt man nun auch den Unterricht in den übrigen Künsten[1] bei den Bezeichnungen; der Schmied, der Schuhmacher und der Zimmermann lehren als erstes die Bezeichnung des Eisens, des Werkzeugs und jedes anderen Gegenstandes aus dem Bereich ihrer Kunst. Und beginnt man nicht auch ebenso den Unterricht in allen den Künsten, die vornehmer sind,[2] bei den Bezeichnungen? Denn was hast du in der Geometrie als erstes gelernt? Vom Punkt, von der Linie, der Fläche, der Oberfläche, dem Dreieck, dem Kreis und den ähnlichen Dingen zu wissen, was jedes einzelne von ihnen ist, und sie richtig zu bezeichnen. Willst du nun auch die Heilkunde erlernen, indem du bei den Bezeichnungen beginnst, und zwar zuerst lernen, wie man jeden einzelnen Körperteil bezeichnen muß, und dann alles übrige, was sich an den vorliegenden Gegenstand anschließt, oder scheint es dir auszureichen, daß man wie ein Taubstummer durch Hinzeigen deutlich macht, was man zu lehren wünscht? Mir erscheint jene Methode nicht recht angemessen; es erschwert das Verständnis, und es ist nicht sehr leicht, wenn man in dieser Weise selbst lernt und einen anderen unterrichtet. Dies ist meine Meinung hierzu. Indem du nun zuhörst und auf den Sklaven[3] dort hinschaust, wirst du dir zunächst die äußerlich sichtbaren Körperteile einprägen; dann werden wir versuchen, dich darüber zu belehren, wie man die inneren Körperteile bezeichnen muß, indem wir ein Tier, das dem Menschen besonders ähnlich ist, zergliedern; denn wenn sie einander auch nicht völlig gleichen, so stellt es doch kein Hindernis dar, auf diese Weise wenigstens das Wesentliche an jedem einzelnen Teil zu vermitteln. Früher[4] hat man solche Dinge in angemessenerer Weise an Menschen demonstriert.

Galen, Über die Verfahrensweisen beim Sezieren, Buch II, aus Kap. 2

... Denn einen ganz bestimmten Nutzen hat die anatomische Theorie für den naturwissenschaftlich interessierten Menschen, der die Wissenschaft nur um ihrer selbst willen liebt; einen anderen aber für den, der sie nicht um ihrer selbst willen betreibt, sondern um zu beweisen, daß von der Natur nichts aufs Geratewohl geschaffen worden ist; wiederum einen anderen für den, der sich für die Kenntnis einer bestimmten Funktion, sei es einer natürlichen, sei es einer seelischen, aus der Anatomie Anhaltspunkte verschafft; und außerdem hat sie einen anderen für denjenigen, der spitze Gegenstände oder Pfeilspitzen in richtiger Weise entfernen oder etwas sachgemäß herausschneiden will, so daß er fistelartige Hohlräume, Fisteln oder Abszesse in korrekter Weise chirurgisch behandeln kann. ...

Galen, Über die Verfahrensweisen beim Sezieren, Buch III, aus Kap. 5

... Ich möchte nun, daß du dich (im Sezieren) zuvor oft am Affen geübt hast, damit du, wenn du auch einmal zum Sezieren eines menschlichen Körpers kommst, leicht jeden einzelnen Körperteil freilegen kannst; dies ist nichts Alltägliches und nichts, was von einem in der Sache ungeübten Menschen gleich beim erstenmal erreicht werden kann. Selbst bei denjenigen Ärzten, die in der Anatomie besonders bewandert sind und die Teile des Körpers mit viel Muße betrachten, stellt sich heraus, daß sie bei vielen Dingen im Irrtum sind. Deshalb konnten nicht einmal diejenigen, die während des Krieges unter Marcus Antoninus[1] den Körper eines gefallenen germanischen Feindes sezieren wollten, mehr erkennen als die Lage der Eingeweide. Derjenige aber, der sich zuvor an den übrigen Lebewesen und besonders am Affen geübt hat, legt sehr leicht jeden einzelnen der zu sezierenden Teile frei; und leichter ist es für einen arbeitsfreudigen Mann, der sich zuvor geübt hat, bei den Sektionen an einem toten menschlichen Körper gewisse Gegebenheiten bei bloßem Hinsehen rasch zu erfassen, als für einen anderen von denen, die keine Übung haben, mit viel

Muße offen zutage liegende Dinge genau ausfindig zu machen. Denn an den Körpern der zum Tode Verurteilten und wilden Tieren Vorgeworfenen[2] haben viele schon oft das flüchtig gesehen, was sie jeweils interessierte, wie auch bei Räubern, die unbestattet im Gebirge lagen. Auch große Wunden und in die Tiefe gehende eitrige Geschwüre haben schon viele Teile freigelegt, an denen von den zuvor Geübten erkannt wurde, daß sie denselben Bau wie die entsprechenden Teile an den Affenkörpern haben, für die Ungeübten aber hatten sie keinen Nutzen. Auch durch häufiges Sezieren vieler toter ausgesetzter Kinder[3] kamen sie zu der Überzeugung, daß der Mensch denselben Körperbau habe wie der Affe. Auch bei den chirurgischen Eingriffen selbst, soweit wir sie jeweils vornehmen, indem wir bisweilen faules Fleisch herausschneiden, bisweilen Knochen entfernen, wird dem zuvor Geübten die Ähnlichkeit deutlich. Manche sind aber in den wichtigsten Dingen so nachlässig, daß sie bisweilen nicht einmal das kennenlernen wollen, was man vor dem Sezieren deutlich erkennen kann.

Hippokrates, Über die Natur des Menschen, Kap. 11

Die dicksten Adern haben folgenden Verlauf: Es gibt im Körper vier Paare, und eines von ihnen verläuft hinten vom Kopf her durch den Hals, außen auf beiden Seiten an der Wirbelsäule entlang und entlang den Hüften, und es gelangt schließlich zu den Beinen, dann kommt es durch die Waden zu den äußeren Knöcheln und in die Füße. Man muß nun bei den Schmerzen im Rücken und an den Hüften den Aderlaß in den Kniekehlen und an den Knöcheln an der Außenseite vornehmen. Die Adern des zweiten Paares führen vom Kopf her an den Ohren entlang durch den Hals — es sind die sogenannten Drosseladern — innen auf beiden Seiten an der Wirbelsäule entlang und entlang den Lenden in die Hoden und die Oberschenkel und durch die Kniekehlen auf der inneren Seite, dann durch die Waden zu den inneren Knöcheln und den Füßen. Man muß nun gegen die Schmerzen an den Lenden und in den Hoden den Aderlaß in den Kniekehlen und an den Knöcheln auf der Innenseite vornehmen. Die Adern des dritten Paares führen von den Schläfen her durch den Hals unter die Schulterblätter, dann treffen sie in Richtung der Lunge aufeinander, und die eine gelangt von der rechten Seite zur linken unter der Brust hindurch in die Milz und in die Niere, die andere aber von der linken Seite auf die rechte von der Lunge her unter der Brust hindurch in die Leber und in die Niere, diese beiden enden aber im After. Die Adern des vierten Paares führen vom vorderen Teil des Kopfes und den Augen her unter dem Hals und den Schlüsselbeinen hindurch, dann von oben durch die Oberarme in die Ellenbogen, dann durch die Unterarme in die Handwurzeln und die Finger, dann von den Fingern wieder durch die Handflächen und die Unterarme nach oben in die Ellenbogen und durch die Oberarme an der unteren Seite in die Achselhöhlen, und von den Rippen her gelangt die eine von oben in die Milz, die andere aber in die Leber, dann enden beide über den Bauch hin in der Scham. Die dicken Adern haben also diesen Verlauf. Es verteilen sich aber auch vom Bauch her viele verschiedene Adern über den Körper hin, durch die dem Körper die Nahrung zugeführt wird. Es führen aber auch Adern von den dicken Adern in den Bauch und den übrigen Körper, und zwar sowohl von den ganz außen liegenden als auch von den inneren, und sie gehen ineinander über, indem die inneren nach außen und die äußeren nach innen verlaufen. Den Aderlaß muß man nun nach folgenden Gesichtspunkten vornehmen: man muß dafür Sorge tragen, daß man die Schnitte möglichst weit entfernt von den Stellen anlegt, wo gewöhnlich die Schmerzen auftreten und das Blut sich sammelt; denn auf diese Weise wird die Veränderung wohl möglichst geringfügig und am wenigsten plötzlich sein, und man wird wohl die Gewohnheit verändern, so daß das Blut sich nicht mehr an derselben Stelle sammelt.

Rufus von Ephesos, Über die Bezeichnung der Körperteile des Menschen, Paragraphen 198—210

Was aber die Bezeichnungen der übrigen Adern[1] betrifft, so werden, allgemein gesagt, die in ihrer Wand dünnen und blutführenden Gefäße Venen genannt und alle großen Venen Hohlvenen. Später machten es die Ärzte sich aber zur Gewohnheit, diejenige Vene[2] als Hohlvene zu bezeichnen, die von der Leber Äste zu den Nieren entsendet, wo sich, wie Praxagoras[3] sagt, der erste Ursprung der Fieber befindet; und er

bezeichnet allein sie als Hohlvene; andere aber auch diejenige, die sich nach oben durch das Zwerchfell zum Herzen hin erstreckt[4]; wiederum andere haben aber sowohl diese als auch die vorher genannte mit einem einzigen Namen als Lebervene bezeichnet und die von der Milz ausgehende[5] als Milzvene. Aber es gibt, von der Milz ausgehend, gar keine Vene, die sich wie von der Leber nach oben und nach unten auf der linken Körperseite hinzieht, vielmehr behaupten sie dies fälschlicherweise; die kleinen Venen aber, die sich zur Milz hin erstrecken, sind dünn und enden unmittelbar an der Milz. Philistion[6] aus Italien bezeichnet nach dem Brauch der dort wohnenden Dorer[7] gewisse Adern, die sich durch die Schläfen zum Kopf hin erstrecken, als Adler. Hippokrates bezeichnet die vom Herzen aus gerade verlaufenden Adern als Drakontides[8]. Herophilos[9] bezeichnet die sehr dicke und große vom Herzen zur Lunge führende[10] als arterienartige Vene; denn bei der Lunge verhält es sich im Vergleich zu den übrigen Körperteilen umgekehrt. Die Venen dort sind stark und kommen in ihrer Beschaffenheit den Arterien sehr nahe, die Arterien dagegen sind schwach und kommen in ihrer Beschaffenheit den Venen sehr nahe. Dionysios[11], der Sohn des Oxymachos, verwendete als erster, von denen ich weiß, die Bezeichnung „Blumengewinde"; und Eudemos[12] behauptet, daß die Vene von ihm als Blumengewinde bezeichnet werde. Mir aber scheint, daß Dionysios etwas der Vene Ähnliches als Blumengewinde bezeichnet, nicht jedoch die Vene als solche, sondern ein anderes zusätzliches Blutgefäß. Er macht es aber deutlich, indem er oft in demselben Zusammenhang die Bezeichnungen Vene, Blumengewinde und Arterie verwendet; denn er würde die Bezeichnungen nicht in dieser Weise verwenden, wenn es dasselbe wäre wie die Vene; wenn das Blumengewinde nichts anderes ist als die Vene, jener es vielmehr dafür hielt, dann würde er es jedenfalls auch so bezeichnen.
Die Arterien bezeichnete man in ältester Zeit als Adern; und sooft sie sagten, daß die Adern schlagen, wollten sie damit zum Ausdruck bringen, daß es sich um Arterien handelt; denn das Schlagen ist eine spezielle Leistung der Arterien; sie verwendeten aber auch die Bezeichnungen Aorten, Pneumagefäße[13], Höhlungen, Hohlräume und Sehnen. Als Aorta bezeichnete Aristoteles[14] vorzugsweise die an der Wirbelsäule entlangführende Arterie, die sich als die größte Arterie an der

Wirbelsäule entlangzieht; diese pflegt Praxagoras als dicke Arterie zu bezeichnen. Als Karotiden bezeichnete man in alter Zeit die durch den Hals führenden hohlen Arterien, weil die Menschen, wenn man diese Arterien zusammendrückte, ohnmächtig (karōdeis) wurden und die Stimme verloren; jetzt wurde aber beobachtet, daß der Zustand nicht auf die Arterien, sondern auf die in der Nähe verlaufenden Wahrnehmungsnerven zurückzuführen ist; folglich dürftest du wohl keinen Fehler begehen, wenn du die Bezeichnung verändern willst.

Galen, Über die Verfahrensweisen beim Sezieren, Buch VI, Kap. 11

Zunächst soll meine Ausführung über die Leber zum Abschluß gebracht werden. Denn dieses Organ weist die aus dem Gekröse kommenden Venen[1] auf, die zu dem am meisten nach innen gewölbten Teil von ihm hinaufführen. Man nennt die Stelle, an der alle zusammentreffen, die Leberpforten. Dort wirst du nun bei allen blutführenden Tieren eine sehr große Venenmündung finden; nachdem du in sie eine der zu Gebote stehenden Sonden — es gibt mehrere, die einen sind dünner, die anderen dicker, damit man die jeweils am besten passende verwenden kann — an jedem einzelnen Lappen eingeführt hast, zerschneide, während du sie vorsichtig weiter voranbewegst, mit einem Messer die daraufliegende Substanz, bis du an die Vene gekommen bist, in der sich das durch die Pforten in das Organ eingeführte Instrument befindet; es läßt sich deutlich beobachten, daß dies unterhalb der dünnen Haut hindurchgeführt wird. Denn die Anatomen haben die Gewohnheit, auch die Gefäßkörper als Häute zu bezeichnen, wie ich es kurz zuvor bei der Hohlvene erwähnt habe. Ich sagte nun, daß jene zwei Häute aufweise, die einander wie Schichten aufliegen. Jede der Venen in der Leber hat eine sehr dünne Haut, von solcher Beschaffenheit, wie sie sonst bei keiner einzigen Vene im ganzen Lebewesen vorkommt. Wenn du sie freilegst, ohne zu schneiden, entferne das sie im Bereich des Organs umgebende Fleisch, das zwischen den Gefäßen liegt, die in ihm entspringen. Denn du wirst finden, daß von den Pforten aus in jeden einzelnen Lappen, so viele es auch sind, eine große

Vene gelangt; während sie sich, wie ein Stamm in Äste, in viele kleine Venen aufspaltet, sich jene dann wiederum gleichsam in Zweige spalten und jene dann gewissermaßen in dünne Triebe auslaufen, ist der ganze Raum zwischen den Gefäßen mit dem Fleisch des Organs angefüllt. Dieses Fleisch bezeichnen Erasistratos[2] und seine Anhänger als Parenchym[3]. Diese Substanz — sei es, daß du sie als Fleisch, sei es, daß du sie als Parenchym bezeichnen willst —, die sich nach Art von Füllmaterial in allen Zwischenräumen zwischen den sich aufspaltenden Gefäßen befindet, kannst du mit deinen Fingern entfernen, so daß die Gefäße, die jenen einen Lappen, an dem du zuerst das zu Gebote stehende Instrument eingeführt hast, mit einem Geflecht durchziehen, entblößt zurückbleiben. Denn was von dir an einem einzigen Lappen beobachtet wird, das wirst du an allen finden. Wenn nun das Lebewesen von beachtlicher Größe ist, wirst du zusammen mit den Venen auch die Gallengänge[4] und die Arterien[5] der Leber unversehrt erhalten können, wenn du, wie gesagt, in ihrem Bereich sezierst; wenn es aber klein ist, wirst du die drei Gattungen von Gefäßen durchaus nicht bis zum Rand jedes einzelnen Lappens unversehrt erhalten können. Es ist nun besser, solche Sektionen bei den übrigen Lebewesen vorzunehmen, bei denen sich, auch wenn die Leber aus dem ganzen Körper herausgenommen worden ist, deutlich beobachten läßt, daß die Arterie und das Gallengefäß[6] sich im Bereich der Pforten an der Vene entlangziehen, wie es auch der Fall ist, bevor sie herausgenommen wurde. Bei den kleinen Lebewesen zeigt es sich aber, wenn sie herausgenommen worden ist, überhaupt nicht; wenn sie aber noch nicht herausgenommen worden ist, kannst du den unmittelbaren Eintritt der Arterie in sie deutlich beobachten; denn das Gefäß von der Arterie ist irgendwie weißer als bei der Vene.

Galen, Über die Verfahrensweisen beim Sezieren,
Buch VII, Kap. 6. 7

6. Damit du den Herzbeutel genau erkennen kannst, schneide das Brustbein als Ganzes mit folgendem Verfahren heraus. Indem du das Ende des schwertförmigen Knorpels[7] entweder mit deinen Fingern oder mit einem Haken kräftig nach oben

ziehst und nach oben umbiegst, schneide alle umliegenden Teile ab, durch die er mit den benachbarten Körpern zusammenhängt. Wenn du bei diesem Vorgehen auf das Ende des Brustbeins getroffen bist, verfahre auch bei ihm in ähnlicher Weise, indem du das, was sich zu beiden Seiten von ihm befindet, rigoros abschneidest und den darunterliegenden Herzbeutel vorsichtig ablöst; setze dieses Verfahren nach oben hin fort, bis du auf die unteren Begrenzungen der sogenannten Thymusdrüse stößt, oberhalb derer du bei weiterem Fortschreiten auf Gefäße stoßen wirst. Wenn nun das Lebewesen schon seit langer Zeit tot ist, wirst du, auch wenn du eines der an diesem Teil befindlichen Gefäße zerschneidest, keinen großen Blutstrom verursachen; noch weniger, wenn es nicht auf irgendeine andere Weise umgekommen, sondern geschlachtet worden ist. Wenn es aber entweder frisch oder blutreich ist, wird etwas Blut aus den beschädigten Gefäßen auch zu der Wurzel des Herzbeutels[8] hinabfließen. Du wirst nun den Befund auch betrachten können, wenn du es mit einem Schwamm entfernst. Es ist aber besser, wenn der Vorgang unblutig verläuft; denn so wird es dir möglich sein, sowohl das übrige als auch die Wurzel des Herzbeutels deutlicher zu sehen, die nicht unmittelbar vom Herzkörper ihren Ausgang nimmt, sondern von den aus dem Herzen entspringenden Gefäßen, von denen eines, nämlich auf der linken Seite, die größte Arterie[9] ist, das andere aber, auf der rechten, die von der Leber heraufführende Vene[10] und zwei andere, über die ich soeben gesprochen habe, von denen ich das eine als venenartige Arterie[11] und das andere als arterienartige Vene[12] bezeichne. Diese Gefäße wirst du bereits deutlich sehen, auch bevor du das Herz von der Haut entblößt hast, noch deutlicher aber, wenn du es entblößt hast. Denn so kann von dir auch die Beschaffenheit der sogenannten Knochen[13] in Augenschein genommen werden, die sich auch an dem aus dem Tier herausgenommenen Herzen deutlich beobachten läßt, die aber auch noch deutlich zu sehen ist, wenn es mit dem Körper verbunden ist.

7. Bei solcher Verfahrensweise wirst du außer dem Genannten auch noch folgendes sehen, daß nämlich das Herz in der Mitte zwischen beiden Hohlräumen des Brustkorbs seinen Platz hat. Seine Bewegung zeigt aber an, daß es mehr auf der linken Seite liegt, und zwar aus zweierlei Gründen, einmal, weil in diesem

Teil des Lebewesens der Pneumahohlraum[14] seinen Platz hat, und zum anderen, weil es als Ganzes doch wohl mehr nach ihm hin geneigt ist. Denn nicht ebenso, wie sich seine Basis genau in der Mitte zwischen den linken und rechten Teilen des Brustkorbs befindet, ist dies auch bei seiner Spitze der Fall; deshalb erstreckt es sich auch nicht genau senkrecht von seiner eigenen Basis zu dem unteren Ende, sondern es neigt sich, wie ich sagte, zur linken Seite hin. Jede einzelne dieser Gegebenheiten zeigt sich dir bei der genannten Verfahrensweise, noch viel deutlicher aber, wenn du nicht nur das Brustbein heraustrennst, sondern dies zusammen mit den knorpelartigen Teilen der Rippen. Halte auch für diese Prozedur ein stabiles, großes Messer bereit, damit du sie alle nacheinander mit einem einzigen Handgriff durchtrennst, wobei du danach trachtest, am besten unmittelbar an jener Stelle zu schneiden, wo die Knochensubstanz jeder einzelnen Rippe aufhört und die Knorpelsubstanz beginnt; nachdem du zuvor an dem einen Lebewesen von ihr in Erfahrung gebracht hast, an welchem Teil der Rippen sie sich befindet, wirst du an einem anderen die Prozedur ausführen; denn sie in exakter Form durch Beschreiben zu erklären gehört zu den äußerst schwierigen Gegenständen. Wie man aber wohl am besten ohne große Umstände an das Probieren herangeht, indem man sich von der Beschreibung anleiten läßt, will ich dir nun darlegen. Jede einzelne Rippe verläuft zugleich nach unten und vorn in schräger Richtung, indem sie an der Wirbelsäule ihren Ursprung hat; denn dort ist sie mit zwei Gliedern mit jeweils einem der Rückenwirbel verbunden. Wenn sie aber, indem sie auf diese Weise zugleich schräg und an ihrer äußeren Oberfläche konvex verläuft, die ganze Konvexität des Brustkorbs, die sich außen in stärkstem Maße zeigt, vollendet hat, weist sie von da an eine Biegung auf, indem sie nicht mehr, wie sie zu Anfang begann, nach unten verläuft; denn sie erstreckt sich schräg nach oben zum Brustbein. An eben dieser Stelle hat sie nun auch eine andersartige Substanz, indem sie aus Knochen zu Knorpel wird, und sie kann leicht mit einem zugleich scharfen und stabilen Messer zerschnitten werden. Solche Messer gibt es bei den alten sogenannten Summarientafeln[15]; auch die Tierärzte haben solche Messer. Halte nun auch du zum Zerschneiden der Knorpel solche Messer bereit, wie du sie auch von mir bereitgelegt siehst. Und zerschneide nun, wie gesagt, den Brustkorb, jeden einzelnen der übrigen Teile aber dementsprechend, wie ich es zuvor vom Schambein gesagt habe[16] und wie es in der anschließenden Darstellung wiederum bei anderen Knochen gesagt werden wird. Indem du nun auf beiden Seiten von oben nach unten einen geraden Schnitt führst, entferne über die ganze Ausdehnung des Brustkorbs hin diesen Teil, wie ihn die ausgeführten Schnitte auf beiden Seiten begrenzen. Die Verfahrensweise habe ich kurz zuvor dargelegt, indem ich den Rat gab, am schwertförmigen Knorpel zu beginnen. Noch viel deutlicher sichtbar dürfte wohl die Lage aller im Brustkorb befindlichen Teile selbstverständlich an einem toten Tier werden, nachdem man den ganzen Teil um sein Brustbein herum zusammen mit den knorpeligen Teilen der Rippen entfernt hat, wenn man die mit den Wirbeln zusammenhängenden Teile der Rippen kräftig aufbiegt. Denn ihr seht ja auch mich dies mit solcher Gewalt tun, daß häufig entweder einige Knochen zerbrechen oder ihre Verbindungen zur Wirbelsäule langgezogen werden. Wenn nun auch du es ebenso machst, wird es dir möglich sein, alle Teile im Bereich des Brustkorbs deutlich zu sehen, und zwar noch mehr, wenn das Zwerchfell von den Rippen abgetrennt wurde; und noch mehr, wenn du zwei Rippen voneinander trennst, indem du das ganze Fleisch in der Mitte wegschneidest. Aber dies wirst du auf jeden Fall tun müssen, wenn du die Teile des Brustkorbs selbst entfernst. Hinsichtlich der das Herz umgebenden Gebilde, von denen die Rede ist, ist ein solcher Schnitt noch nicht erforderlich; denn es genügt allein das Brustbein, wenn es zusammen mit den ihm anliegenden Teilen der Rippen entfernt wird; diese Teile sind aber knorpelig und haben eine zu den knochigen Teilen entgegengesetzte Lage. Denn jene führen von der Wirbelsäule in schräger Richtung nach vorn und unten; diese aber führen, indem sie noch in der Weise beginnen, wie ich es deutlich gemacht habe, in schräger Richtung zum Brustbein hinauf.

Welche Gebilde entwickeln sich in der Gebärmutter, wenn die Frau schwanger ist?

57. Wie bei den Eiern im Anschluß an die Schale im Inneren eine Haut anliegt, die mit der sie umgebenden Schale fest verwachsen ist, in derselben Weise liegt auch bei den Schwangeren eine aus dem Samen entstandene Haut dem Uterus innen an, die in sich zusammenhängt und keine Öffnung aufweist, innen aber an dem Boden der Gebärmutter angewachsen ist und aus Nerven, Venen, Arterien und Fleisch besteht, ein in seiner Farbe purpurnes Gebilde, in der Form der Fruchtkapsel der Ägyptischen Bohne ähnlich, dick an der Stelle, an der es an dem Boden der Gebärmutter angewachsen ist, hautartig und dünn an den übrigen Stellen, und zwar aus einem Grund, den wir ein wenig später angeben werden. Sie heißt Chorion[1] ... Von den fleischigeren Teilen am Boden leitet sich von oben ein dünner, länglicher Körper her, und er wächst mitten in den Bauch der Embryonen ein, wo die Stelle des Nabels ist; auch das Gebilde selbst, das in den Körper der Embryonen einwächst, bezeichnen wir als Nabel (= Nabelschnur). Die Nabelschnur besteht aus einer Anzahl von vier Gefäßen, zwei venen- und zwei arterienartigen, durch die den Embryonen Blut- und Luftsubstanz zur Ernährung zugeführt wird. Empedokles[2] meint, daß sie in die Leber einwachsen, Phaidros[3] aber meint, ins Herz; die Mehrzahl meint, daß die Venen in die Leber, die Arterien aber ins Herz einwachsen; Herophilos[4] dagegen meint, daß die Venen in die Hohlvene[5] und die Arterien in die Aorta einwachsen, die sich an den Wirbeln entlangzieht, daß sie aber vor ihrem Einwachsen in diese an der Harnblase zu beiden Seiten schräg entlangführen; Eudemos[6] aber sagt einfach, daß die Gefäße am Nabel des Embryo zusammentreten und von dort zu den sogenannten Hörnern[7] unterhalb des Zwerchfells auseinanderlaufen. Das fünfte Gefäß aber, das wir nur so Harngefäß nennen, wird von den Anatomen als Harngang bezeichnet, der in den Boden der Harnblase eingewachsen ist. Es wird auch behauptet, daß der Urin des Embryo durch diesen seinen Weg in das Chorion nimmt, die Urinausscheidung durch die Harnröhre erfolgt erst nach der Geburt. Deshalb ist freilich die Haut in ihren unteren

Teilen auch dünner, weil sie sowohl infolge der Schärfe des Ausscheidungsproduktes als auch der Masse des Embryos sich ausdehnt und dünn wird. Dieses Ausscheidungsprodukt dient dazu, daß der Embryo leichter wird und daß es sich bei der Geburt, wenn das Chorion zerreißt, zuvor ergießt und die Geschlechtsteile zuvor anfeuchtet, um sie gleitfähig zu machen.

58. Dies über das Chorion und die Nabelschnur. Es besteht aber eine Meinungsverschiedenheit hinsichtlich der anderen Hülle. Die Mehrzahl (der Sachverständigen) behauptet nämlich, auch beim Embryo selbst gebe es außerdem noch eine andere Hülle, die sogenannte Lammhaut (Amnion), die zwar bei den unvernünftigen Lebewesen, da sie bei ihnen wegen ihrer Festigkeit nicht dünn wird, wahrnehmbar ist, sich aber bei den Menschen, da sie durch die Schärfe der sie umgebenden Flüssigkeiten dünn wird, nicht am ganzen Körper findet, sondern nur an den Körperöffnungen wie Nasenlöchern, Mund und After. Sie behaupten aber, sie sei von der Natur auf Grund der Notwendigkeit hervorgebracht worden, damit der Embryo nicht dadurch zugrunde gehe, daß er die ihn umgebende Flüssigkeit des Ausscheidungsprodukts, die scharf und zersetzend ist, in sich hineinzieht. Einige aber sagen, diese Haut existiere gar nicht. Denn weder finde sie sich bei den Geburten, noch erfülle sie überhaupt einen Zweck, die Flüssigkeit sei nämlich gar nicht von solcher Beschaffenheit; aber selbst wenn sie von solcher Beschaffenheit wäre, würde sie auf Grund des engen Kontakts mit ihr leicht als solche zu erkennen sein.[8] Und außerdem könne diese Flüssigkeit auch gar nicht durch den Mund hineingezogen werden, weil die Atmung durch die Nabelschnur erfolgt; denn das Hinströmen erfolgt dorthin, wo etwas zurückweicht, da nun in den Embryonen nichts zurückweicht, dürfte wohl für die Flüssigkeiten kein Zugang möglich sein. Aber selbst wenn der Embryo eines natürlichen Schutzes bedürfte, genügte es, wenn lediglich die Körperöffnungen mit Haut verschlossen wären und nicht den gesamten Körper eine Hülle umgäbe; indessen wird die schädigende Substanz dadurch, daß sowohl der Mund des Embryos als auch der After fest verschlossen sind, wobei die Öffnung nicht erhalten bleibt, am Einfließen gehindert. Überhaupt ist die Flüssigkeit nicht in der Chorionhöhle, in der sich auch der Embryo befindet, sondern in der dicken Wandung des

Chorions, und sie schafft sich durch Einsickern einen Platz, so daß sich das Chorion verdoppelt, bisweilen auch verdreifacht; aus diesem Grunde bietet sich auch, wenn in vielen Fällen die auskleidende Hülle platzte und mäßig viel Flüssigkeit ausgeschieden wurde, dem Finger der Hebamme noch eine zusammenhängende Haut dar, wenn aber diese zerriß, folgt unter reichlicher Flüssigkeitsausscheidung auch der Embryo. Indem sie dies zurückzuweisen sucht, behauptet die Mehrheit, daß der zuvor zum Vorschein kommende Flüssigkeitsanteil auf Grund einer zusätzlichen Bildung von Wasserblasen ausgeschieden werde, indem zwar die Wasserblasen platzen, das Chorion aber noch intakt bleibt. Ihnen stimmen auch wir zu, da die Gegebenheiten viel eher ein Zeugnis für die Bildung der Lammhaut darstellen.

Nosologie und Therapie

Hippokrates, Über Luft-, Wasser- und Ortsverhältnisse, Kap. 1—11

1. Wer der Heilkunst in rechter Weise seine Aufmerksamkeit schenken will, muß folgendes tun: Zunächst muß er im Hinblick auf die Jahreszeiten bedenken, was jede einzelne bewirken kann; denn sie gleichen einander in keiner Weise, sondern unterscheiden sich sehr, sowohl voneinander als auch in ihrem jeweiligen Wechsel; ferner muß er die Winde in seine Betrachtung einbeziehen, die warmen und die kalten, besonders die bei allen Menschen gemeinsamen, dann aber auch die in jedem einzelnen Land heimischen. Man muß aber auch die Wirkungen der Gewässer bedenken; denn wie sie sich im Mund und auf der Waage[1] unterscheiden, so ist auch die Wirkung jedes einzelnen sehr verschieden. Folglich muß jemand, wenn er in eine Stadt kommt, die er nicht kennt,[2] ihre Lage bei seinen Überlegungen berücksichtigen, und zwar, wie sie zu den Winden und zum Sonnenaufgang[3] gelegen ist; denn nicht dieselben Wirkungen verursacht die Stadt, die dem Nordwind und die dem Südwind, die der aufgehenden und die der untergehenden Sonne zu gelegen ist. Diese Dinge muß man sich möglichst gründlich überlegen, auch was die Gewässer betrifft, wie sie sich verhalten, ob man dort sumpfiges und weiches oder hartes, aus höher gelegenen und felsigen Regionen kommendes oder salziges und schwer verdauliches Wasser verwendet. Auch den Erdboden muß man berücksichtigen, ob er kahl und wasserarm oder dicht bewachsen und wasserreich ist, ob er sich in einer Senke befindet und es dort stickig ist oder ob er hochgelegen und es dort kühl ist. Auch die Lebensweise, welche die Menschen bevorzugen, ob sie gern trinken und frühstücken und sich keinen Strapazen unterziehen oder ob sie gern Sport treiben und Anstrengungen auf sich nehmen, viel essen und wenig trinken.

2. Unter diesen Gesichtspunkten muß man sich alle Einzelheiten überlegen. Denn wenn jemand diese Gegebenheiten gut kennt, am besten alle, andernfalls wenigstens die meisten, dürften ihm wohl, wenn er in eine Stadt kommt, die er nicht

kennt, weder die einheimischen Krankheiten noch die jeweilige Beschaffenheit des Leibesinneren verborgen bleiben; folglich wird er bei der Behandlung der Krankheiten nicht ratlos sein und keine Fehler begehen; dies geschieht natürlich, wenn jemand sich nicht in vorheriger Kenntnis dieser Dinge über jede Einzelheit zuvor Gedanken gemacht hat. Mit fortschreitender Zeit wird er wohl auch sagen können, wie viele allgemeine Krankheiten im Ablauf des Jahres die Stadt im Sommer oder Winter heimsuchen werden und wie viele spezielle Krankheiten jedem einzelnen aus einer Veränderung der Lebensweise voraussichtlich erwachsen werden. Denn wenn man den jeweiligen Wechsel der Jahreszeiten und den jeweiligen Auf- und Untergang der Gestirne kennt und weiß, wie sich jede einzelne dieser Erscheinungen vollzieht, dürfte man wohl im voraus wissen, wie sich das Jahr gestalten wird. Wenn jemand sich in dieser Weise Gedanken macht und vorher Bescheid weiß, dürfte er wohl am besten den jeweils rechten Zeitpunkt in jedem einzelnen Fall wissen, in den meisten Fällen die Gesundheit wiederherstellen und in seiner Kunst nicht am wenigsten Erfolg haben. Wenn aber jemand meint, diese Dinge seien Spekulation über eine höhere Sphäre, so dürfte er wohl, wenn er seine Meinung nicht ändert, erkennen, daß die Astronomie zur Heilkunst einen nicht gerade sehr geringen Beitrag leistet, sondern einen durchaus beachtlichen; denn zugleich mit den Jahreszeiten verändert sich bei den Menschen auch das Leibesinnere.

3. Wie man aber alle vorher genannten Dinge im einzelnen betrachten und prüfen muß, das will ich deutlich sagen. In der Stadt, die nach den warmen Winden zu gelegen ist — diese wehen aber zwischen dem winterlichen Sonnenauf- und -untergang[4] — und in der diese Winde üblich sind, in der aber ein Schutz vor den Nordwinden besteht, in dieser Stadt muß es viel Wasser geben, das etwas salzig ist und an der Oberfläche liegt, im Sommer warm und im Winter kalt ist; die Menschen haben notwendigerweise feuchte und schleimige Köpfe, das Leibesinnere muß bei ihnen häufigen Störungen unterworfen sein, da vom Kopf der Schleim herabfließt, und ihr Aussehen muß in der Regel ziemlich schlaff sein, sie können aber keine starken Esser und Trinker sein; denn alle diejenigen, die schwache Köpfe haben, dürften wohl keine starken Trinker sein; denn die Folgen des Rausches machen ihnen mehr zu

schaffen. Folgende Krankheiten müssen dort heimisch sein: die Frauen müssen zunächst kränklich sein und an Flüssen leiden; ferner in großer Zahl infolge von Krankheit und nicht von Natur aus unfruchtbar sein und häufig Fehlgeburten haben; die Kinder müssen Krämpfe und Atemnot befallen sowie das, wovon sie glauben, daß die Gottheit es bewirke und daß es eine heilige Krankheit[5] sei, die Männer aber Ruhr, Durchfälle, Schüttelfröste, lang anhaltende Fieber im Winter, viele Erkrankungen an nachts auftretenden Pusteln und Hämorrhoiden am Gesäß. Rippenfell- und Lungenentzündungen, Brennfieber und alle die Krankheiten, die als akut gelten, kommen nicht oft vor; denn es ist nicht möglich, daß diese Krankheiten herrschen, wo das Leibesinnere feucht ist; feuchte und nicht schwere Augenentzündungen kommen vor, die nur von kurzer Dauer sind, wenn nicht infolge einer großen Veränderung[6] irgendeine Krankheit verbreitet ist. Und wenn die Menschen das Alter von fünfzig Jahren überschritten haben, lassen aus dem Gehirn kommende Flüsse sie Schlaganfälle erleiden, wenn sie sich mit ihrem Kopf einer plötzlichen Sonneneinstrahlung oder einer plötzlichen Abkühlung aussetzen; diese Krankheiten sind bei ihnen heimisch; außerdem haben sie, wenn infolge eines Umschwungs der Jahreszeiten eine allgemeine Krankheit[7] herrscht, auch an dieser Anteil.

4. Bei allen Städten, die entgegengesetzt zu diesen nach den kalten Winden zwischen dem sommerlichen Sonnenunter- und -aufgang[8] zu gelegen sind und in denen diese Winde heimisch sind, vor dem Südwind und den warmen Winden aber Schutz gegeben ist, bei diesen Städten verhält es sich folgendermaßen: erstens muß das Wasser in der Regel hart, kalt und süß sein, die Menschen aber müssen straff und hager sein, und bei der Mehrzahl von ihnen muß das Leibesinnere unten der Verdauung Widerstand entgegensetzen und hart sein, oben aber einen besseren Fluß ermöglichen; und sie müssen mehr Galle als Schleim in sich enthalten. Sie haben gesunde und harte Köpfe und neigen in der Regel zu Rupturen. Folgende Krankheiten sind bei ihnen heimisch: viele Rippenfellentzündungen und die als akut geltenden Krankheiten; so muß es sich verhalten, wenn das Leibesinnere hart ist; und bei vielen bilden sich aus jedem Anlaß Eiteransammlungen; Ursache hierfür ist die Spannung des Körpers und die Härte des Leibes; denn die Trockenheit und die Kälte des Wassers bewirken, daß sie zu

Rupturen neigen. Solche Naturen essen notwendigerweise viel und trinken nicht viel; denn es ist nicht möglich, daß sie zugleich viel essen und viel trinken. Augenentzündungen treten zwar nur von Zeit zu Zeit auf, sind aber trocken und stark, und sofort bekommen die Augen Risse; bei denen, die jünger sind als dreißig Jahre, kommt es im Sommer zu starkem Nasenbluten und treten die sogenannten heiligen Krankheiten auf, diese zwar nur in wenigen Fällen, dafür aber heftig. Es ist nur natürlich, daß diese Menschen langlebiger sind als die anderen, daß die Wunden sich bei ihnen nicht entzünden und bösartig werden und daß ihr Charakter eher wild als sanft ist. Diese Krankheiten sind bei den Männern verbreitet und außerdem, wenn infolge eines Umschwungs der Jahreszeiten eine allgemeine Krankheit herrscht; bei den Frauen: erstens werden viele unfruchtbar, weil das Wasser hart, schwer verdaulich und kalt ist; denn die Reinigung vom Menstrualblut[9] vollzieht sich nicht in der erforderlichen Weise, sondern in nur geringem Maß und mit Beschwerden; ferner gebären sie schwer und haben nicht häufig Fehlgeburten; wenn sie aber geboren haben, sind sie nicht imstande, die Kinder zu nähren; denn die Milch versiegt infolge der Härte und Schwerverdaulichkeit des Wassers; Erkrankungen an Schwindsucht treten infolge der Geburten auf; denn durch die gewaltsame Geburt haben sie Rupturen und Krämpfe. Bei den Knaben tritt, solange sie klein sind, Wassersucht in den Hoden auf, später, bei fortschreitendem Alter, verschwindet sie; in dieser Stadt kommen die Kinder spät zur Pubertät.

5. Mit den warmen und kalten Winden und den Städten in solcher Lage verhält es sich nun so, wie zuvor gesagt worden ist. Mit allen denen aber, die nach den Winden zwischen dem Sommer- und Wintersonnenaufgang[10] zu gelegen sind, und mit allen denen, die zu ihnen die entgegengesetzte Lage haben, mit denen verhält es sich folgendermaßen. Alle diejenigen, die nach dem Sonnenaufgang zu liegen, sind natürlich gesünder als die nach Norden und die nach den warmen Winden zu gelegenen, wenn der Zwischenraum auch nur ein Stadion[11] beträgt. Denn erstens stehen Wärme und Kälte in besserem Ausgleich; ferner sind notwendigerweise alle Gewässer, die nach dem Sonnenaufgang zu liegen, klar, wohlriechend und weich, und unter keinen Umständen bildet sich in dieser Stadt Nebel; denn die Sonne verhindert es, da sie hoch steht und herabstrahlt; denn

in der Regel herrscht sie jeweils schon morgens. Das Aussehen der Menschen ist mehr als anderswo von guter Farbe und blühend, wenn nicht eine Krankheit es beeinträchtigt, die Menschen haben eine helle Stimme und sind an Sinnesart und Verstand besser als die nach Norden zu wohnenden, wie ja auch alles übrige, was dort wächst, besser ist. Die so gelegene Stadt ähnelt in der Ausgeglichenheit von Wärme und Kälte am meisten dem Frühling; die Krankheiten sind geringer an Zahl und schwächer, sie gleichen den Krankheiten, die in den Städten auftreten, die nach den warmen Winden zu gelegen sind; die Frauen werden dort sehr oft schwanger und gebären leicht.

6. Mit diesen verhält es sich so. Alle diejenigen Städte aber, die nach dem Sonnenuntergang zu gelegen sind, in denen es einen Schutz vor den von Osten wehenden Winden gibt und an denen die warmen Winde und die von Norden kommenden vorbeiwehen, diese Städte haben zwangsläufig die ungesundeste Lage. Denn erstens ist das Wasser nicht klar; Ursache hierfür ist, daß in der Regel morgens Nebel herrscht, der dadurch, daß er sich mit dem Wasser vermischt, dessen Klarheit verschwinden läßt; denn die Sonne scheint nicht darauf, bevor sie ihren höchsten Stand erreicht hat. Im Sommer wehen morgens kalte Lüfte, und es fällt Tau, in der übrigen Zeit aber dörrt die dem Untergang zuneigende Sonne die Menschen in extremem Maße aus; deshalb sind sie natürlich auch ohne Farbe und schwächlich, und auf Grund dessen, daß sie an allen zuvor genannten Krankheiten Anteil haben, ist keine speziell für sie vorbehalten. Sie haben natürlich eine tiefe Stimme und sind wegen der Luft heiser, weil sie dort in der Regel unrein und feucht ist; denn sie wird von den Nordwinden nicht gründlich gereinigt; denn sie gelangen nicht dorthin; und diejenigen, die zu ihnen gelangen und denen sie ausgesetzt sind, sind sehr feucht. Solche Lage der Stadt gleicht hinsichtlich der Veränderungen im Ablauf des Tages am meisten dem Herbst, weil der Unterschied zwischen dem Zustand am Morgen und dem gegen Abend groß ist.

7. So verhält es sich mit den Winden, die günstig und ungünstig sind; von den übrigen Gewässern will ich ausführen, welche ungesund und welche sehr gesund sind, wieviel Übles und wieviel Gutes natürlicherweise durch das Wasser entsteht; denn es trägt einen sehr großen Teil zur Gesundheit bei. Alles

Wasser, das aus stehenden Gewässern, Sümpfen und Seen stammt, das muß im Sommer warm, dick und übelriechend sein, da es ja keinen Abfluß besitzt, vielmehr muß es, da das Regenwasser immer neu hinzukommt und die Sonne daraufbrennt, von schlechter Farbe sein, Beschwerden verursachen und Gallenabsonderung hervorrufen, im Winter aber muß es infolge von Schnee und Frost gefroren, kalt und trübe sein, so daß es in höchstem Grade Schleimabsonderung und Heiserkeit hervorruft; bei denjenigen, die es trinken, ist die Milz immer groß und verhärtet und der Leib hart, dünn und warm, die Schultern, die Schlüsselbeine und das Gesicht sind abgemagert und abgezehrt; denn die Fleischteile werden von der Milz aufgezehrt, weshalb die Menschen auch mager sind; solche Menschen sind starke Esser und haben Durst, und das Leibesinnere ist bei ihnen sowohl oben als auch unten sehr trocken, so daß sie recht starker Mittel[12] bedürfen. An dieser Krankheit leiden sie im Sommer wie im Winter; außerdem treten sehr viele Fälle von Wassersucht auf, die besonders häufig zum Tode führt; denn im Sommer befallen sie oft Ruhr, Durchfall und lang anhaltendes Viertagefieber[13]; wenn sich diese Krankheiten in die Länge ziehen, lassen sie Menschen mit solcher Natur an Wassersucht erkranken und zugrunde gehen. Diese Krankheiten treten bei ihnen im Sommer auf, im Winter kommt es bei den Jüngeren zu Lungenentzündungen und Geisteskrankheiten, bei den Älteren wegen der Härte des Leibesinneren zu Brennfiebern, bei den Frauen treten Schwellungen und weiße Entzündung auf, sie werden kaum schwanger und gebären schwer; die Embryonen sind groß und aufgedunsen, später beim Nähren neigen die Kinder zu Schwindsucht und verursachen (den Müttern) Beschwerden; und die Reinigung vollzieht sich bei den Frauen nach der Geburt nicht in angemessener Weise. Bei den Knaben entstehen besonders Brüche und bei den Männern Krampfadern und Geschwüre an den Waden, so daß Menschen mit solcher Natur kein langes Leben haben können, sondern vor der rechten Zeit altern. Außerdem meinen die Frauen schwanger zu sein, und wenn der Geburtstermin da ist, verschwindet die Fülle ihres Leibes; dies geschieht aber, wenn die Gebärmutter wassersüchtig ist.

Solche Gewässer sind, wie ich glaube, für jeden Gebrauch schlecht; an zweiter Stelle kommen alle diejenigen, deren

Quellen aus Felsen entspringen — denn sie sind notwendigerweise hart — oder aus der Erde, dort, wo es warme Quellen gibt oder wo Eisen, Kupfer, Silber, Gold, Schwefel, Alaun, Asphalt oder Natron vorkommt; denn alle diese Substanzen entstehen durch die Gewalt der Wärme. Aus solcher Erde kann nun kein gutes Wasser entstehen, sondern nur solches, das hart ist und Hitze verursacht, im Urin schwer ausgeschieden wird und dem Stuhlgang entgegenwirkt. Am besten ist alles Wasser, das aus hochgelegenen Stellen und erdigen Hügeln fließt; denn es ist süß, hell und braucht nur mit wenig Wein versetzt zu werden; im Winter ist es warm und im Sommer kalt; denn so wird es wohl sein, wenn das Wasser aus sehr tiefen Quellen kommt. Am meisten ist das zu loben, dessen Fluß nach dem Sonnenaufgang zu hervorbricht, und mehr noch nach dem sommerlichen Sonnenaufgang zu; denn notwendigerweise ist es heller, wohlriechend und leicht. Alle Wasser, die salzig, schwer verdaulich und hart sind, sind insgesamt nicht gut zu trinken, es gibt aber einige Konstitutionen und Krankheiten, bei denen solche Wasser zu trinken geeignet sind, worüber ich sofort sprechen werde. Auch mit ihnen verhält es sich folgendermaßen: alle die Wasser, deren Quellen nach dem Sonnenaufgang zu gelegen sind, die sind, gemessen an ihrer eigenen Beschaffenheit, die besten; nach ihnen, an zweiter Stelle stehen diejenigen, die zwischen dem sommerlichen Sonnenauf- und -untergang liegen, und zwar eher die nach dem Sonnenaufgang zu liegenden; an dritter Stelle stehen diejenigen, die zwischen dem sommerlichen und dem winterlichen Sonnenuntergang liegen; am schlechtesten sind aber diejenigen, die nach dem Südwind zu zwischen dem winterlichen Sonnenauf- und -untergang liegen, und diese sind für die im Süden Wohnenden sehr schädlich, für die im Norden Wohnenden aber besser. Man muß sie folgendermaßen verwenden: wer gesund und kräftig ist, braucht keinen Unterschied zu machen, sondern er trinke jeweils, was vorhanden ist; wer aber einer Krankheit wegen das Zuträglichste trinken will, wird wohl am ehesten die Gesundheit erlangen, wenn er folgendermaßen verfährt: allen denjenigen, bei denen der Leib hart ist und zur Erhitzung neigt, ist das süßeste, leichteste und klarste Wasser zuträglich; allen denjenigen aber, bei denen der Bauch weich, feucht und voll von Schleim ist, nützt das härteste, am schwersten verdauliche und leicht salzige Wasser;

denn so werden sie wohl am ehesten trocken. Denn alle diejenigen Wasser, die sich am besten kochen lassen und die am leichtesten schmelzen, lösen und schmelzen natürlich auch den Leib am besten; alle diejenigen aber, die schwer verdaulich und hart sind und die sich am wenigsten gut kochen lassen, lassen den Bauch in stärkerem Maße fest und trocken werden. Sind doch die Menschen aus Unkenntnis über das Salzwasser im Irrtum, insofern als man glaubt, es habe eine abführende Wirkung; es wirkt sich aber auf den Stuhlgang in höchstem Grade negativ aus; denn es ist schwer verdaulich und läßt sich schwer kochen, so daß auch der Leib unter seiner Einwirkung eher fest als zum Schmelzen gebracht wird.

8. So verhält es sich mit dem Quellwasser. Wie es sich mit dem Regenwasser verhält und allem Wasser, das sich aus Schnee bildet, will ich jetzt sagen. Das Regenwasser ist am leichtesten, süßesten, feinsten und klarsten. Denn zunächst läßt die Sonne das Feinste und Leichteste von dem Wasser nach oben steigen und zieht es zu sich heran. Das macht das Salz deutlich: das Salzige im Wasser bleibt nämlich infolge seiner Dicke und Schwere zurück und wird zu Salz, das Feinste aber zieht die Sonne infolge seiner Leichtheit zu sich heran; eine derartige Substanz läßt sie aber nicht nur von stehenden Gewässern, sondern auch vom Meer und aus allen Dingen aufsteigen, in denen Feuchtigkeit enthalten ist; sie ist aber in jedem Ding enthalten; auch aus den Menschen selbst zieht sie immer das Feinste und Leichteste an Feuchtigkeit heraus. Es gibt dafür einen schlagenden Beweis: wenn nämlich ein Mensch mit einem Mantel in der Sonne geht oder sitzt, so dürften wohl alle die Teile der Haut, auf welche die Sonne scheint, nicht schwitzen; denn die Sonne zieht immer das, was vom Schweiß zum Vorschein kommt, zu sich heran; alle die Teile aber, die von dem Mantel oder von etwas anderem bedeckt sind, schwitzen; denn die Feuchtigkeit wird zwar von der Sonne mit Gewalt herausgezogen, sie bleibt aber durch die Bedeckung erhalten, so daß sie von der Sonne nicht zum Verschwinden gebracht wird; wenn er aber in den Schatten kommt, schwitzt der ganze Körper in gleicher Weise; denn die Sonne scheint nicht mehr darauf. Deshalb fault dieses Wasser auch am schnellsten von den Wassern und hat einen schlechten Geruch, weil es aus sehr vielen Flüssigkeiten zusammengebracht und zusammengemischt ist, so daß es sehr schnell fault. Außerdem

wird noch, wenn es (von der Sonne) angezogen und in die Höhe geführt wird, wobei es herumwirbelt und sich mit der Luft vermischt, was es an Trübem und Dunklem enthält, ausgeschieden und abgesondert, und es wird zu dicker Luft und zu Nebel; seine klarste und leichteste Substanz aber bleibt zurück und wird süß, da sie von der Sonne erhitzt und gekocht wird; es werden aber auch alle übrigen Substanzen, wenn sie gekocht werden, stets süßer. Solange es nun zerstreut ist und sich noch nicht verdichtet hat, schwebt es in der Höhe; wenn es sich aber irgendwo sammelt und von Winden, die plötzlich aus entgegengesetzten Richtungen aufeinandertreffen, in eins zusammengeballt wird, dann stürzt es dort herab, wo es gerade am stärksten zusammengeballt ist; denn dies wird wahrscheinlich eher dann geschehen, wenn auf die vom Wind zusammengeballten Wolken, die in Bewegung gesetzt sind und dahinziehen, plötzlich ein aus entgegengesetzter Richtung kommender Wind und andere Wolken stoßen; dann ballen sich dort die vordersten zusammen, die hinteren kommen hinzu, so verdichten sie sich, werden dunkel, ballen sich in eins zusammen, stürzen infolge ihrer Schwere herab, und es entsteht Regen. Dies ist der Wahrscheinlichkeit nach das beste Wasser; es muß aber abgekocht und so vor Fäulnis geschützt werden; anderenfalls hat es einen schlechten Geruch, und bei denen, die es trinken, stellen sich Heiserkeit, Husten und Rauheit der Stimme ein.

Die Wasser aber, die sich aus Schnee und Eis bilden, sind alle schlecht. Denn wenn das Wasser einmal gefroren ist, kommt es nicht mehr zu seiner ursprünglichen Beschaffenheit, vielmehr wird, was es an Klarem, Leichtem und Süßem enthält, durch das Gefrieren zerstört, und es verschwindet, das Trübste und Schmutzigste aber bleibt zurück. Du kannst es wohl an folgendem erkennen: wenn du willst, stelle, wenn es Winter ist, ein Gefäß, in das du mit einem Maß Wasser gegossen hast, ins Freie, wo (das Wasser) am ehesten gefrieren wird, wenn du es dann am nächsten Tag in die Wärme gebracht hast, wo das Eis am ehesten auftauen wird, und du das Wasser, wenn das Eis geschmolzen ist, von neuem mißt, wirst du finden, daß es viel weniger ist. Dies ist ein Beweis dafür, daß infolge des Gefrierens das Leichteste und Feinste verschwindet und austrocknet — es ist nämlich nicht das Schwerste und Dickste; denn dies kann doch wohl nicht verschwinden. Deshalb glaube ich nun, daß dieses aus Schnee und Eis entstehende Wasser und das, was diesem nahekommt, für alle Verwendungsmöglichkeiten am schlechtesten ist.

9. So verhält es sich nun mit dem Regenwasser und mit dem Wasser, das sich aus Schnee und Eis bildet; besonders dort leiden die Menschen an Steinen, werden sie von Nierenkrankheiten und Harnzwang befallen, leiden sie an Hüftschmerzen und bekommen Brüche, wo sie sehr verschiedenartiges Wasser trinken, und zwar aus großen Flüssen, in die andere Flüsse einmünden, und aus einem See, in den viele verschiedenartige Zuflüsse gelangen, und alle diejenigen, die Leitungswasser verwenden, das über eine lange Strecke hin und nicht aus einer kurzen Entfernung herangeführt wird; denn es ist nicht möglich, daß das eine Wasser dem anderen gleicht, vielmehr kann das eine süß, das andere salzig und alaunhaltig sein und wiederum anderes aus warmen Quellen stammen; wenn diese sich in eins vermischen, ist es unumgänglich, daß sie untereinander in Aufruhr geraten und daß das stärkste jeweils die Oberhand gewinnt; stark ist aber nicht immer dasselbe, sondern bald dieses, bald jenes, je nach den Winden; denn dem einen verleiht der Nordwind die Stärke, dem anderen der Südwind, und für die übrigen gilt derselbe Sachverhalt; es ist nun unvermeidlich, daß sich bei solchem Wasser in den Gefäßen Schlamm und Sand absetzt, und wenn man davon trinkt, entstehen die zuvor genannten Krankheiten; daß sie aber nicht ausnahmslos bei allen auftreten, will ich zeigen.

Alle diejenigen, bei denen die Verdauung gut vonstatten geht und der Leib gesund ist, die Harnblase nicht zu Entzündungen neigt und der Blasenhals[14] nicht allzu eng ist, urinieren leicht, und bei ihnen ballt sich in der Blase nichts zusammen; bei allen denjenigen aber, deren Leib zu Entzündungen neigt, muß auch die Blase demselben Leiden unterworfen sein; denn wenn sie sich mehr erwärmt, als es ihrer Natur entspricht, entzündet sich ihr Hals; wenn sich aber dieser Zustand bei ihr einstellt, läßt sie den Urin nicht abgehen, sondern sie bewirkt durch Kochen und Brennen, daß er sich in ihr verdichtet, das Feinste und Reinste davon wird abgesondert, geht ab und wird ausgeschieden, das Dickste und Trübste aber ballt sich zusammen und wird fest, zunächst in kleiner Menge, dann aber wird es größer; denn indem es von dem Urin hin- und hergewälzt wird, bindet es alles an sich, was sich an Dickem bildet, und so vergrößert es sich und wird zu einem Stein; und wenn der Betreffende uriniert, so setzt sich der Stein unter dem Druck des Urins vor den Blasenhals, behindert das Urinieren und verursacht starken Schmerz, so daß die Knaben, die an Steinen leiden, die Geschlechtsteile reiben und daran ziehen; denn sie meinen, dort sei die Ursache für das Urinieren. Ein Beweis dafür, daß es sich so verhält: denn die an Steinen Leidenden scheiden sehr klaren Urin aus, weil das Dickste und Trübste davon zurückbleibt und sich zusammenballt. Auf diese Weise kommt es in den meisten Fällen zur Erkrankung an Steinen; ein Stein bildet sich aber auch infolge von Milch, wenn sie nicht gesund ist, sondern allzu warm und gallehaltig; denn sie erwärmt den Leib und die Blase, so daß sich an dem Urin, der sich durch die starke Wärme verdichtet, dieser Vorgang vollzieht; und ich behaupte, daß es besser ist, den Kindern den Wein mit möglichst viel Wasser vermischt zu geben; denn er brennt und trocknet die Adern weniger aus. Bei den Mädchen aber bilden sich nicht in gleicher Weise Steine; denn die Urethra ist kurz und weit, so daß der Urin leicht hindurchgepreßt wird; denn weder reiben sie mit der Hand die Scham wie die Knaben, noch berühren sie die Urethra; denn bei ihnen führt sie geradlinig in die Scham; bei den Männern dagegen verläuft sie nicht geradlinig, und die Urethra ist bei ihnen nicht weit.

10. Mit diesen Dingen verhält es sich nun so oder ganz ähnlich. Was aber die Jahreszeiten betrifft, so wird man wohl, wenn man sich in folgender Weise darüber Gedanken macht, erkennen, wie das Jahr etwa sein wird, ob es Krankheiten hervorruft oder ob es der Gesundheit zuträglich ist. Denn wenn die Zeichen beim Untergang und beim Aufgang der Gestirne der Regel entsprechen, im Herbst Regen fällt, der Winter gemäßigt ist, das heißt weder allzu mild ist noch an Kälte das rechte Maß überschreitet, und im Frühling und im Sommer zur rechten Zeit Regen fällt, so ist zu erwarten, daß das Jahr unter diesen Bedingungen der Gesundheit sehr zuträglich ist. Wenn dagegen der Winter trocken ist und zu dieser Zeit Nordwind herrscht und der Frühling regnerisch ist und zu dieser Zeit Südwind herrscht, so muß der Sommer Fieber mit sich bringen und Augenentzündungen hervorrufen; denn wenn die drückende Wärme plötzlich einsetzt, während die Erde von den Regenfällen im Frühling und vom Südwind noch feucht ist, muß sich die Hitze infolge der durchnäßten und warmen

Erde und durch die brennende Sonne verdoppeln, und da bei den Menschen weder der Leib fest noch das Gehirn trocken ist — denn es ist nicht möglich, daß bei einem Frühling von solcher Beschaffenheit der Körper und das Fleisch nicht feucht sind —, müssen alle sehr heftige Fieber befallen, besonders aber die Menschen von schleimiger Konstitution. Und wenn beim Aufgang des Hundssterns[15] Regen und Sturm einsetzen und die Etesien[16] wehen, ist Hoffnung vorhanden, daß die Fieber aufhören und der Herbst der Gesundheit zuträglich ist; anderenfalls aber besteht die Gefahr, daß bei Kindern und Frauen Todesfälle eintreten, am wenigsten aber bei alten Menschen, und daß die Überlebenden schließlich an Viertagefieber leiden und nach dem Viertagefieber an Wassersucht. Wenn dagegen im Winter Südwind herrscht und diese Jahreszeit regnerisch und mild ist, im Frühling aber Nordwind herrscht und diese Jahreszeit trocken und stürmisch ist, so ist erstens damit zu rechnen, daß alle diejenigen Frauen, die gerade schwanger sind und bei denen die Geburt zum Frühjahr zu erwarten ist, eine Fehlgeburt haben; alle diejenigen aber, die dann doch gebären, bringen erwartungsgemäß schwache und kranke Kinder zur Welt, so daß diese entweder sofort sterben oder als zarte, schwache und kränkliche Geschöpfe am Leben bleiben. Dies geschieht bei den Frauen; bei den übrigen aber treten Ruhr, trockene Augenentzündung und bei einigen Flüsse vom Kopf zur Lunge auf. Es ist zu erwarten, daß bei den Menschen von schleimiger Konstitution und den Frauen Ruhr auftritt, da wegen der Feuchtigkeit ihrer Natur Schleim vom Gehirn herabfließt, bei den Menschen von galliger Konstitution aber wegen der Wärme und Trockenheit ihres Fleisches trockene Augenentzündung und bei den alten Menschen wegen der Lockerheit und Schrumpfung der Adern Flüsse, so daß die einen plötzlich sterben und die anderen rechtsseitig einen Schlaganfall erleiden. Wenn sich nämlich, falls im Winter Südwind herrscht und diese Jahreszeit warm ist, die Teile des Körpers und die Adern nicht verdichten, wird das Gehirn, falls zu Beginn des Frühlings Nordwind herrscht und es trocken und kalt ist, zu dem Zeitpunkt, zu welchem es im Frühling sich lösen und durch Schnupfen und Heiserkeit gereinigt werden müßte, fest und verdichtet sich; folglich treten, wenn der Sommer und die Hitze plötzlich einsetzen, diese Krankheiten auf. Und alle diejenigen Städte, die eine günstige Lage zur Sonne und zu den Winden haben und die über gutes Wasser verfügen, spüren solche Veränderungen weniger, alle diejenigen aber, die nur über Wasser aus Sümpfen und Seen verfügen und keine günstige Lage zu den Winden und zur Sonne haben, spüren sie mehr. Wenn nun der Sommer trocken ist, hören die Krankheiten rascher auf, wenn er aber regnerisch ist, sind sie von langer Dauer, und es besteht die Gefahr, daß sich aus jedem Anlaß fressende Geschwüre bilden, wenn eine Wunde vorhanden ist, und gegen Ende der Krankheiten kommen Durchfall und Wassersucht hinzu; denn der Leib wird nicht leicht trocken. Wenn aber der Sommer regnerisch ist und in dieser Jahreszeit Südwind herrscht und für den Herbst das gleiche zutrifft, dann ist der Winter notwendigerweise ungesund, und es ist zu erwarten, daß bei den Menschen von schleimiger Konstitution und denen, die älter sind als vierzig Jahre, Brennfieber auftreten, bei den Menschen von galliger Konstitution aber Rippenfell- und Lungenentzündung. Wenn der Sommer aber trocken ist und in dieser Jahreszeit Nordwind herrscht, der Herbst dagegen regnerisch ist und in dieser Jahreszeit Südwind herrscht, dann ist für den Winter zu erwarten, daß Kopfschmerzen und Gehirnentzündung auftreten und außerdem Husten, Heiserkeit und Schnupfen, bei manchen aber auch Schwindsucht. Wenn aber in dieser Jahreszeit Nordwind herrscht, wenn sie regenarm ist und weder beim Erscheinen des Hundssternes noch bei dem des Arkturos[17] Regen fällt, dürfte es so wohl den Menschen mit schleimiger Konstitution, denen mit feuchter Konstitution und den Frauen am meisten nützen, für die Menschen mit galliger Konstitution aber ist dies am schädlichsten; denn sie werden allzu trocken, und es treten bei ihnen trockene Augenentzündungen und akute sowie lange Zeit anhaltende Fieber auf, bei manchen aber auch Melancholie; denn der feuchteste und wässerigste Bestandteil der Galle trocknet aus und wird aufgezehrt, der dickste und schärfste aber bleibt zurück, und beim Blut geschieht es in derselben Weise, wodurch bei ihnen diese Krankheiten entstehen. Für die Menschen mit schleimiger Konstitution sind aber alle diese Erscheinungen förderlich; denn sie werden trocken und kommen nicht in feuchtem, sondern in trockenem Zustand in den Winter.

11. Wenn man in dieser Weise sich Gedanken macht und Betrachtungen anstellt, wird man wohl das meiste von dem, was

sich auf Grund der Veränderungen einstellen wird, im voraus wissen. Man muß aber besonders auf die einschneidendsten Veränderungen der Jahreszeiten achten und darf weder absichtlich ein Mittel[18] verabreichen noch eine Bewegung einleiten,[19] die auf den Leib wirkt, noch schneiden, bevor zehn Tage oder auch mehr vergangen sind. Am einschneidendsten und gefährlichsten sind aber folgende: beide Sonnenwenden, und zwar mehr die Sommersonnenwende, und die beiden angeblichen Tagundnachtgleichen, mehr aber die Herbsttagundnachtgleiche. Man muß aber auch auf die Aufgänge der Gestirne achten, und zwar besonders auf den des Hundssterns, ferner auf den des Arkturos und außerdem auf den Untergang der Plejaden[20]. Denn die Krankheiten kommen besonders in diesen Tagen zur Entscheidung[21], und die einen führen zum Tode, andere hören auf, alle übrigen aber gehen in eine andere Form und einen anderen Zustand über.

Hippokrates, Prognostikon, Kap. 1. 2. 25

1. Es scheint mir das beste zu sein, daß der Arzt sich um ein Vorhersehen bemüht; denn wenn er bei den Kranken die gegenwärtigen, vergangenen und zukünftigen Gegebenheiten vorhererkennt und vorhersagt und wenn er alle Einzelheiten aufführt, welche die Patienten auslassen, dürfte man ihm wohl eher vertrauen, daß er den jeweiligen Zustand der Kranken erkennt, so daß die Menschen es wagen, sich dem Arzt anzuvertrauen. Und die Behandlung wird er wohl am zweckmäßigsten durchführen, wenn er auf Grund der gegenwärtigen Zustände die zukünftigen im voraus weiß. Denn es ist unmöglich, alle Kranken gesund zu machen; dies wäre nämlich noch besser, als die zukünftigen Gegebenheiten vorherzuerkennen; da aber die Menschen sterben, die einen, bevor sie den Arzt infolge der Heftigkeit der Krankheit haben rufen können, die anderen aber starben sofort, nachdem sie ihn herbeigerufen hatten — wobei sie teils noch einen Tag, teils aber etwas längere Zeit lebten —, bevor noch der Arzt mit seiner Kunst gegen jede einzelne Krankheit zum Kampf antreten konnte; — man muß nun, wenn man den jeweiligen Charakter derartiger Krankheiten erkannt hat, inwieweit sie die Kraft des Körpers übersteigen, zugleich aber auch, ob den Krankheiten etwas Gött-

liches innewohnt,[1] sie auch vorherzusehen lernen. Denn so dürfte er wohl mit Recht bewundert werden und ein guter Arzt sein. Er wird nämlich diejenigen, bei denen die Möglichkeit zum Überleben besteht, noch leichter am Leben erhalten können, wenn er seit längerer Zeit für alles Vorsorge trifft, und wenn er vorhererkennt und vorhersagt, welche Patienten sterben und welche am Leben bleiben werden, dürfte er wohl frei von Schuld sein.

2. Bei den akuten Krankheiten muß man auf folgendes achten: zunächst auf das Gesicht des Kranken, ob es dem der Gesunden, besonders aber, ob es sich (in seinem gesunden Zustand) gleicht; denn so ist es wohl am besten, wenn es aber der Ähnlichkeit am meisten entgegengesetzt ist, ist es am schlimmsten. Es wird wohl folgendes Aussehen haben[2]: die Nase spitz, die Augen hohl, die Schläfen eingefallen, die Ohren kalt und zusammengeschrumpft, die Ohrläppchen abstehend und die Haut an der Stirn hart, straff und trocken; die Farbe des ganzen Gesichts bleich oder dunkel. Wenn das Gesicht zu Beginn der Krankheit ein derartiges Aussehen hat und es noch nicht möglich ist, aus den übrigen Zeichen Schlüsse zu ziehen, muß man sich erkundigen, ob der Patient nicht etwa an Schlaflosigkeit gelitten hat, ob die Abgänge aus dem Leib sehr wäßrig sind oder ob ihn Hunger quäle; und wenn er etwas hiervon als zutreffend bezeichnet, darf man annehmen, daß es weniger gefährlich ist; es entscheidet sich aber im Verlauf eines Tages und einer Nacht, ob das Gesicht aus diesen Gründen ein solches Aussehen hat; wenn er aber nichts hiervon bejaht und sich nicht in der zuvor genannten Zeit erholt, so wisse, daß dieses Zeichen den Tod ankündigt. Wenn aber das Gesicht bei einer Krankheit, die älter ist als drei Tage, ein solches Aussehen hat, erkundige man sich nach dem, wonach zu fragen ich auch vorher geraten habe, und ziehe die übrigen Zeichen in Betracht, sowohl die am ganzen Körper als auch die an den Augen. Denn wenn diese die Helligkeit meiden, unwillkürlich tränen oder sich verdrehen, das eine Auge kleiner wird als das andere, das Weiße in ihnen sich rötet, sie bläuliche oder schwärzliche Äderchen in sich haben, feuchte Absonderungen um die Augen herum auftreten, die Augen unstet umherwandern, hervorstehen oder stark eingefallen sind oder die Farbe des ganzen Gesichts verändert ist, so nehme man an, daß alle diese Gegebenheiten schlimm sind und Verderben

bedeuten. Man muß aber auch auf den leicht geöffneten Zustand der Augen im Schlaf achten. Denn wenn sich bei geschlossenen Augenlidern etwas von dem Weißen zeigt, ohne daß der Patient zuvor Durchfall gehabt oder ein Abführmittel eingenommen hätte oder daran gewöhnt wäre, so zu schlafen, so ist das Zeichen äußerst schlimm und kündigt unbedingt den Tod an. Wenn aber das Augenlid, die Lippen oder die Nase sich in Verbindung mit einem der übrigen Zeichen verkrümmen oder bläulich verfärben, so muß man wissen, daß der Patient dem Tode nahe ist.

25. Derjenige, der in richtiger Weise vorhererkennen will, welche Patienten am Leben bleiben und welche sterben, bei welchen die Krankheit noch eine größere und bei welchen sie nur eine geringere Anzahl von Tagen andauert, muß aber alle Zeichen erkennen und sich so sein Urteil bilden, indem er sie in ihrer Bedeutung gegeneinander abwägt, wie es unter anderem auch im Hinblick auf die Urinausscheidungen und den Auswurf beschrieben worden ist, wenn der Patient (z. B.) zugleich Eiter und Galle beim Husten auswirft. Man muß aber auch die Ausbreitung der jeweils epidemisch auftretenden Krankheiten rasch in Erwägung ziehen, und der Zustand des Klimas darf nicht unberücksichtigt bleiben. Man muß jedoch über die sicheren Anzeichen und die übrigen Zeichen gut Bescheid wissen, daß im ganzen Jahr und in jedem Klima die schlechten Zeichen etwas Schlechtes und die guten Gutes bedeuten, da sich wie in Libyen so auch auf Delos und bei den Skythen die vorher beschriebenen Zeichen als richtig erweisen. Man muß nun recht wohl wissen, daß es nichts Erstaunliches bedeutet, in jeweils demselben Gebiet in einer vervielfachten Zahl von Fällen das Richtige zu treffen, wenn jemand, der die Zeichen kennt, sie richtig zu beurteilen und abzuwägen versteht. Man braucht aber den Namen keiner Krankheit zu vermissen, der hier nicht verzeichnet ist; denn alle Krankheiten, die innerhalb der zuvor angegebenen Zeiten ihre Krise haben, wird man an denselben Zeichen erkennen.

Rufus von Ephesos, Die Fragen des Arztes an den Kranken, Kap. 1—9

1. Man muß dem Kranken Fragen stellen, auf Grund derer wohl manches von dem, was die Krankheit betrifft, genauer erkannt und besser behandelt werden kann. Als ersten Grundsatz stelle ich den auf, die Erkundigungen von dem Kranken selbst einzuziehen. Denn daraus kann man wohl erkennen, inwieweit der Patient geistig krank oder gesund ist, seine Kraft und Schwäche, und an welcher Art von Krankheit und an welcher Körperstelle er erkrankt ist. Wenn er nämlich der Reihe nach, mit gutem Erinnerungsvermögen und angemessen antwortet, ohne in sprachlicher oder geistiger Hinsicht den geringsten Fehler zu machen, und wenn er nach dem ihm eigenen Temperament antwortet — und zwar, wenn er sonst korrekt ist, daß er dann freundlich und korrekt antwortet, daß aber wiederum derjenige, der von Natur dreist oder feige ist, dreist oder ängstlich antwortet —, so muß man von ihm annehmen, daß er immerhin in seinem Geisteszustand normal ist. Wenn du dagegen nach bestimmten Dingen fragst, er aber etwas anderes antwortet und wenn er mitten im Sprechen den Faden verliert, die zitterige Stimme und die undeutliche Sprache sowie die Veränderungen seiner ursprünglichen Verhaltensweise in ihr Gegenteil, das alles sind Anzeichen für Geistesstörungen. Auf etwa diese Weise kann sich aber auch Schwerhörigkeit des Kranken bemerkbar machen. Man muß aber, wenn er nicht hört, zusätzlich die Anwesenden fragen, ob er auch schon früher etwas schwerhörig war oder ob er es infolge der gegenwärtigen Krankheit geworden ist; denn dies hat für die Diagnose große Bedeutung.
Kraft und Schwäche des Kranken kann man wohl daran erkennen, wenn der eine mit kräftiger Stimme und nacheinander berichtet, was geschehen ist, der andere aber gleichsam häufig stockend und mit schwacher Stimme; die Art der Krankheit aber ...[1] daß es sich, wenn keine Melancholie[2] vorliegt, um Heiserkeit, Lähmungserscheinungen an der Zunge und um irgendwelche Erkrankungen handelt, die im Brustkorb und im Bereich der Lunge aufzutreten pflegen. Denn auf melancholische Zustände deuten sowohl Dreistigkeit als auch unangebrachte Niedergeschlagenheit; ob sich der Patient aber in ausgelassener bzw. in gedrückter Stimmung befindet, wird

besonders an dem deutlich, was er sagt, es wird aber auch auf andere Weise deutlich. Wenn indessen diese Probe bei ihm zusätzlich vorgenommen wird, dürfte die Krankheit schon klar erkannt werden. Auch bei jemandem, dem eine Erkrankung an Lethargie[3] unmittelbar bevorsteht, wird dies an seinen Antworten deutlich, sowohl an dem Vergessen dessen, was er gerade berichtet, als auch an der Undeutlichkeit seiner Sprache. So ist es nun bei Fiebern; ohne sie muß man mit Krämpfen und epileptischen Anfällen rechnen. Generell wird man wohl alle Erkrankungen, die zur Kategorie der Geistesstörungen rechnen, hieran leichter als auf andere Weise erkennen; die Erkrankungen im Brustkorb aber sowohl an der hohen Stimmlage als auch an der Rauheit der Stimme: denn bei dem Schwindsüchtigen und dem an Atemnot Leidenden ist die Stimme hoch, bei demjenigen aber, der ein Empyem[4] hat, bei dem, der heiser ist, und bei dem, der unter Katarrh leidet, ist sie rauher. Die an der Zunge Gelähmten sind dagegen gänzlich ohne Stimme.

Zunächst muß man also, wie gesagt, den Kranken selbst nach dem befragen, was man wissen muß, dann aber auch die Anwesenden, falls es hindernde Umstände gibt, es von dem Kranken zu erfahren. Als hindernde Umstände kommen in Betracht, wenn jemand stark geistesgestört ist, einen Schlaganfall gehabt hat, an Lethargie oder Katochus[5] leidet, die Stimme verloren hat, in der einen oder anderen Weise beschränkt ist, völlig schwach ist, oder jemand, für den es zuträglich ist, möglichst wenig zu sprechen, wie derjenige, der an Blutsturz aus der Lunge leidet. Einen anderen muß man auch über ein Kind und über einen sehr alten Menschen befragen und über einen Anderssprachigen einen Gleichsprachigen.

2. Man muß aber zunächst nach dem Zeitpunkt fragen, zu dem er krank wurde; denn das ist sowohl für die Behandlung als auch für das Erkennen der Krisentage nützlich; es dürfte nämlich genügen, um ihre Perioden zu beachten. Auch für die gesamte Diagnose der Krankheit bedeutet es einen großen Nutzen, den Anfangspunkt zu kennen. Denn dieselben Symptome bedeuten zu unterschiedlichen Zeitpunkten etwas anderes, wie zum Beispiel die Gelbsucht, wenn sie vor dem sechsten und dem siebenten Tag auftritt, bei einer Fiebererkrankung gefährlich ist, danach aber schon die Krisis herbeiführt und Urin und Stuhlgang, wenn sie zu Beginn

wäßrig und roh sind, ein weniger schlimmes Zeichen darstellen, bei Patienten in fortgeschrittenem Stadium dagegen ein verdächtigeres; so ist es denn ein ernstes Zeichen, wenn am vierten Tag in leichter Form Blut aus der Nase tropft, heftiges Nasenbluten am vierten Tag wirkt sich dagegen hemmend auf die Krisis aus, obwohl es sie später herbeiführt. Dies wird man also erkennen, wenn man nach dem ersten Tag fragt, an dem er krank wurde, sowohl die Heftigkeit als auch das Ausmaß der Erkrankung, ob es sich zeigt, daß die Krankheitssymptome in dem einen Fall rasch und auf einmal, in dem anderen aber langsam und im Verlauf eines längeren Zeitraums hervorbrechen.

Ebenso wie den periodischen Verlauf wird man aber auch erkennen, ob sich die Krankheit in einer gewissen Ordnung verschlimmert oder ob sie zu Beginn ohne jede Ordnung verläuft, später aber einer gewissen Ordnung unterliegt. Aber auch das Aufhören des Dreitagefiebers[6] sowie das Umschlagen einiger anderer Krankheiten und die bei ihnen bestehende Gefahrlosigkeit wird man hieraus erkennen. Es ist nun meiner Meinung nach in so vielen Beziehungen nützlich, wenn man sich nach dem Anfang der Krankheit, wann der Patient krank wurde, erkundigt.

3. Danach ist aber die Frage zu stellen, ob das, was ihm jetzt zugestoßen ist, eine der bei dem Patienten gewöhnlich auftretenden Krankheiten ist oder nicht und ob es auch früher schon vorgekommen ist. Viele werden nämlich gewöhnlich von denselben Krankheiten befallen, sie leiden an denselben Erkrankungen und werden auf dieselbe Weise behandelt; vor ihnen könnte der Arzt sich wohl auch fürchten, weil sie seiner Meinung nach sehr schwer zu verhindern und nicht angemessen zu behandeln sind, obwohl sie wenigstens bei diesem Patienten weder kompliziert sind noch sich in einer für die vorliegende Krankheit unangemessenen Weise behandeln lassen. Denn bei allen ist die Gewöhnung für das leichtere Ertragen der Krankheit und für die Heilung von größter Bedeutung. Deshalb glaube ich, man fragt wohl auch mit Recht nach der Veranlagung jedes einzelnen in jeder Beziehung. Denn wir sind nicht alle in derselben Weise veranlagt, sondern wir unterscheiden uns sogar in jeder beliebigen Hinsicht beträchtlich voneinander. Denn einerseits wird man, wenn man betrachten will, wie es sich mit den Verdauungen verhält, finden,

daß für den einen dies, für den anderen jenes leicht bzw. schwer verdaulich ist; andererseits haben alle Heilmittel, die man zum Zweck einer Reinigung und als harntreibende Mittel einnimmt, bei den einen diese, bei den anderen jene Wirkung, indem die zu den Abführmitteln gehörenden auch Erbrechen erregen, die zu den Brechmitteln gehörenden auch nach unten abführen. Generell ist nichts Derartiges so festgelegt, daß es für den Arzt auf einen einzigen Sachverhalt hinausliefe. Man muß nun auch von dem Kranken erfahren, wie er auf jedes einzelne, sei es Getränk oder Speise, reagiert; und falls er nun mit irgendeinem Heilmittel über eine eindeutige Erfahrung verfügt, so darf man auch sie nicht außer acht lassen. Denn so wird man wohl oft Erfolg haben, falls man sich auch bei dem Kranken nach den bei ihm in ungewöhnlicher Form eintretenden Reaktionen erkundigt.

Insgesamt soll man sich aber erkundigen, ob er mit gutem Appetit oder ohne Appetit ißt, ob er Durst hat oder nicht, sowie nach seinen Gewohnheiten in allen Dingen; denn auch dies ist wichtig, daß man nicht weniger als über die Veranlagung auch über die Gewohnheiten Bescheid weiß. Sie nehmen nämlich auch die gewohnte Speise mit geringerem Schaden zu sich als diejenige, die sonst wohl die beste zu sein scheint, und in der Form, in der sie sie üblicherweise zu sich nehmen, in der Menge und in der Zubereitung. Alle gewohnten Dinge sind ja sowohl für den Kranken als auch für den Gesunden besser. Eine genauere Prognose könnte wohl auch aus den Gewohnheiten gewonnen werden, soweit sie das Urteilsvermögen des Patienten, seine Art, Gespräche zu führen und sich zu zerstreuen, sowie jede beliebige andere Tätigkeit betreffen; denn was für einen Gesunden Gewohnheit ist, bedeutet bei Krankheiten nichts Auffälliges.

Und hierbei gibt es nichts, was der Arzt von sich aus erkennen könnte, falls er sich nicht entweder bei dem Kranken oder bei einem anderen der Anwesenden erkundigt. Ich persönlich wundere mich daher über den Arzt Kallimachos[7], der als einziger von den früheren Ärzten, soweit man sie jedenfalls in Betracht ziehen könnte, bestritt, daß es erforderlich sei, irgendeine Frage zu stellen sowohl bei den übrigen Krankheiten als auch bei den Verletzungen und besonders denen des Kopfes; es reichten nämlich auch die in jedem Fall vorhandenen Zeichen aus, die Krankheit und ihre Ursache zu kennzeichnen; auf Grund der Zeichen könne alles vorhererkannt und könne noch besser behandelt werden. Indessen sei es auch nicht einmal notwendig, daß nach den vorangehenden Ursachen der Krankheiten gefragt wird, zum Beispiel nach der Gestaltung der Lebensweise und den übrigen Beschäftigungen, und ob es der Fall war, daß er nach einer Erschöpfung bzw. nach einer Abkühlung krank geworden ist; denn der Arzt brauche nichts von diesen Dingen in Erfahrung zu bringen, falls er die als Symptome der Krankheiten auftretenden Zeichen genau studiert habe. Ich glaube jedoch, daß jemand zwar auch von sich aus vieles von dem, was mit den Krankheiten zusammenhängt, herausfinden kann, daß es aber besser und eindeutiger mit Hilfe der Fragen geschieht. Denn wenn diese Ermittlungen mit den Symptomen übereinstimmen, ist es leichter, den gegenwärtigen Zustand zu erkennen. Denn einerseits werden wir wohl, falls der Kranke sagt, er habe seine Lebensweise, wie sie früher war, in der Aufnahme von Speise und Trank überschritten, und an Erscheinungen leidet, wie sie bei einer Überfüllung ganz natürlich sind, deutlich erkennen, daß die Krankheit in einer Überfüllung besteht, und darauf werden wir wohl die ganze Behandlung abstellen. Andererseits werden wir aber, falls er sagt, er habe sich sehr angestrengt, und an Erscheinungen leidet, wie sie für jemanden, der sich angestrengt hat, ganz natürlich sind, auch daran im Hinblick auf die Krankheit leichter erkennen, daß es sich um eine Erschöpfung handelt, und die der Erschöpfung entsprechende Behandlung anwenden.

Tatsächlich enthalten solche Erscheinungen ein gewisses, schon aus den Symptomen resultierendes Anzeichen für das Erkennen; was aber die Dauer der Krankheit, die Gewohnheit in allen Dingen und die besondere Veranlagung jedes einzelnen betrifft, so scheint mir jemand diese Gegebenheiten, ohne zu fragen, nicht zu erkennen, und sie zu wissen scheint mir für die Heilkunst ausschlaggebender zu sein als alles andere.

4. Und in der Tat ist die Diagnose der Krankheiten bei den innerlich und bei den äußerlich bedingten Vorgängen verschieden; und in gewisser Weise scheint die Diagnose der innerlich bedingten ein schwierigeres Unterfangen zu sein als die der äußerlich bedingten. Falls nämlich der Patient zittert, so ist das Zittern vor Kälte oder Furcht weniger bedenklich, das infolge einer inneren Ursache dagegen gravierender. Und

falls er deliriert, so ist der Zustand infolge von Trunkenheit und eines Mittels, das Wahnvorstellungen hervorruft, leichter zu heilen, sonst aber ist er schwieriger. So wirst du aber in allen Fällen finden, daß auch die Art der Behandlung in keiner Weise gleichartig ist. Denn wenn Erschöpfungszustände auftreten, teils infolge starker Anstrengung, teils infolge von Überfüllung, so nützen nun bei den einen Ruhe, Schlaf, leichte Massage und warme Bäder, bei den anderen aber körperliche Belastung, Wachen und jede andere Entleerung. So sehr ist es für den Arzt von Bedeutung, auch nach den Ursachen zu fragen, und es ist nicht möglich, sie zu kennen, ohne daß man gefragt hat. Folglich muß man auch bei den Zeichen fragen, falls etwas bläulich verfärbt ist, ob es vielleicht infolge eines Schlages, infolge des Alters oder infolge der Jahreszeit geschehen ist; denn die sonst bei Fiebern auftretenden bläulichen Verfärbungen zeigen den Tod an; falls aber die Zunge trocken ist, ob dies vielleicht bei jemandem der Fall ist, der durstig war oder der starken Stuhlgang gehabt hat, und falls sie dunkel gefärbt ist, ob er vielleicht etwas Schwarzes gegessen hat; denn solche Dinge sind wohl nicht verdächtig. Ebenso soll man auch nach den während der Krankheit erfolgten Ausscheidungen fragen, nach Urin, Stuhlgang und Speichel. Denn auch dabei ist es im Hinblick auf ihre Menge, Zusammensetzung und Farbe von großer Bedeutung, auch die Speisen der Patienten zu kennen, wie viele, welche Speisen und wann sie aufgenommen wurden.

5. Zu fragen ist aber auch nach dem Schlaf, ob er geschlafen hat oder nicht, wie es sich bei ihm gewöhnlich mit Schlaf und Schlaflosigkeit verhält und ob er vielleicht irgendwelche Visionen oder Träume hat, da der Arzt auch aus diesen Gegebenheiten Schlüsse ziehen kann. Es ist nun nicht möglich, alles in allen Einzelheiten zu verzeichnen, sondern nur so viel, daß es den Sachverhalt in seinem Wesen deutlich macht und den Arzt daran erinnert, nichts von solchen Dingen auszulassen.

Denn Myron aus Ephesos, ein Ringkämpfer, der gesund zu sein glaubte, hatte folgenden Traum: er hatte die Vorstellung, die ganze Nacht lang in einem dunklen See mit trinkbarem Wasser zu sein. Und dies erzählte er nach dem Aufstehen seinem Trainer. Der aber führte ihn, ohne dem Traum irgendeine Bedeutung beizumessen, zu den Übungen; und er hatte sie

noch nicht zur Hälfte absolviert, da befallen ihn Atemnot, Beklemmung und ein Zucken der ganzen Brust, sofort war er seiner Arme und Beine nicht mehr mächtig, sofort verlor er die Stimme; nicht viel später stirbt er. Er wäre, glaube ich, nicht gestorben, wenn er einen umsichtigen Trainer gehabt hätte und vor den Übungen eine kräftige Blutentleerung an sich hätte vornehmen lassen. Ein anderer hatte bei einem heftigen Fieber oftmals die Vorstellung, daß ein Äthiopier[8], der sich im Schlaf bei ihm einstellte, mit ihm ringe und ihn würge. Auch dieser erzählte seinem Arzt den Traum. Der aber machte sich nicht einmal selbst darüber Gedanken, was er wohl bedeutete, bevor die Krankheit durch ein heftiges Nasenbluten ihre Krise erfuhr. Bei demjenigen aber, der die Vorstellung hatte, im Kaÿstros[9] zu schwimmen, wurde die Krankheit chronisch und ging schließlich in Wassersucht über.
Ich bin völlig davon überzeugt, daß entsprechend dem Zustand der im Körper vorhandenen Säfte Traumvorstellungen zustande kommen, die dem Menschen gute und schlimme Vorgänge anzeigen, bei denen es keine andere Möglichkeit gibt, sie zu erfassen, außer daß man es sich erzählen läßt.
6. Wie steht es aber mit den angeborenen Krankheiten? Ist es möglich, sie auf anderem Wege zu erkennen, oder auch sie offensichtlich nur dann, wenn man fragt? Und es dürfte wohl niemand behaupten, die Frage sei unangebracht, wenn dies nicht auch für die Erkenntnis gilt, ob eine leicht bzw. eine schwer zu behandelnde Krankheit vorliegt, da die Annahme zu Recht besteht, daß jede angeborene Krankheit schwerer zu heilen ist als eine nicht angeborene. Doch auch eine Periode[10], die sich herausgebildet hat, eine Verlagerung der Krankheit[11] und alle Symptome, die vorher aufgetreten waren, auch diese Gegebenheiten muß man durch Fragen erkennen; und es bedeutet sowohl für die Vorhersage als auch für die Behandlung keinen geringen Nutzen, wenn sie in die Betrachtung einbezogen werden.
7. Man muß aber auch nach der Art der Lebensweise fragen, die sich der Patient im Zustand der Krankheit, nicht, wenn er gesund ist, zu eigen gemacht hat; denn dies ist über ihn schon vorher gesagt worden; zum jetzigen Zeitpunkt geht es aber darum, wie er während der Krankheit gelebt hat, um die Heilmittel, wenn er welche eingenommen hatte, um die gesamte Behandlung, der er unterzogen worden ist, und wie er

in allen Fällen offenbar reagiert. Denn um den gegenwärtigen Zustand zu verändern, um in den früheren Gegebenheiten keinen Wechsel eintreten zu lassen und um herauszufinden, ob er etwas von dem, was erforderlich ist, unbeachtet gelassen hat, ist es nützlich, solche Dinge zu wissen.

Fragen muß man aber auch, ob er die Nahrung zu sich genommen hat oder nicht. Denn ich behaupte, es ist nicht einmal möglich, dies von sich aus zu erkennen. Und doch scheint es bei dem einfachen Volk eine ganz lächerliche Frage zu sein, falls man nicht sofort nach der Berührung des Kranken[12] weiß, daß er gegessen hat, sondern sich erst bei einem anderen erkundigt. Mir aber erscheint auch dies zu erkennen unmöglich, ohne daß man danach gefragt hat, ebenso wie auch, wann, welche und wieviel Nahrung er zu sich genommen hat. Denn wenn man aus der Kraft bzw. aus der Schwäche seine Schlüsse zieht, wird man sich häufig in vielen Beziehungen in die Irre führen lassen; denn auch wenn jemand die ausreichende Menge zu sich genommen hatte, wurde er nicht hinreichend gekräftigt, und nichts zu sich zu nehmen hat schon manchen mehr gekräftigt, besonders, wenn er infolge einer Überfüllung krank ist.

Es ist aber auch zu fragen, welche Speise ihm am angenehmsten ist. Denn diese nützte in gewisser Weise mehr als die kräftigste, da sie auch leichter verdaut wird als die unangenehme. Denn da er die unangenehme Speise nicht kaut und sie so hinunterschluckt, teilt sie die Nährkraft jedes einzelnen Bestandteils nur in schwacher Form mit, wenn er sie aber verdaut und (im Körper) verteilt, dürfte sie diese wohl nicht in ähnlich schwacher Form mitteilen.

Man muß aber auch nach dem fragen, was leicht verdaulich ist, was Harn treibt, was sauer wird und was sonst irgendwie verdirbt[13]; denn diese Dinge betreffen jeden einzelnen für sich und gelten nicht allgemein. Deshalb möchte ich wohl auch demjenigen Arzt, der jetzt zum erstenmal mit einem Kranken in Berührung kommt, meine Anerkennung bekunden, wenn er nicht nur aus sich heraus die Behandlung ausfindig macht, sondern auch jemanden von denen, die mit dem Kranken vertraut sind, zur Beratung heranzieht, am besten einen Arzt, anderenfalls aber auch einen Laien. Denn so wird er das Zuträgliche nicht verfehlen.

8. Auch muß man sich nach allen den Schmerzen erkundigen,

die bei den Krankheiten auftreten. Denn man kann zwar auch aus anderen Anzeichen erschließen, daß jemand Schmerzen hat, aus seinem Stöhnen und Schreien, daraus, daß er sich hin- und herwirft, aus seiner Beklemmung, seiner Körperlage, seiner Farbe, seiner Magerkeit und aus der Berührung mit den Händen, sei es, daß du (ihn) berühren willst ...[14]; denn es zeigt sofort die schmerzende Stelle an; der Kranke drückt aber auch selbst besonders die schmerzenden Stellen, so daß man wohl auch nicht fehlgeht, wenn man die Schmerzen derer, welche die Stimme verloren haben, aus solchen Anzeichen erschließt. Es ist aber auch möglich, an dem Jammern die Schmerzen der Kranken zu erkennen, man muß sich aber auch noch erkundigen; und nicht einmal dies reicht für die vollständige Diagnose aus, da viele schon infolge ihrer Verweichlichung und Zimperlichkeit mit nicht geringerer Verstellungskunst als diejenigen, die in den Tragödien wehklagen, einen Schmerz vorgespielt haben. Man muß aber auch auf die übrigen Dinge achten, ob der Patient besonnen, tapfer und selbstbeherrscht ist; denn dieser wird wohl in dem, was mit der Krankheit zu tun hat, nichts vortäuschen. Da aber die Schmerzen oft auch in Perioden auftreten, muß man auch danach fragen. Denn es ist offensichtlich nicht notwendig, sich zu erkundigen, wann die übrigen Anfälle auftreten, wenn man die der Schmerzen übergeht.

9. Es bringt wohl auch einen Nutzen, sich danach zu erkundigen, wie es bei dem Patienten mit den Vorgängen im Bauch bestellt ist, ob er eine gute Verdauung hat oder nicht; und ebenso nach den Verhältnissen bei den anderen Ausscheidungen. Denn auch Schweißabsonderung, Urinausscheidung und Erbrechen erfolgen bei den einen leicht, bei den anderen schwerer.

Galen, Über die erkrankten Körperteile, Buch V, Kap. 8

... Ich für meinen Teil wurde, unmittelbar als ich nach Rom zurückgekehrt war,[1] von dem Philosophen Glaukon[2] auf Grund folgender Diagnose in hohem Grade bewundert. Denn als er mir auf der Straße begegnete, sagte er, ich sei ihm im rechten Augenblick unter die Augen gekommen; und nachdem er mir so die Hand gegeben hatte, sagte er: „Wir sind in der

Nähe des Kranken, den ich gerade besucht habe, und ich bitte dich, mit mir zu ihm zu gehen; es handelt sich um den Arzt von Sizilien, den du vor wenigen Tagen mit mir hast spazierengehen sehen." — „Was ist es denn, was ihm fehlt?" entgegnete ich. Sehr bereitwillig bekannte er mit größter Offenheit — denn er war gar nicht dazu in der Lage, seine Gedanken zu verbergen und verschlagen zu sein —: „Da mir gestern Gorgias und Apellas[3] und ihr Kreis mitteilten, du habest Diagnosen und Prognosen gestellt, die mehr mit Wahrsagerei als mit Medizin zu tun haben, wünsche ich selbst eine Probe zu bekommen, nicht so sehr von dir als vielmehr von den Möglichkeiten der Medizin, ob sie in der Lage ist, solche Diagnosen und Prognosen zu stellen." Dies sagte er also, und schon waren wir an der Tür des Kranken, so daß ich nicht einmal mit einer Entgegnung auf seine Herausforderung antworten und sagen konnte, was ich, wie ihr wißt, häufig sage, nämlich daß sich uns bisweilen durch glückliche Umstände einige sichere Zeichen zeigen, daß aber bisweilen alle zweifelhaft sind und wir deshalb eine zweite und dritte Untersuchung abwarten. Und in der Tat begegnete uns unmittelbar nach unserem Eintreten jemand, der aus dem Schlafzimmer ein Becken zum Abort hinaustrug, das gleichsam Spülwasser von frisch geschlachtetem Fleisch enthielt, eine dünne Blutflüssigkeit, ein sehr sicheres Zeichen für eine erkrankte Leber. Als ob ich es nun überhaupt nicht gesehen hätte, ging ich zusammen mit Glaukon zu dem Arzt hinein und legte meine Hand an sein Handgelenk, da ich erkennen wollte, ob in dem Organ auch eine Entzündung vorhanden sei oder nur eine Erschlaffung. Da der zu Bett Liegende, wie ich sagte, Arzt war, sagte er, er habe sich gerade niedergelegt, nachdem er Stuhlgang gehabt hatte, „folglich stelle in Rechnung, daß auch infolge des Aufstehens die Häufigkeit der Pulsschläge etwas zugenommen hat". Dies sagte er, ich aber fand die Andeutung für eine Entzündung; nachdem ich dann auch noch ein kleines Töpfchen an der Tür hatte stehen sehen, das in einem Honigmischtrank zubereiteten Ysop enthielt, schloß ich daraus, daß der Arzt glaubte, er leide an einer Rippenfellentzündung, da er an den falschen Rippen Schmerzen hatte, die bisweilen auch bei Leberentzündungen zusätzlich auftreten; ich überlegte mir, daß er, da er diese Schmerzen spürte — denn er atmete häufig und flach und wurde von leichten Hustenanfällen gereizt —, glaubte, er leide an einer Rippenfellentzündung, und deswegen den Ysop in dem Honigmischtrank zubereitet hatte. Nachdem ich nun erkannt hatte, daß mir auch der Zufall den Weg wies, so daß ich bei Glaukon an Ansehen gewinnen konnte, legte ich meine Hand auf der rechten Seite auf die falschen Rippen des Kranken, und indem ich zugleich auf die Stelle wies, sagte ich, dort habe er Schmerzen; als er es bestätigte, erschien mir Glaukon, im Glauben, das Erkennen des erkrankten Körperteils sei allein auf Grund des Pulses erfolgt, sichtlich verwundert. Damit ich ihn nun noch mehr in Erstaunen versetzte, fügte ich noch folgendes hinzu: „Wie du bestätigt hast, daß du dort Schmerzen hast, so bestätige noch, daß du auch das Bedürfnis hast zu husten und daß du in größeren Abständen Anfälle von leichtem, trockenem Husten ohne Auswurf hast." Als ich dies sagte, bekam er zufällig einen solchen Hustenanfall, wie ich ihn beschrieben hatte, so daß Glaukon sich in großer Verwunderung nicht mehr zurückhielt, sondern sich mit lauter Stimme in Lobeshymnen erging. „Glaube nun nicht", sagte ich, „daß die Heilkunst nur diese Dinge bei den Kranken aufzuspüren in der Lage ist, sondern außerdem auch noch das, was ich jetzt sagen will; der Kranke selbst wird es bezeugen." Indem ich dann wieder begann, sagte ich zu ihm: „Sooft du stärker atmest, spürst du offensichtlich, daß der Schmerz an der Stelle, die ich dir gezeigt habe, heftiger wird, du spürst aber auch, daß ein Gewicht rechts auf dem Oberbauch liegt." Daraufhin konnte nicht einmal mehr der Kranke selbst ruhig bleiben, sondern er brach zusammen mit Glaukon in laute Bewunderung aus. Da ich nun die Gunst jenes Augenblicks spürte, wagte ich auch vom Schlüsselbein anzudeuten, daß es gleichsam herabgezogen werde; da ich aber wußte, daß dies eine Begleiterscheinung der starken Entzündungen an der betreffenden Stelle wie auch der Verhärtungen ist, hatte ich nicht den Mut, es offen zu sagen, indem ich mich so davor hütete, dem zuvor geernteten Lob in irgendeiner Weise Abbruch zu tun. Mir kam nun der Gedanke, mich zu äußern, ohne ein Risiko einzugehen, und nachdem ich den Kranken angesehen hatte, sagte ich: „Du wirst binnen kurzem das Gefühl haben, daß das Schlüsselbein herabgezogen wird, wenn dies bei dir nicht schon eingetreten sein sollte." Als er es bestätigte und ich sah, daß der Kranke wunder wie erstaunt war, sagte ich: „Ich werde noch eine Enthüllung zu dem Gesagten hinzufügen; denn ich will auch die Meinung des Kranken angeben, die er von der Krankheit hat, an der er leidet." Glaukon äußerte nun, er habe auch im Hinblick auf diese Enthüllung volles Vertrauen; der Kranke selbst aber, erstaunt über das Unerwartete meines Versprechens, blickte mich scharf an, indem er seine Aufmerksamkeit auf die kommenden Ausführungen richtete. Als ich indessen sagte, er glaube, die Krankheit, die ihm zu schaffen mache, sei eine Rippenfellentzündung, bestätigte er es voller Verwunderung, und zwar nicht er allein, sondern auch sein Sklave und derjenige, der ihm erst vor kurzem, als ob er an Rippenfellentzündung litte, einen warmen Umschlag mit Öl gemacht hatte. Glaukon aber hatte seit jener Zeit von uns und der ganzen Heilkunst eine hervorragende Meinung, obwohl er vorher der Ansicht gewesen war, die Heilkunst könne nichts Bedeutendes leisten, und zwar glaubte er dies auf Grund der Tatsache, daß er noch niemals Männern begegnet war, die eine hervorragende Ausbildung erfahren hatten.[4]...

Hippokrates, Aphorismen, Buch II, Aph. 52

Wenn man alles der Regel entsprechend ausführt, soll man, wenn die der Regel entsprechenden Ergebnisse nicht eintreten, nicht zu etwas anderem übergehen, solange der ursprünglich gefaßte Beschluß Gültigkeit behält.[1]

Hippokrates, Aphorismen, Buch VII, Aph. 87

Alles, was die Heilmittel nicht heilen, heilt das Eisen; alles, was das Eisen nicht heilt, heilt das Feuer; was aber das Feuer nicht heilt, das muß als unheilbar gelten.[2]

Hippokrates, Epidemien, Buch I, 10. Krankengeschichte

Den Mann aus Klazomenai[1], der beim Brunnen des Phrynichides[2] zu Bett lag, befiel Fieber. Zunächst hatte er Kopf-, Hals- und Hüftschmerzen, sogleich stellte sich Taubheit ein; der Schlaf blieb aus, heftiges Fieber ergriff ihn, der Oberbauch war geschwollen, jedoch nicht allzu sehr, es trat eine Spannung auf, die Zunge war trocken. Am vierten Tag war er zur Nacht hin im Delirium. Am fünften Tag sehr schlechtes Befinden. Am sechsten Tag verschärfte sich alles. Um den elften Tag ließ es ein wenig nach. Aus dem Leib gingen zu Anfang und bis zum vierzehnten Tag dünne, wäßrig-gallige Ausscheidungen in großer Menge ab; die Ausscheidung des Stuhls ging mühelos vonstatten. Dann blieb der Stuhlgang aus, der Urin war bis zum Schluß dünn, aber von guter Farbe und reichlich; er wies, etwas verstreut, Flocken auf; sie setzten sich nicht. Um den sechzehnten Tag schied er ein wenig dickeren Urin aus; dieser hatte geringen Bodensatz. Er hatte etwas Erleichterung; sein Bewußtsein war klarer. Am siebzehnten Tag war der Urin wieder dünn, und an beiden Ohren traten mit Schmerzen verbundene Schwellungen auf; der Schlaf blieb aus, er phantasierte, die Beine schmerzten. Am zwanzigsten Tag hatte er ohne Fieber die Krise, er hatte keine Schweißausbrüche und war bei völlig klarem Bewußtsein. Um den siebenundzwanzigsten Tag stellten sich starke Schmerzen in der rechten Hüfte ein; sie hörten rasch auf. Die Schwellungen an den Ohren gingen weder zurück noch eiterten sie, er hatte Schmerzen daran. Um den einunddreißigsten Tag setzte Durchfall in Form von wäßriger Substanz in reichlicher Menge mit ruhrähnlichen Erscheinungen ein; er schied dicken Urin aus; die Schwellungen an den Ohren gingen zurück. Am vierzigsten Tag hatte er Schmerzen am rechten Auge, er konnte nur noch ziemlich schwach sehen; das gab sich wieder.

Hippokrates, Epidemien, Buch III, Kap. 1,
6. Krankengeschichte

Die Tochter des Euryanax, ein junges Mädchen, befiel Fieber. Sie hatte aber bis zum Schluß keinen Durst; sie nahm keine Speisen zu sich. Aus dem Leib ging nur wenig ab, der Urin war dünn, von geringer Menge und nicht guter Farbe. Als das Fieber begann, hatte sie Schmerzen am Gesäß. Am sechsten Tag war sie fieberfrei und hatte keine Schweißausbrüche; sie hatte die Krise. Die Partie am Gesäß eiterte ein wenig, die Stellen brachen mit der Krise auf. Am siebenten Tag nach der Krise bekam sie Schüttelfrost, sie wurde ein wenig heiß und hatte Schweißausbrüche. Später waren die Extremitäten immer kalt. Um den zehnten Tag begann sie nach dem erfolgten Schweißausbruch zu delirieren, und sie war bald wieder bei klarem Bewußtsein; man berichtete, sie habe Weintrauben gegessen. Nach einer Unterbrechung phantasierte sie am zwölften Tag wieder stark, sie bekam Verdauungsstörungen mit wenigen dünnen, galligen, ungemischten und beißenden Abgängen, sie stand häufig auf. Seit diesem Tage delirierte sie die ganze folgende Zeit, sie starb am siebzehnten Tag. Als die Krankheit begann, hatte diese Patientin Schmerzen im Rachen, und sie hatte bis zum Schluß eine Rötung, das Zäpfchen war nach oben gezogen. Viele scharfe Ausflüsse in geringer Menge traten auf. Sie hustete, brachte aber keinen Auswurf heraus; während der ganzen Zeit nahm sie keinerlei Speisen zu sich und hatte auf nichts Appetit. Sie hatte keinen Durst und trank nichts, was der Rede wert gewesen wäre. Sie schwieg und unterhielt sich überhaupt nicht. Niedergeschlagenheit hatte sich ihrer bemächtigt, sie war ohne Hoffnung auf Besserung ihres Zustandes. Es war bei ihr aber auch eine gewisse Disposition zur Schwindsucht vorhanden.

Hippokrates, Über die heilige Krankheit, Kap. 1. 2. 7

1. Mit der sogenannten heiligen Krankheit[1] verhält es sich folgendermaßen: sie scheint mir um nichts göttlicher und heiliger[2] zu sein als die anderen Krankheiten, vielmehr haben auch die übrigen Krankheiten eine natürliche Ursache, aus der sie entstehen, eine natürliche Ursache und einen Grund hat aber auch sie. Zu der Auffassung, daß sie eine göttliche Gegebenheit sei, kamen die Menschen aus Ratlosigkeit und Verwunderung, weil sie den anderen Krankheiten in nichts gleicht. Und entsprechend ihrer Ratlosigkeit, sie zu erkennen, bleibt der göttliche Charakter erhalten, doch entsprechend der Leichtigkeit des Heilverfahrens, mit dem sie sie behandeln, geht er verloren. Wenn sie aber wegen ihres außergewöhnlichen Charakters für göttlich gehalten wird, so wird es aus diesem Grunde viele heilige Krankheiten geben, da ich zeigen werde, daß andere durchaus nicht weniger außergewöhnlich und unheimlich sind, von denen niemand glaubt, sie seien heilig. Denn einerseits scheinen mir die Eintage-, die Dreitage- und

die Viertagefieber[3] um nichts weniger heilig zu sein und durch Einwirkung eines Gottes zu entstehen als diese Krankheit; ihnen gegenüber zeigen sie freilich keine Verwunderung. Andererseits sehe ich, daß Menschen aus keinem ersichtlichen Grund an Tobsuchtsanfällen leiden, von Sinnen sind und viele unpassende Dinge tun, und ich weiß, daß viele im Schlaf jammern und schreien, daß andere auch Erstickungsanfälle bekommen, wiederum andere sogar aufspringen, nach draußen fliehen und von Sinnen sind, bis sie aufwachen, daß sie aber danach gesund und vernünftig sind wie vorher, daß sie bleich und schwach sind; und zwar geschieht dies nicht nur einmal, sondern oft; und es gibt viele andere und verschiedenartige Erscheinungen; über jede einzelne von ihnen zu sprechen ergäbe eine lange Darstellung.

Mir scheinen die ersten, die diese Krankheit für heilig erklärt haben, solche Menschen zu sein, wie es auch jetzt noch alle die Zauberer, Entsühner[4], Gaukler und Marktschreier sind, die vorgeben, außerordentlich gottesfürchtig zu sein und über ein größeres Wissen zu verfügen. Indem sie nun die Gottheit als Deckmantel und zur Verschleierung für ihre Ratlosigkeit in Anspruch nahmen, die darin bestand, daß sie über nichts verfügten, durch dessen Anwendung sie helfen könnten, und damit sie nicht dessen überführt wurden, daß sie nichts wissen, verbreiteten sie die Ansicht, daß dieses Leiden heilig sei, und unter Hinzufügung geeigneter Gründe richteten sie das Heilverfahren auf ihre eigene Sicherheit aus, indem sie Reinigungsriten und Besprechungen anwandten und dazu aufforderten, Bäder und viele Speisen zu meiden, die zu essen kranken Menschen nicht zuträglich ist: von den Meerestieren die Seebarbe, den Melanuros[5], die Meeräsche und den Aal — denn diese sind besonders lebensgefährlich —, Ziegen-, Hirsch-, Schweine- und Hundefleisch — denn diese Fleischarten rufen im Leib besonders heftige Störungen hervor —, vom Geflügel das Huhn, die Turteltaube und die Trappe — diese gelten als besonders kräftig —, vom Gemüse Minze, Knoblauch und Zwiebel — denn einem Kranken ist nichts Scharfes zuträglich —, man solle kein schwarzes Kleid tragen — denn Schwarz ist die Todesfarbe —, auch solle man nicht auf einem Ziegenfell liegen und es tragen, nicht die Beine übereinanderschlagen und nicht die Arme verschränken — denn alles dies seien Hindernisse. Diese Dinge fügen sie des göttlichen Charakters wegen hinzu, als ob sie über ein größeres Wissen verfügten und indem sie noch weitere Ursachen vorbringen, damit, falls der Patient gesund wird, es ihrem Ruhm und ihrer Geschicklichkeit angerechnet wird, falls er aber stirbt, ihre Verteidigung auf eine sichere Grundlage gestellt wird und sie einen Grund dafür haben, daß durchaus nicht sie schuldig sind, sondern die Götter. Denn weder gaben sie irgendein Mittel zu essen oder zu trinken, noch ließen sie sie in Bädern schwitzen, so daß sie als schuldig hätten erscheinen können. Ich persönlich bin jedoch der Meinung, daß keiner von den Libyern, die das Landesinnere bewohnen, gesund sein dürfte, wenn es etwa an den Ziegenfellen oder am Ziegenfleisch läge, da man dort weder Decke noch Kleid noch Sandale hat, die nicht aus Ziegenfell sind. Denn es gibt kein anderes Vieh als Ziegen. Wenn aber diese Dinge dadurch, daß man sie ißt und zu sich nimmt, die Krankheit hervorrufen und fördern und sie dadurch, daß man sie nicht ißt, heilen, dann ist nicht mehr die Gottheit verantwortlich, und dann helfen auch nicht die Reinigungsriten, sondern dann sind die Speisen das Heilende und Schädigende, das Eingreifen der Gottheit aber verschwindet.

So scheinen nun mir jedenfalls diejenigen, die diese Krankheiten auf diese Weise zu heilen suchen, sie weder für heilig noch für göttlich zu halten. Denn wo sie durch solche Reinigungsriten und durch eine solche Behandlung zum Verschwinden gebracht werden, was hindert daran, daß sie auch durch andere, diesen ähnliche Praktiken bei den Menschen entstehen und sie befallen, so daß nicht mehr das Göttliche schuldig ist, sondern irgend etwas Menschliches? Denn wer dazu imstande ist, durch Reinigungsriten und Zauberei solch ein Leiden zu entfernen, der dürfte es wohl auch durch Anwendung anderer Praktiken herbeiführen, und auf diese Weise geht der göttliche Charakter verloren.

Indem sie solche Dinge sagen und derartige Mittel anwenden, geben sie vor, über größeres Wissen zu verfügen, und täuschen die Menschen, indem sie ihnen Sühnungen und Reinigungsriten auferlegen, und der größte Teil ihrer Rede bezieht sich auf das Göttliche und dessen verborgenes Wirken. Und doch scheinen mir jedenfalls ihre Reden nicht, wie sie glauben, Frömmigkeit, sondern eher unfromme Gesinnung zum Inhalt zu haben und, daß es keine Götter gibt, ihr frommes Gebaren und ihr Begriff von Göttlichkeit sind vielmehr unfromm und unheilig, wie ich zeigen werde. Denn wenn sie den Anspruch erheben, sie hätten die Macht, den Mond herunterzuholen, die Sonne unsichtbar zu machen, Unwetter und heiteres Wetter, Regen und Trokkenheit entstehen zu lassen, das Meer unbefahrbar und die Erde unfruchtbar zu machen und alles übrige von solcher Art zu bewirken — sei es, daß sie, wie sie behaupten, auf Grund von Weihen, sei es auch, daß sie auf Grund einer anderen Einsicht oder Übung dazu imstande sind —, so scheinen mir diejenigen, die diese Dinge treiben, sich an den Göttern zu vergehen, nicht zu glauben, daß es Götter gibt und daß sie irgendeine Macht haben, und sich wohl bei ihrem Tun nicht von dem Äußersten abhalten zu lassen, da die Götter für sie keine Macht darstellen. Denn wenn ein Mensch durch Zauber und Opfer den Mond herunterholen, die Sonne unsichtbar machen und Unwetter und heiteres Wetter entstehen lassen will, so würde ich wohl nicht mehr glauben, daß etwas von diesen Dingen göttlich ist, sondern menschlich, wenn doch die Macht der Gottheit vom Verstand eines Menschen besiegt wird und ihm zu Diensten ist.

Vielleicht verhalten sich diese Dinge aber nicht so, sondern die Menschen wenden, um ihren Lebensunterhalt zu gewinnen, viele verschiedene Mittel und Kniffe an, neben allem anderen auch im Hinblick auf diese Krankheit, indem sie für jede einzelne Art des Leidens einem Gott die Schuld zuschieben. Denn sie machen nicht nur einen, sondern mehrere verantwortlich.

Denn wenn jemand[6] eine Ziege nachahmt, wenn er brüllt und wenn er an der rechten Seite Krämpfe bekommt, behaupten sie, die Göttermutter[7] sei schuld. Wenn er aber schriller und durchdringender schreit, vergleichen sie ihn mit einem Pferd und behaupten, Poseidon[8] sei schuld. Wenn aber auch Kot abgeht, was bei den von der Krankheit Überwältigten häufig geschieht, so ist der Name der Göttin Enodia[9] zur Stelle. Wenn sie ihn aber häufiger und in dünnerer Form abgehen lassen wie die Vögel, so trägt Apollon Nomios[10], wenn der Patient aber Schaum aus dem Mund heraustreten läßt und mit den Füßen ausschlägt, so trägt Ares[11] die Schuld. Bei denjenigen aber, bei denen nachts Zustände von Angst und Furcht sowie Wahnvorstellungen auftreten und die vom Bett aufspringen und nach draußen fliehen, handelt es sich, wie man behauptet, um Anschläge der Hekate und um Angriffe der Heroen.[12] Sie

wenden Reinigungsriten und Besprechungen an und praktizieren damit, wie mir scheint, ein höchst unfrommes und gottloses Verfahren. Denn sie reinigen die von der Krankheit Befallenen mit Blut und anderen derartigen Mitteln, als trügen sie eine Befleckung an sich, als wären sie von Rachegeistern besessen oder von Menschen behext. Sie müßten eigentlich das Gegenteil davon tun: sie sollten opfern, beten und, indem sie die Kranken in die Heiligtümer bringen, die Götter um Hilfe anflehen. Jetzt aber tun sie nichts von dem, sondern sie vollziehen Reinigungen, verbergen die bei den Reinigungsriten verwendeten Mittel teils in der Erde, teils werfen sie sie ins Meer, teils schaffen sie sie fort in die Berge, wo niemand sie berühren oder darauftreten kann. Eigentlich müßten sie sie aber in die Heiligtümer tragen und der Gottheit darbringen, wenn doch die Gottheit schuldig ist. Ich bin jedoch nicht der Auffassung, daß der Körper eines Menschen von einer Gottheit befleckt wird, das Vergänglichste von dem Heiligsten, sondern sogar, daß er wohl, wenn er von etwas anderem befleckt sein oder eine Einwirkung erfahren haben sollte, von der Gottheit gereinigt und eher entsühnt als befleckt werden dürfte. Bei den größten und gottlosesten Vergehen ist es die Gottheit, die reinigt, sühnt und sich für uns als Vollstrecker der Reinigung erweist, und wir selbst machen die Grenzen der den Göttern bestimmten Heiligtümer und heiligen Bezirke kenntlich, damit niemand, wenn er nicht rein ist, sie überschreitet, und wenn wir eintreten, besprengen wir uns, nicht, als ob wir befleckt würden, sondern um uns, wenn wir etwa schon vorher eine Befleckung an uns tragen, davon zu reinigen. Mit den Reinigungsriten scheint es sich mir so zu verhalten.
2. Diese Krankheit scheint mir um nichts göttlicher zu sein als die übrigen, vielmehr scheinen auch die anderen Krankheiten eine natürliche Ursache zu haben, aus der jede einzelne von ihnen entsteht, eine natürliche Ursache und einen Grund scheint aber auch sie zu haben und sich aus demselben Umstand heraus wie auch alle anderen als göttlich zu erweisen und um nichts weniger heilbar zu sein als andere, soweit sie sich nicht schon durch die Länge der Zeit so verschlimmert hat, daß sie stärker ist als die zu verabreichenden Mittel. . .
7. Wenn aber der Schleim von diesen Wegen[13] abgeschnitten wird und in die Adern herabfließt, die ich zuvor erwähnt habe,[14] verliert der Kranke seine Stimme und leidet an

Erstickungsanfällen, Schaum fließt aus dem Mund, die Zähne sind aufeinandergepreßt, die Hände krampfen sich zusammen, die Augen verdrehen sich, die Kranken sind nicht bei Verstand, und bei einigen geht auch Kot ab. Diese Erscheinungen treten bisweilen auf der linken Seite, manchmal auf der rechten und manchmal auf beiden Seiten auf. Wie es aber bei ihm zu jeder einzelnen dieser Erscheinungen kommt, will ich darlegen: die Stimme verliert er, wenn der Schleim plötzlich in die Adern herabkommt, dadurch die Luft absperrt und sie weder in das Gehirn noch in die Hohladern noch in die Hohlräume gelangen läßt, sondern die Atmung behindert. Denn wenn der Mensch durch den Mund und die Nase die Atemluft aufnimmt, gelangt sie zuerst in das Gehirn, dann zum größten Teil in den Bauch, teilweise aber in die Lunge und teilweise in die Adern. Von dort her verteilt sie sich durch die Adern in die übrigen Körperteile. Und wieviel von ihr in den Bauch kommt, so kühlt dieser Teil den Bauch ab und leistet sonst keinen anderen Beitrag. Dasselbe gilt auch von dem in die Lunge gelangenden Teil. Die in die Adern gelangende Luft leistet einen Beitrag, indem sie in die Hohlräume eintritt, und sie ermöglicht so das Denken und in den Gliedern die Bewegung, so daß die Adern, wenn sie durch den Schleim von der Luft abgeschnitten werden und sie nicht aufnehmen können, den Menschen der Stimme und des Denkvermögens berauben. Die Hände geraten außer Kontrolle und verkrampfen sich, weil das Blut stockt und sich nicht wie gewöhnlich verteilt. Auch verdrehen sich die Augen, weil die kleinen Adern von der Luft abgeschnitten werden und schlagen. Der aus dem Mund hervortretende Schaum kommt von der Lunge. Denn wenn die Atemluft nicht in sie eintritt, schäumt und sprudelt der Patient wie ein Sterbender. Der Kot geht ab, weil der Kranke infolge der Heftigkeit des Vorgangs Erstickungsanfälle bekommt, er bekommt sie aber, weil die Leber und der Oberbauch gegen das Zwerchfell gepreßt sind und der Magenmund abgeschnürt ist. Sie pressen dagegen, wenn die Atemluft nicht in der gewöhnlichen Menge in den Körper eintritt. Er schlägt mit den Füßen aus, wenn die Luft in den Beinen eingeschlossen wird und infolge des Schleims nicht imstande ist, nach außen zu entweichen; dadurch, daß sie im Blut nach oben und unten stürzt, verursacht sie Krämpfe und Schmerzen. Deshalb schlägt er aus.

Dies alles erleidet er, wenn der kalte Schleim in das warme Blut fließt. Denn er kühlt das Blut ab und bringt es zum Stehen. Wenn der Fluß reichlich und dick ist, tötet er sofort. Denn er überwältigt das Blut durch seine Kälte und läßt es erstarren. Wenn der Fluß aber geringer ist, bekommt er zwar für den Augenblick die Oberhand, indem er die Atmung versperrt, wenn er sich dann aber mit der Zeit in den Adern verteilt und mit dem vielen warmen Blut vermischt hat, so nehmen die Adern, wenn er überwältigt wurde, die Luft auf, und die Patienten kommen wieder zur Vernunft.

Aretaios von Kappadokien, Über Ursachen und Zeichen akuter Krankheiten, Buch II, Kap. 1

Über Lungenentzündung. Auf Grund der beiden bestimmenden Prinzipien, der Nahrung und der Atemluft, leben die Lebewesen, von ihnen ist die Atmung bei weitem entscheidender; denn wenn jemand den Atem anhält, wird er nicht lange ausreichen, vielmehr stirbt der Mensch sofort. Es gibt unzählige Organe[1]: den Anfang bildet die Nase, als Weg dient die Luftröhre, als Raum die Lunge, der Brustkorb ist schützende Umkleidung und Behälter der Lunge. Aber die übrigen dienen dem Lebewesen lediglich als Werkzeuge; die Lunge dagegen enthält auch die Ursache für die Anziehung; denn den Raum in der Mitte zwischen ihr nimmt ein warmes Organ ein, das Herz, der Ursprung des Lebens und der Atmung; dies vermittelt auch der Lunge das Verlangen nach der Anziehung der kalten Luft; denn es erhitzt sie; das Herz übt aber einen Zug auf sie aus. Erstens erstreckt sich, wenn das Herz erkrankt ist, der Aufschub des Todes nicht über einen langen Zeitraum. Wenn aber die Lunge erkrankt ist, und zwar auf Grund einer geringfügigen Ursache, dann lebt der Patient, wenn es ihm auch infolge von Atembeschwerden schlecht geht; das Sterben ist sehr langwierig, wenn man keine Behandlung vornimmt.[2] Wenn sie aber von einer schweren Erkrankung betroffen ist, dazu gehören zum Beispiel Entzündung, Erstickungsanfälle, Verlust der Stimme und Aussetzen der Atmung, tritt der Tod sofort ein. Dies ist es, was wir als Lungenentzündung bezeichnen: eine Entzündung der Lunge mit akutem Fieber, wenn ein Schweregefühl im Brustkorb damit verbunden ist; sie verläuft ohne Schmerzen, wenn nur die Lunge entzündet ist. Denn auf Grund ihrer Beschaffenheit ist sie ohne Schmerzempfindung; sie ist in ihrer Substanz locker und der Wolle ähnlich; knorpelige Bronchienäste durchziehen sie, und diese sind ohne Schmerzempfindung; Muskeln sind überhaupt nicht vorhanden, und es gibt nur kleine, feine Nerven, die für die Bewegung zuständig sind; eben dies ist die Ursache für das Fehlen einer Schmerzempfindung. Wenn aber außerdem auch eine der sie umgebenden Häute entzündet ist, mit denen sie an den Brustkorb herankommt, ist auch Schmerz damit verbunden; die Atmung ist beeinträchtigt, der Atem heiß; sie wollen in aufrechter Haltung sitzen, um atmen zu können; denn dies ist die bequemste Haltung; im Gesicht sind sie rot, besonders an den Wangen; das Weiße in den Augen ist sehr hell und glänzend; die Nasenspitze ist aufwärts gebogen; die Venen an den Schläfen oder auch am Hals treten hervor; Appetitlosigkeit. Der Puls ist zunächst groß, leer, sehr gedrängt, gleichsam zusammengetrieben. Die Wärme außen ist schwach, eher feucht; die Wärme innen ist trocken, sehr heiß; aus ihr resultieren heißer Atem, Durst, Trockenheit der Zunge und das Verlangen nach kalter Luft; Mangel an geistiger Regsamkeit. Häufig tritt trockener Husten auf; wenn aber etwas herausgebracht wird, so ist es schaumiger Schleim, intensiv galliger oder blutiger, von leuchtend roter Farbe; dieser blutige Schleim ist schlimmer als die übrigen. Wenn sich aber die Krankheit ihrem tödlichen Ausgang nähert, tritt Schlaflosigkeit auf: der Schlaf ist jeweils kurz, tief und komatös; es kommt zu Wahnvorstellungen; sie reden irre, geraten nicht sehr außer sich. Sie haben nicht mehr die Fähigkeit, die gegenwärtige schlimme Situation zu erfassen. Wenn sich jemand nach ihrer Krankheit erkundigt, geben sie jedenfalls nicht zu, daß etwas Schreckliches geschieht. Die Extremitäten sind kalt; die Nägel sind bläulich verfärbt und gekrümmt; der Puls ist klein, sehr gedrängt, er setzt aus, wenn der Patient dem Tode nahe ist. Denn sie sterben in der Regel am siebenten Tag. Wenn aber die Krankheit einmal nachläßt und sich zum Guten wendet, tritt in heftiger Form Nasenbluten auf; es kommt zu Durchfall mit vielen galligen und schaumigen Substanzen, von der Art, daß sie den Eindruck erwecken, als seien sie aus der Lunge in den Unterleib gedrängt, wenn der Patient ohne Anstrengung ziemlich flüssigen Stuhlgang in großer Menge ausscheidet. Bisweilen verlagerte sie sich aber auch, indem sie sich auf die Harnausscheidung auswirkte. Alle diejenigen, bei denen alle Erscheinungen auf einmal zusammentreffen, erholen sich besonders rasch. Bei manchen entsteht aber viel Eiter in der Lunge, oder es kommt zu einer Verlagerung von der Rippengegend her, wenn ...[3] größer wird. Und wenn der aus der Rippengegend stammende Eiter in den Darm oder die Blase abgeleitet wurde, so erholten sie sich zwar sofort von der Lungenentzündung, haben aber für lange Zeit ein Geschwür in der Rippengegend; der Patient bleibt jedoch am Leben. Wenn sich aber der Eiter in die Lunge bewegt, sind schon manche an einem geballten Erguß und an der Schwierigkeit, ihn hinaufzubringen, erstickt. Alle diejenigen aber, die dem aus dem Aufbrechen der Eiteransammlung resultierenden Erstikken entgehen, haben in der Lunge ein großes Geschwür, und die Krankheit geht bei ihnen in Schwindsucht über. Die Krankheitsverlagerung und die Schwindsucht überstehen alte Leute überhaupt nicht; die Lungenentzündung überstehen junge und in der Blüte stehende Menschen.

Aretaios von Kappadokien,
Die Therapie bei akuten Krankheiten, Buch II, Kap. 1

Die Behandlung der Lungenentzündung. Die Entzündung der Lunge ist bei denjenigen, bei denen ein nur kurze Zeit dauernder Erstickungsanfall auftritt, ein hochgradig akutes und zeitlich begrenztes Leiden. Die Heilmittel müssen nun entgegengesetzt[4] sein und eine schnelle Wirkung haben. Man soll sofort die Venen am Ellenbogen durch einen Schnitt öffnen, und zwar besser beide zugleich, rechts und links, als nur aus einer größeren Blut zu entziehen, damit die Ableitung der Flüssigkeiten von jeder der beiden Regionen der Lunge her erfolgt. Doch nicht bis zur Bewußtlosigkeit; denn die Bewußtlosigkeit fördert noch den Erstickungsanfall. Aber auch wenn sie nur noch wenig atmen, muß man sofort anhalten und den Blutstrom unterbrechen. Denn wenn die Ursachen aus dem Blut herrühren, nimmt der Aderlaß die Ursache selbst mit sich fort; und wenn Schleim, Schaum oder irgendeine andere Flüssigkeit als Ursache wirken, machen die Entleerungen der Venen den Raum der Lunge für das Passieren des Atems weiter. Man muß aber auch Flüssigkeiten und Winde nach unten abführen, indem man beim Aderlaß den After mit Natron, Honig, Raute und dem flüssigen Harz vom Terpentinbaum einreibt. Falls aber ein stärkerer Hinderungsgrund vorliegt, soll man an Stelle des Aderlasses ein Klistier mit einer scharfen Flüssigkeit anwenden, mit Salzen zusätzlich zum Natron, das Harz vom Terpentinbaum zusammen mit dem Honig; Raute in Öl und Ysop in Wasser gekocht, und andererseits ist das innere Fleisch vom wilden Kürbis, mit Wasser gekocht, sehr wirksam. Leichte Schröpfköpfe an der Partie zwischen den Schulterblättern, am Rücken und am Oberbauch sind auf jeden Fall zuträglich. Wenn aber der Brustkorb muskulös ist, soll man, damit der Schröpfkopf (anderenfalls) nicht durch seinen Druck die um die Knochen herumliegende Haut quetscht, auch an ihm einen Schröpfkopf ansetzen. Denn bei denjenigen, bei denen die Lunge einen Erstickungsanfall erleidet, dürfte wohl, wenn an jeder Stelle des Körpers die Flüssigkeiten angezogen werden und das Pneuma[5] nach außen gepreßt wird, ein Nachlassen des Leidens eintreten. Man muß nämlich an jeder Stelle gegen die Lungenentzündung vorgehen. Aber man darf auch keines der Heilmittel übersehen, die auf dem Weg durch den Mund ihre nützliche Wirkung entfalten. Denn die Lunge zieht sowohl im gesunden Zustand als auch, wenn sie krank ist, Flüssigkeit an. Man muß nun alle diejenigen Heilmittel eingeben, welche die Flüssigkeiten für die Atmung verdünnen und für das Aushusten schlüpfrig und gleitfähig machen; um die nützliche Wirkung zu beschleunigen, soll man Natron mit einem Absud von Ysop oder Meerwasser mit Essig und Honig oder flüssigen Senf mit Honigwasser trinken. Auf jedes Getränk aber auch noch Iriswurzel und Pfeffer daraufzustreuen ist gewagt; ferner auch, diese Substanzen, trokken durchgesiebt, mit Honig einzugeben. Wenn die Kranken aber den Tag über schlaflos sind und die ganze Nacht hindurch wachen, besteht die Befürchtung, daß der Patient irrsinnig wird, und es sind verschiedenartige Schlafmittel erforderlich, wenn die Krankheit nicht nachläßt, damit die günstige Wirkung der Mittel auch die Erschöpfung zur Ruhe kommen läßt; denn in vielen Fällen stellt sich ein tiefer Schlaf ein. Wenn man aber auf dem Höhepunkt des Erstickungsanfalls und bei bestehender Todesgefahr das betreffende Mittel eingibt, wird man wohl in den Augen der Laien am Tod schuld sein.

Aber auch die Speisen sollen von ähnlicher Beschaffenheit sein, scharf, dünn, dazu geeignet, dicke Substanzen aufzulösen, und von schmieriger Konsistenz: an Gemüse Lauch, Schweinekresse, Brennessel oder Kohl, in Essig gekocht. An Getreideprodukten Gerstenschleim, indem man Dost oder Ysop und etwas mehr Pfeffer und Natron an Stelle der Salze hinzunimmt; Graupen, mit Honigwasser gekocht; alle Nahrungsmittel sollen in gekochtem Zustand keine Blähungen hervorrufen; denn Blähungen stellen für die an Lungenentzündung Erkrankten eine Gefahr dar. Wein als Getränk, wenn sie ohne Fieber sind, sofern er keine starke zusammenziehende Wirkung hat; denn das Zusammenziehen bewirkt eine Verdichtung der Körper. Man soll aber mit diesen Dingen die Bestandteile des Körpers in höherem Grade auflockern, in starkem Maße aber Speichelbildung anregen. Insgesamt soll aber das Getränk nur eine geringe Menge ausmachen; denn für die Lunge stellt das Eindringen von Feuchtigkeit eine Gefahr dar, weil die Lunge aus Magen und Bauch Flüssigkeit anzieht. Der Brustkorb soll aber mit Wolle zusammen mit Öl und Natron oder Salzen bedeckt sein. Die beste Einreibung ist die unter Verwendung von Limnestis[6]; trockener Senf mit flüssiger Wachssalbe. Und generell soll man die Flüssigkeiten, die Wärme und das Pneuma nach außen herausbringen. Nützlich sind auch das Riechen scharfer Stoffe, Einreibungen, ein Verband an den Extremitäten. Wenn jedoch die Krankheit trotz Anwendung dieser Maßnahmen nicht nachläßt, besteht für den Patienten keine Hoffnung.

Hippokrates, Über das Einrenken der Gelenke, Kap. 7

Die wirksamste von allen Einrenkungen (der Schulter) ist jedoch folgende: es soll ein Brett sein, im ganzen mit einer Breite von etwa fünf oder vier Fingern, mit einer Dicke von etwa zwei Fingern[1] oder auch dünner und mit einer Länge von zwei Ellen[2] oder etwas weniger; auf der einen Seite soll das Ende rund und an dieser Stelle sehr schmal und sehr dünn sein; es soll einen Rand haben, der am äußersten Teil der Rundung etwas übersteht, und zwar nicht an der Seite, die nach den Rippen, sondern an der, die nach dem Oberarmkopf hin liegt, so daß es, seitlich der Rippen unter den Oberarmkopf gebracht, in die Achselhöhle hineinpaßt. Mit einem Stück Leinwand oder mit einer weichen Binde soll das Brett an der Spitze verkleidet sein, damit es schmiegsamer ist. Dann muß man den Kopf des Brettes zwischen den Rippen und dem Oberarmkopf von unten so weit wie möglich in die Achselhöhle hineinstoßen, den ganzen Arm aber, indem man ihn ausstreckt, an dem Brett festbinden, und zwar am Oberarm, am Unterarm und an der Handwurzel, damit er möglichst ruhig liegt. Besonders muß man darauf achten, daß die Spitze des Brettes so weit wie möglich in der Achselhöhle liegt, wobei die Spitze über den Oberarmkopf hinausragt. Dann muß man zwischen zwei Säulen einen Querbalken fest anbinden, danach den Arm mit dem Brett über den Balken hinüberlegen, so daß sich der Arm auf der einen Seite befindet, auf der anderen Seite der Körper und in der Achselhöhle der Balken; dann soll man auf der einen Seite den Arm mit dem Brett über den Balken hinüber herabzwingen und auf der anderen Seite den übrigen Körper. Der Balken soll aber in einer gewissen Höhe angebunden sein, so daß sich der übrige Körper auf den Zehenspitzen in der Schwebe befindet. Diese Art der Schultereinrenkung ist bei weitem die wirksamste; denn sie übt in einer Weise eine Hebelwirkung aus, wie sie der Sache am meisten gerecht wird, wenn nur das Brett weiter innen liegt als der Oberarmkopf; der Sache am meisten gerecht werden auch die gegenseitigen Gewichtsverhältnisse, und sie bieten dem Oberarmknochen Sicherheit. Die frischen Fälle renken nun schneller ein, als man glauben könnte, noch bevor eine Streckung erfolgt zu sein scheint; aber auch die alten Fälle wieder hineinzubringen, ist allein diese Einrenkungsart imstande, wenn nicht schon durch die Länge der Zeit Fleisch in die Gelenkpfanne hineingekommen ist und sich der Oberarmkopf schon an der Stelle, wohin er herausgetreten ist, durch ständiges Reiben eine Höhlung geschaffen hat; indessen bin ich wohl der Meinung, daß auch eine in dieser Weise veraltete Verrenkung des Oberarms wieder einrenkt; denn was könnte eine sachgerechte Hebelung nicht bewegen? Freilich scheint mir wohl, daß er nicht in seiner Lage bleibt, sondern er wird wohl wieder in die gewohnte Lage zurückgleiten. Dasselbe erreicht man aber auch, wenn man über die Leiter herabzwingt, wobei man in dieser Weise verfährt. Völlig ausreichend ist es auch, die Verrenkung, wenn sie noch frisch ist, über einen großen thessalischen Stuhl[3] zu zwingen; das Brett muß so eingerichtet sein, wie angegeben ist, der Patient jedoch quer auf dem Stuhl sitzen; danach soll man den Arm mit dem Brett über die Lehne hinüberlegen und auf der einen Seite den Körper herabzwingen, auf der anderen aber den Arm mit dem Brett. Dasselbe erreiche man aber auch, wenn man über eine Flügeltür[4] zwingt. Man muß nämlich immer die Gegenstände verwenden, die gerade vorhanden sind.

Aulus Cornelius Celsus, Die Medizin, Buch VII, Kap. 26,3 C

Wenn es sich aber einmal zeigt, daß der Blasenstein nicht entfernt werden kann, ohne daß der Blasenhals[1] zerreißt, muß der Stein zertrümmert werden; der Erfinder dieser Methode, Ammonios[2], erhielt deshalb den Beinamen „der Steinschneider". Dies geschieht in folgender Weise[3]: ein Haken wird so an den Stein herangeführt, daß er ihn auch dann, wenn dieser einem Stoß ausgesetzt wird, bequem festhält, damit er nicht wieder zurückgleitet; dann wird ein eisernes Instrument von mäßiger Dicke benutzt, dessen vorderes Ende dünn, aber stumpf ist; an den Stein herangebracht, zertrümmert es ihn durch einen Schlag auf das andere Ende, wobei große Sorgfalt darauf gelegt wird, daß weder das eiserne Instrument an die Blase selbst herankommt noch ein Bruchstück des Steins eine Schnittverletzung verursacht.

Aus den Schriften des Antyll: Über Gefäßerweiterung

Es gibt zwei unterschiedliche Arten von Gefäßerweiterungen: die eine von ihnen entsteht, wenn sich die sonst intakte Arterie erweitert hat — daher erhielt die Gefäßerweiterung auch ihren Namen —, und die andere, wenn eine Arterie geplatzt ist und das Blut in das darunterliegende Fleisch austreten läßt. Alle Gefäßerweiterungen, die infolge der Erweiterung einer Arterie entstehen, sind eher länglich; alle diejenigen dagegen, die sich infolge des Platzens bilden, sind eher rund; und bei der Gefäßerweiterung, die infolge der Erweiterung einer Arterie entstanden ist, liegen mehrere Schichten darüber; bei den Gefäßerweiterungen aber, die infolge des Platzens entstanden sind, ist beim Drücken mit den Fingern gleichsam ein Ton zu hören, während bei der anderen Art der Gefäßerweiterungen kein Geräusch wahrzunehmen ist. Die Behandlung jeder Gefäßerweiterung zu untersagen, wie es die alten Chirurgen für richtig hielten, ist töricht; es ist aber auch gefährlich, alle Gefäßerweiterungen chirurgisch zu behandeln; deshalb werden wir auch die Behandlung einer Gefäßerweiterung in der Achselhöhle, der Leistengegend und am Hals ablehnen, und zwar wegen der Größe der Gefäße, und weil ihre Resektion und das Abbinden unmöglich und gefährlich ist; wir untersagen aber auch die Behandlung einer sehr großen Gefäßerweiterung, auch wenn sie an einer anderen Stelle vorliegt. Die Gefäßerweiterungen an Händen und Füßen, den Gliedmaßen und am Kopf werden wir auf folgende Weise behandeln. Wenn nun eine Gefäßerweiterung infolge einer Erweiterung vorliegt, werden wir auf der Körperhaut einen geraden Schnitt in Längsrichtung zum Gefäß anlegen, dann werden wir, indem wir die Schnittränder mit Haken auseinanderziehen, alle Häute zwischen der Körperhaut und der Arterie vorsichtig entfernen; indem wir die neben der Arterie verlaufende Vene mit stumpfen Haken zur Seite schieben, werden wir den erweiterten Teil der Arterie von allen Seiten freilegen, und nachdem wir an der unteren Seite einen Sondenknopf unter das Gefäß gebracht und es angehoben haben, werden wir an dem Sondenknopf entlang eine Nadel mit einem doppelten gesponnenen Faden hindurchführen, so daß dieser unter die Arterie kommt, und wir werden die Fäden an dem Ende der Nadel durchschneiden, so daß es zwei Fäden und vier Enden werden, und indem wir dann die beiden Enden des einen Fadens fassen, werden wir sie behutsam zu dem einen Ende der Gefäßerweiterung führen und fest verknoten. Nachdem wir aber auch den anderen Faden zu dem entgegengesetzten Ende geführt haben, werden wir die Arterie dort in gleicher Weise abbinden, so daß die ganze Gefäßerweiterung in der Mitte zwischen den beiden abgebundenen Stellen liegt. Danach werden wir die Gefäßerweiterung in der Mitte mit einem kleinen Schnitt öffnen; denn auf diese Weise wird zwar alles darin befindliche Blut ausgeschieden, es wird aber nicht die Gefahr einer starken Blutung bestehen. Alle diejenigen aber, die zwar wie wir die Arterie auf beiden Seiten abbinden, das erweiterte Mittelstück aber herausschneiden, wenden ein gefährliches Verfahren an; denn durch den Druck des Pneumas[1] und die durch diese hervorgerufene Spannung springen die Fäden häufig ab. Falls aber die Gefäßerweiterung infolge des Platzens einer Arterie entstanden ist, muß man so weit wie möglich den ganzen Bereich der Gefäßerweiterung zusammen mit der Körperhaut mit den Fingern fassen und anheben, dann unter der angehobenen Partie eine Nadel mit einem doppelten Faden, einem Leinenfaden oder einer Sehne, hindurchstechen und diesen nach dem Hindurchziehen am Ende der Nadel durchschneiden, so daß zwei Fäden entstehen, dann die beiden Enden des einen Fadens fassen, auf die rechte Seite führen und dort straff verknoten, so daß der Faden nicht abgleitet, in ähnlicher Weise muß man aber auch die anderen Enden auf die gegenüberliegende linke Seite führen. Wenn aber die Befürchtung besteht, daß die Fäden abgleiten könnten, soll man an derselben Stelle noch eine andere Nadel hindurchführen, welche die erstere beim Hindurchtreten chi-förmig[2] kreuzt, ebenfalls mit einem doppelten gesponnenen Faden. Man soll die Fäden in ähnlicher Weise durchschneiden und befestigen wie die früheren, so daß die Abschnürung mit vier Fäden erfolgt, dann muß man so die Geschwulst an ihrer höchsten Stelle öffnen und nach der Ausscheidung des darin befindlichen Blutes die überschüssige Haut entfernen, wobei man nur jenen Teil zurückläßt, der im Bereich der Fäden zusammengeschnürt wurde; denn auf diese Weise erfolgt der chirurgische Eingriff ohne starke Blutung.

Soran, Gynäkologie, Buch III, Kap. 26—28

Über den hysterischen Erstickungsanfall

26. Der hysterische Erstickungsanfall hat zwar einen Namen, der aus dem erkrankten Körperteil[1] und nur einem einzelnen Symptom, nämlich dem Ersticken, zusammengesetzt ist, dem Begriff nach ist er aber ein Aussetzen der Atmung, verbunden mit dem Verlust der Stimme und der Beeinträchtigung der Sinneswahrnehmung infolge eines bestimmten Zustandes, in dem sich der Uterus befindet. Der Krankheit gehen in den meisten Fällen eine Folge von Fehlgeburten, Frühgeburt, lange Witwenschaft, Ausbleiben der Menstruation und Aufhören

der gewöhnlichen Empfängnisfähigkeit sowie Aufblähung des Uterus voraus. Bei den von der Krankheit Betroffenen stellen sich, wenn es zu einem Anfall kommt, folgende Symptome ein: Zusammenbrechen, Verlust der Stimme, Atemnot, Beeinträchtigung der Sinneswahrnehmung, Aufeinanderpressen der Zähne und Zähneknirschen, krampfartiges Zusammenziehen der Extremitäten — bisweilen auch nur deren Erschlaffung —, Hervortreten des Oberbauchs, Zurückweichen der Gebärmutter[2], Anschwellen des Brustkorbs, Hervortreten der Gefäße, die das Gesicht mit einem Geflecht durchziehen, Abkühlung, Schweißausbruch, vollständiges Aussetzen des Pulses, oder der Puls ist außerordentlich schwach, und in den meisten Fällen stehen sie sogleich nach dem Anfall wieder auf und berichten in der Regel über das Geschehene, sie haben Kopf- und Sehnenschmerzen, bisweilen haben sie aber auch geistige Störungen.

27. Auf Grund des Verlustes der Stimme und der Beeinträchtigung der Sinneswahrnehmungen sind die Epilepsie, der Schlaganfall, die Katalepsie[3], die Lethargie[4] und der Verlust der Stimme infolge von Würmern der hysterischen Krankheit sehr ähnlich. Von allen diesen Erkrankungen zusammengenommen kann sie dadurch unterschieden werden, daß sich der Uterus bei diesen in seiner natürlichen Beschaffenheit findet oder nicht in erheblichem Maße in Mitleidenschaft gezogen ist, daß er aber bei der hysterischen Krankheit stark entzündet ist und sich zurückgezogen hat; auch dadurch, daß die hysterischen Frauen in den meisten Fällen nach Aufhören des Anfalls über das berichten, was sie durchgemacht haben, die von den übrigen Krankheiten betroffenen dies aber keineswegs tun, und daß die hysterischen Frauen vorher über den Uterus zu klagen hatten, daß von den anderen aber diejenigen, die infolge von Würmern die Stimme verloren haben, Schmerzen in den Eingeweiden und im Leib und die übrigen Kopfschmerzen haben; ferner dadurch, daß bei den epileptischen Frauen Schaum hervortritt und der Puls deutlich groß ist, es bei den hysterischen aber nicht mehr zu diesen Symptomen kommt; sowie dadurch, daß bei denjenigen, die am Schlaganfall leiden, der Puls stark, bei den hysterischen aber schwach ist; der Unterschied zu denjenigen, die an Katalepsie leiden, besteht darin, daß der kataleptische Anfall bei gleichzeitigem Fieber erfolgt, in Verbindung damit, daß vor dem Höhepunkt

des Fiebers die Augenlider weit geöffnet und die Zähne zusammengepreßt sind, auf seinem Höhepunkt aber der Krampf nachläßt, der hysterische Erstickungsanfall dagegen ohne Fieber auftritt, wobei außerdem die Augenlider fest geschlossen sind. Für diejenigen, die an Lethargie leiden, ist es ein spezifisches Merkmal, daß sie bei gleichzeitigem Fieber bewußtlos werden und einen großen Puls haben, was beides bei den hysterischen Frauen nicht der Fall ist, für diejenigen aber, die infolge von Würmern die Stimme verloren haben, daß sie in Abständen aufschreien und einen ungleichmäßigen und aussetzenden Puls haben.

28. So ist nun die Hysterie von den sehr ähnlichen Erkrankungen zu unterscheiden. Die Krankheit ist ihrer Gattung nach ein auf Verengung beruhendes,[5] heftiges Leiden, das sowohl in akuter als auch in chronischer Form auftritt. Deshalb muß auch die Behandlung diesen Gegebenheiten Rechnung tragen. Während nun der Anfall an Heftigkeit zunimmt, soll man die Patientin in einem mäßig warmen und hellen Raum hinlegen und, ohne sie zu verletzen, den Anfall abbrechen, indem man das Kinn bewegt, auf alle mittleren Partien warme Umschläge auflegt, alles, was sich verkrampft, behutsam aufbiegt, jede einzelne Extremität festhält und durch Berührung mit den bloßen Händen alles, was kalt geworden ist, erwärmt, dann das Gesicht mit einem Schwamm abreibt, der mit warmem Wasser benetzt worden ist; denn das Abreiben des Gesichts mit einem Schwamm hat etwas Belebendes. Wenn aber der Zustand des Stimmverlustes anhält, verwenden wir leichte Schröpfköpfe an den Leisten, dem Schamberg und den benachbarten Partien, dann Auflagen von lockerer und reiner Wolle, benetzen bis zu einem gewissen Zeitpunkt reichlich und ununterbrochen mit süßem Öl und umwickeln jede Extremität mit Wolle — denn dies leitet die an den äußersten Stellen einsetzende Erschlaffung bis zu den mittleren Partien weiter —, dann träufeln wir warmes Wasser in die sich aus der Verkrampfung lösende Kinnlade, danach auch ein Honigmischgetränk und verordnen Bewegung mit einer Hängematte. Wenn aber der Anfall in seiner Heftigkeit nachgelassen hat, ist, falls nicht eine Schwäche daran hindert oder nicht bereits vor langer Zeit Nahrung zugeführt worden ist, ein Aderlaß vorzunehmen, dann eine Infusion mit süßem, warmem Öl und ein Benetzen, als Ausspülung und als Getränk

ist warmes Wasser zu reichen, und es ist Fasten bis zum dritten Tag zu verordnen; an diesem Tage ist zunächst eine Nachbehandlung vorzunehmen, danach sind als Nahrung Suppen zu geben, und wir verordnen, daß von diesem Tage an die Nahrung ein um den anderen Tag zu geben ist, bis die im Bereich der Gebärmutter drohende Gefahr mit Sicherheit ihren Höhepunkt überschritten hat. An jedem Tag aber sind die Umschläge zu applizieren, die bei denjenigen Frauen verordnet werden, bei denen sich die monatliche Reinigung[6] mit Beschwerden vollzieht, heiße Kompressen mit Schwämmen, und es sind Sitzbäder anzuwenden, die Erschlaffung verursachen — die ihnen zugesetzten Arzneistoffe haben wir bereits erwähnt[7] —, Zäpfchen aus Talg, Mark, Bockshornkraut, Malve und Lilien- oder Hennaöl, es sind Injektionen von Öl oder einem Gemisch aus Wasser und Öl mit der Klistierspritze vorzunehmen, und zwar besonders, wenn der Stuhlgang verhalten ist — denn der Nahrungsrückstand drückt auf die (dem Darm) anliegende Gebärmutter —; wenn der krankhafte Zustand seinen Höhepunkt überschritten hat, sind Wachssalben und ziemlich stark erweichende Zäpfchen, dann abwechslungsreiche Nahrung, danach ein Bad und schließlich Wein zu verordnen. Wenn aber die Anfälle und die Phasen der Erholung häufig auftreten und die Krankheit auf Grund dessen chronisch ist, wird es angemessen sein, bei den Anfällen die angegebenen Verfahren anzuwenden, in der Zwischenzeit aber die Patientin zunächst durch verschiedenartige passive Bewegung, Spazierengehen, lautes Lesen, Rezitieren, Einreibungen, körperliche Übungen, Bäder und abwechslungsreiche Nahrung zu kräftigen, dann den Körper durch Essen von scharfen Speisen, Pechpflaster, Schröpfköpfe, starkes Erhitzen, kräftige Teilmassage, Puder, Sitzbäder mit scharfen Ingredienzien, Zäpfchen, die Reizungen verursachen, erweichende Umschläge, Senfpflaster und die zyklische Behandlung umzustimmen[8]; falls sich aber der Krankheitszustand nicht bessert, soll man auch nach dem durch Rettiche provozierten Erbrechen mit Hilfe von weißer Nieswurz eine Erschütterung hervorrufen sowie Land- und Seereisen und Quellwasser verordnen; die richtige Anwendung aller dieser Maßnahmen haben wir in den Abhandlungen „Über Heilverfahren“[9] beschrieben.

Paulos von Aigina, Buch VI, Kap. 21

Über Starerkrankungen

Der Star[1] ist eine Ansammlung von zäher Flüssigkeit an der Hornhaut im Bereich der Pupille, die das Sehen oder das deutliche Sehen behindert. Er entsteht aber vor allem infolge von Abkühlung und Schwäche des Sehpneumas[2] und kommt deshalb eher bei alten Menschen und bei denjenigen vor, die eine lange Krankheit durchgemacht haben; er tritt aber auch infolge heftigen Erbrechens, infolge eines Schlages und aus mehreren anderen Ursachen auf. Über die Starerkrankungen, die sich noch behandeln lassen,[3] da sie noch in keiner Weise zum Aufgabenbereich der Chirurgie gehören, ist indessen im dritten Buch[4] gesprochen worden, jetzt aber wollen wir die Fälle kennzeichnen, die eine Ansammlung und Gerinnung in endgültiger Form aufweisen. Alle am Star Erkrankten nehmen nun Helligkeit wahr, entweder eine starke oder eine geringe; deshalb unterscheiden wir auch die Starerkrankungen von dem völligen Fehlen des Sehvermögens und dem Glaukom, da diejenigen, denen das Sehvermögen völlig fehlt, und die an Glaukom Erkrankten überhaupt nicht einmal die Helligkeit wahrnehmen. Nun wird dich Galen[5] wiederum über die Gerinnung und den Unterschied der Starerkrankungen unterrichten sowie darüber, welche von diesen Fällen chirurgisch behandelt werden müssen. Wenn wir das vom Star befallene Auge haben schließen lassen, dann mit dem Daumen das Lid an das Auge drücken und es unter Druck hierhin und dorthin schieben, danach das Auge öffnen lassen, werden wir durch Wahrnehmung mit dem Auge den Star beobachten; denn bei den Erkrankungen, bei denen noch keine Gerinnung eingetreten ist, ergibt sich infolge des Drückens mit dem Finger eine Verteilung der Flüssigkeit, und der Star erscheint zunächst breiter, kehrt aber wieder zu der für ihn eigentümlichen Form und Größe zurück; bei den Erkrankungen dagegen, bei denen bereits eine Gerinnung eingetreten ist, begegnet infolge des Drückens keine Veränderung, weder in der Breite noch in der Form. Da dies aber ein gemeinsames Kennzeichen für die Erkrankungen sowohl mit mäßiger als auch mit starker Gerinnung ist, werden wir diese an der Farbe unterscheiden: denn die Stare von der Farbe des Eisens oder des Stahls oder diejenigen, die eine bleiartige Färbung zeigen, gehören zu den Erkrankungen mit mäßiger Gerinnung und sind zum Starstechen geeignet, die gips- und hagelartigen aber gehören zu den Erkrankungen mit starker Gerinnung.

Nachdem wir nun dies bei Galen gelernt haben, werden wir den Patienten zum Licht hin, ohne daß er in die Sonne sieht, Platz nehmen lassen, das gesunde Auge sorgfältig verbinden und die Lider des anderen Auges, nachdem wir sie geöffnet haben, von der sogenannten Iris bis hin zu dem kleinen Augenwinkel im Maß eines Sondenknopfes auseinanderstellen und markieren dann mit dem stumpfen Ende der Starnadel die Stelle, an welcher der Stich vorgenommen werden soll, indem wir an dem linken Auge mit der rechten Hand und an dem rechten mit der linken arbeiten, und nachdem wir das Instrument umgedreht haben, drücken wir die an ihrem Ende abgerundete Spitze der Starnadel kräftig hinein und gelangen durch den zuvor markierten Teil in einen Hohlraum. Als Maß für das Eindringen in die Tiefe diene dir der Abstand von der Pupille bis zur Iris. Nachdem wir nun die Starnadel oben an die Spitze des Stars herangebracht haben — das Metall ist wegen der Durchsichtigkeit der Hornhaut deutlich zu sehen —, wollen wir den Star mit ihr in den darunterliegenden Bereich hinunterdrücken, und wenn er sich sofort hinunterdrücken ließ, wollen wir eine kurze Zeit ohne Bewegung warten, wenn er aber wieder auftaucht, wollen wir ihn wiederum hinunterdrücken. Nach dem Niederdrücken des Stars entfernen wir die Starnadel behutsam mit einer drehenden Bewegung, und danach werden wir, nachdem wir ein wenig kappadokisches Salz[6] in Wasser gelöst haben, das Auge damit beträufeln, und nachdem wir außen Wolle, die mit Eigelb unter Zusatz von Rosenöl benetzt worden ist, aufgelegt haben, werden wir es verbinden, wobei wir auch das gesunde Auge mit verbinden, damit sich (das kranke Auge) nicht mit bewegt. Und nachdem wir den Patienten in einem unterirdischen Raum gebettet haben, werden wir ihm die Weisung erteilen, sich völlig ruhig zu verhalten, wobei wir ihn mit leichter Kost ernähren und er bis zum siebenten Tag verbunden bleibt, falls nicht etwas daran hindert[7]; nachdem wir nach dem siebenten Tag den Verband gelöst haben, wollen wir sein Sehvermögen prüfen, indem wir ihm einige Gegenstände zeigen; dies bei dem Eingriff oder sofort nach dem Eingriff zu tun, werden wir deshalb verbieten, weil durch das krampfhafte Fixieren der Star leicht wieder auftaucht. Falls aber eine Entzündung es dringend erforderlich macht, werden wir den Verband schon vor dem siebenten Tage lösen und sie bekämpfen.

Aulus Cornelius Celsus, Die Medizin, Buch VII, Kap. 12,1

Auch im Mund werden gewisse Erscheinungen mit der Hand[1] behandelt. Vor allem lockern sich dort bisweilen die Zähne, und zwar bald wegen einer Schwäche der Wurzeln, bald wegen einer Schädigung des zurückgehenden Zahnfleisches. — In beiden Fällen soll man ein Brenneisen so an das Zahnfleisch heranbringen, daß es dieses nur leicht berührt, nicht auf ihm aufliegt. Nach dem Brennen ist das Zahnfleisch mit Honig zu bestreichen und mit Honigwein zu spülen. Sobald die Geschwüre begonnen haben sauber zu werden, sollen trockene Heilmittel aus der Gruppe derer, die Geschwüre beseitigen, daraufgestreut werden. Wenn aber ein Zahn Schmerzen verursacht und man zu dem Entschluß gekommen ist, ihn zu extrahieren, weil die Heilmittel nichts nützen, muß man ihn ringsherum abschaben, damit sich das Zahnfleisch von ihm löst; dann soll er hin- und hergerüttelt werden. Und dies soll so lange getan werden, bis er sich leicht bewegen läßt; denn ein fest sitzender Zahn wird nur unter höchster Gefahr herausgerissen, und bisweilen wird der Kiefer aus seiner Lage gebracht; und dies geschieht mit noch größerer Gefahr bei den oberen Zähnen, weil es die Schläfen oder die Augen einer Erschütterung aussetzen kann. Dann, wenn es geschehen kann, soll der Zahn mit der Hand, anderenfalls mit der Zange extrahiert werden. Und wenn er ausgehöhlt ist, muß er zuvor entweder mit Charpie oder mit einem gut passenden Bleikügelchen ausgefüllt werden, damit er nicht unter der Zange zerbricht. Die Zange muß aber in gerader Richtung geführt werden, damit sie nicht, wenn die Wurzeln gebogen sind, den dünnen Knochen, in dem der Zahn sitzt, an irgendeiner Stelle zerbricht. Eine gewisse Gefahr ist mit diesem Vorgehen besonders bei kurzen Zähnen, die in der Regel keine längeren Wurzeln haben, deshalb verbunden: denn häufig faßt die Zange, da sie den Zahn nicht greifen kann oder ihn vergeblich zu greifen sucht, den Knochen unter dem Zahnfleisch und zerbricht ihn. Sobald aber ziemlich viel Blut fließt, muß man sogleich wissen, daß irgendein Teil von dem Knochen zerbrochen ist. Man muß also mit einer Sonde den Knochensplitter suchen, der sich gelöst hat, und ihn mit einer kleinen Zange hervorziehen. Wenn er nicht Folge leistet, muß das Zahnfleisch eingeschnitten werden, bis man den entgleitenden Knochensplitter zu fassen bekommt. Wenn dies nicht sofort geschehen ist, verhärtet sich der Kiefer außen, so daß der Patient den Mund nicht öffnen kann. Man muß aber so lange einen warmen Umschlag aus Mehl und Feigen auflegen, bis sich dort Eiter bildet; dann muß das Zahnfleisch eingeschnitten werden. Auch in großer Menge fließender Eiter ist ein Zeichen für einen gebrochenen Knochen; daher ist es auch dann angebracht, ihn herauszuziehen; bisweilen entsteht auch, wenn er verletzt ist, eine Fistel, die ausgeschabt werden muß. Ein rauher Zahn muß aber an der Stelle, an der er schwarz ist, abgeschabt und mit zerriebener Rosenblüte bestrichen werden, der der vierte Teil Gallapfel und ein weiteres Viertel Myrrhe beigefügt ist; man muß auch oft ungemischten Wein im Munde halten; und in diesem Fall soll man den Kopf verhüllen, viel spazierengehen, den Kopf abreiben und keine scharfe Nahrung zu sich nehmen. Wenn jedoch die Zähne infolge eines Schlages oder eines anderen Unfalls etwas wakkeln, sollen sie mit Hilfe von Golddraht mit denen verbunden werden, die noch recht fest sitzen; man soll adstringierende Mittel im Munde halten, wie Wein, in dem Granatapfelschale gekocht worden ist oder in den glühende Galläpfel hineingetan worden sind. Wenn auch einmal bei Kindern ein neuer Zahn wächst, bevor noch der alte herausfällt, soll derjenige, der hätte herausfallen müssen, ringsherum freigelegt und herausgezogen werden; derjenige, der an der Stelle des alten gewachsen ist, soll täglich einem Druck mit dem Finger ausgesetzt werden, bis er die richtige Größe erreicht. Sooft auch von einem gezogenen Zahn eine Wurzel zurückgeblieben ist, muß auch diese sogleich mit einer zu diesem Zweck hergestellten Zange, welche die Griechen rizagra (Wurzelzange) nennen, entfernt werden.

Caelius Aurelianus, Chronische Krankheiten, Buch II, Kap. 83. 84

83. So sind denn andere rasch damit bei der Hand, die Zähne, wenn sie von heftigem Schmerz befallen sind, sofort zu entfernen, ohne zu wissen, daß das Herausziehen den Verlust eines Körperteils, aber nicht Heilung bedeutet. Ebenso wie wir auch andere mit einer Geschwulst behafteten Körperteile nicht durch Entfernen, sondern durch lindernde Maßnahmen behandeln, sind wir daher der Ansicht, daß auch die Zähne behandelt werden sollen. Denn wenn ein Zahn ausgehöhlt ist, verlangt er zunächst lindernde Maßnahmen, dann erst das Vollziehen seiner Extraktion, da es ja nicht ohne Gefahr ist, Zähne, solange der Schmerz anhält, zu entfernen, und vor allem intakte Zähne, das heißt solche, die nicht ausgehöhlt bzw. abgenutzt oder locker sind. Denn als Folge davon werden die oberen Partien, die Muskeln und die Augen, notwendigerweise in Mitleidenschaft gezogen.

84. Herophilos[1] und Herakleides von Tarent[2] haben schließlich sogar erwähnt, daß manche an einer Zahnextraktion sterben. Denn Erasistratos[3] sagt, ein odontagogon aus Blei, ein Instrument, das wir als Zahnzange werden bezeichnen können, sei in Delphi im Apollontempel[4] zur Demonstration ausgestellt worden, damit daran gezeigt würde, daß nur diejenigen Zähne entfernt werden dürfen, die leicht zu entfernen oder locker sind, das heißt solche, bei denen das Vorgehen mit einem Bleiinstrument als äußerste Möglichkeit genügt. Wenn man aber glaubt, daß jeder Zahn, der von heftigem Schmerz befallen ist und der die gesunden schädigt, herausgezogen werden muß, dann ist es auch erforderlich, alle zu entfernen, wenn alle vom Schmerz befallen sind. Wie aber die ausgehöhlten oder lockeren Zähne zu entfernen sind, wenn sie nicht erhalten werden können, haben wir in dem Werk „Medizinische Antworten“[5] dargelegt.

Aus den Schriften des Diokles von Karystos: Die gesunde Lebensweise

Den Anfang der Darstellung der Gesundheitsvorschriften bildet der Übergang vom Schlaf zum Wachsein: in der Regel ist es zweckmäßig, vom Schlaf aufzustehen, wenn sich die Speisen aus dem Oberbauch schon in den Unterleib verlagert haben. Es ist zweckmäßig, daß der junge Mann und der Mann im besten Alter kurz vor Sonnenaufgang ungefähr zehn, im Sommer ungefähr fünf Stadien[1] läuft, der ältere aber sowohl im Sommer als auch im Winter weniger. Nach dem Erwachen soll man nicht sofort aufstehen, sondern liegen bleiben, bis die durch den Schlaf verursachte Unbeweglichkeit und Trägheit nachläßt. Es ist angebracht, nach dem Aufstehen gegen die von den Kopfkissen herrührenden Verspannungen des Halses den Hals und den Kopf richtig und in angenehmer Weise zu massieren; danach ist es für diejenigen, die nicht gewohnt sind, den Darm sofort zu entleeren, noch bevor sie ihn entleert haben, für die anderen aber, wenn sie ihn entleert haben, sofort, bevor sie etwas anderes tun, recht gut, den ganzen Körper mit wenig Öl einzureiben, im Sommer unter Beimischung von Wasser, im Winter so, wie es ist, eine ziemlich lange Zeit, leicht und gleichmäßig, indem man grundsätzlich alle Körperteile, bei denen es möglich ist, häufig streckt und beugt; denn so dürfte man wohl für die Gesundheit und auf jede Belastung besser eingerichtet sein. Danach spüle man das Gesicht und die Augen mit kaltem, sauberem Wasser und wasche sie jeden Tag mit sauberen Händen, das Zahnfleisch und die Zähne reibe man entweder so mit den Fingern selbst oder mit glattgeriebenem Polei ab, sowohl innen als auch außen, und man entferne, was sich von den Speisen an ihnen festgesetzt hat, die Nase und die Ohren salbe und reibe man beide innen ein, am besten mit angenehm duftender Salbe, anderenfalls mit möglichst reinem und wohlriechendem Öl, und zwar salbe man sie innen und außen mit den flachen Händen. Ganz besondere Mühe muß man aber auf den Kopf verwenden: Die Behandlung des Kopfes besteht sozusagen in Massieren, Salben, Reinigen, Kämmen und Scheren bis auf die Haut. Man muß ihn aber jeden Tag massieren und salben, zu reinigen und zu kämmen braucht man ihn nur von Zeit zu Zeit. Das Massieren macht die Haut kräftiger, das Salben macht sie weicher, das Reinigen macht die Poren reiner und atmungsfähiger, und das Kämmen reinigt dadurch, daß es die Umgebung der Haare abschabt und glättet, und beseitigt Fremdkörper. Nach der beschriebenen Morgentoilette ist es zweckmäßig, daß diejenigen, die dazu gezwungen werden oder sich selbst dazu entschließen, etwas anderes zu tun, an diese Beschäftigung gehen, und für diejenigen, die Muße haben, ist es angebracht, zunächst einmal einen der Stärke ihrer Körperkraft angemessenen Spaziergang zu machen. Die Spaziergänge vor der Nahrungsaufnahme machen, wenn sie in größerem Ausmaß stattfinden, die Menschen dadurch, daß sie den Körper entleeren, für die Nahrung aufnahmebereiter und fähiger, die gegessenen Speisen zu verdauen; die Spaziergänge nach dem Essen glätten, wenn sie von mäßigem Umfang und langsam sind, und vermischen die Speisen, das Getränk und die mit ihnen aufgenommene Luft, wirken abführend, indem sie die (dem Darmausgang) zunächst liegenden Exkremente abgehen lassen, wodurch sie die Masse der Darmfüllung in ihrem Umfang verringern, und machen dadurch, daß sie sie aus dem Oberbauch hinabbringen, die Wahrnehmungen im Bereich des Kopfes besser und den Schlaf ruhiger. Die ausgedehnten und schnellen Spaziergänge nach dem Essen wird man wohl in keiner Hinsicht loben; denn dadurch, daß sie den Körper kräftig erschüttern, sondern und trennen sie die Speisen und Getränke voneinander, so daß häufig ein plätscherndes Geräusch und Verdauungsstörungen entstehen und der Leib in Unordnung gerät. Es ist zuträglich, wenn sich jeder einzelne nach dem Spaziergang im Sitzen ein wenig um die eigenen geschäftlichen Angelegenheiten kümmert, bis die Zeit gekommen ist, sich der Körperpflege zuzuwenden. Es ist zweckmäßig, wenn sich die jungen Leute und diejenigen, die sich sportlichen Übungen größeren Umfangs verschrieben haben und ihrer bedürfen, üben, nachdem sie sich zur Sportstätte begeben haben, wenn aber die Älteren und Schwächeren sich salben, nachdem sie ins Bad oder in einen anderen warmen Raum gegangen sind. Für Leute in solchem Alter und für diejenigen, die ein gänzlich auf ihre Bedürfnisse als Laien zugeschnittenes Übungsprogramm haben, ist leichtere Massage und geringe Bewegung des Körpers ausreichend. Es ist recht gut, wenn derjenige, der einer Massage bedarf, massiert wird, wobei er weder stark eingesalbt noch völlig trocken sein, sondern nur etwas eingerieben und gleichmäßig massiert werden soll, und wenn er dann, nachdem er sich abgeschabt hat, ein angemessenes Bad nimmt; in der Regel ist es aber recht gut, wenn die Schwachen und sehr Alten sich mit viel Fett gleichmäßig einreiben und sich selbst massieren; denn zugleich mit der Massage geschieht es, daß auch der Körper geübt wird, indem er sich aktiv bewegt; sich von einem anderen massieren zu lassen, muß man immer besonders den Erschöpften, den Schwächeren und denjenigen zubilligen, die sich im Hinblick auf die Übungen allzu nachlässig verhalten. Nach der Körperpflege soll man sich zum zweiten Frühstück begeben; es ist aber nicht unbekannt, daß es angebracht ist, daß das zweite Frühstück wie auch schlechthin die ganze Ernährung im Sommer nicht erwärmend und trocknend, im Winter weder kühlend noch feucht machend,[2] im Frühling und im Herbst aber von einer mittleren Beschaffenheit ist. Für diejenigen, die in wohlgenährtem Zustand leben wollen, reicht im Sommer sowohl im Hinblick auf die Gesundheit als auch im Hinblick auf einen unter angemessenen Bedingungen erfolgenden Tagesablauf als zweites Frühstück gute weiße Gerstengrütze in mäßiger Menge, mit duftendem Weißwein, nicht viel Honig und Wasser, miteinander gut vermischt, getrunken, oder eine gekochte Speise aus nicht blähenden, leicht verdaulichen und nahrhaften Zutaten, die man sowohl in dieser Form als auch mit wenig Honig nicht warm zu sich nimmt. Für denjenigen, der nichts Derartiges zu sich nehmen will, ist es angebracht, zum zweiten Frühstück so viel kaltes Weizenbrot zu essen, wie er vor der nachmittäglichen Übung zu verdauen imstande ist. Gekochtes Gemüse, Kürbis, Gurke oder eine andere von den Früchten, die zu der gegebenen Jahreszeit passen, für sich gekocht, soll er als Beilage nehmen. Trinken soll er mit ziemlich viel Wasser gemischten Weißwein, bis er keinen Durst mehr hat. Vor dem Einnehmen der Mahlzeit soll man Wasser trinken, wenn man Durst hat mehr, sonst weniger. Nach dem zweiten Frühstück soll man sich, ohne viel Zeit verstreichen zu lassen, an einem schattigen oder kühlen, windgeschützten Platz zur Ruhe niederlegen; nach dem Erwachen soll man sich etwas um die eigenen geschäftlichen Angelegenheiten kümmern und spazierengehen, nachdem man spazierengegangen ist und sich zuvor ein wenig ausgeruht hat, sich zur Übungsstätte begeben. Für die Kräftigeren und Jüngeren ist es zweckmäßig, wenn sie, nachdem sie die Übungen beendet und sich mit Sand abgerieben haben, kalt baden; die Älteren und Schwächeren sollen, nachdem sie sich eingerieben und etwas massiert haben, warm baden, ohne den Kopf zu benetzen. In der gleichen Weise ist es für alle Gesunden angebracht, sich den Kopf selten oder niemals warm zu waschen; für die Älteren ist es besser, ihn nicht einmal häufig zu benetzen, sondern ihn nur von Zeit zu Zeit mit Öl einzureiben, dem sie im Sommer Wasser und im Winter Wein beimischen. Was das wichtigste und beste ist, so sollen sie sich nach dem Einreiben sauber abwischen oder abstreichen, mit mäßig kaltem Wasser abspülen und in nassem Zustand wiederum einreiben. Zur Hauptmahlzeit muß man mit leerem Magen und ohne unverdaute Rückstände der zuvor genossenen Speisen gehen; dies wird man wohl am besten an der Geruchlosigkeit und dem Ausbleiben der Rülpser sowie an der Weichheit und dem deutlichen Umriß von Ober- und Unterbauch erkennen, außerdem auch daran, daß man ein triebhaftes Verlangen nach Essen hat. Es ist zweckmäßig, im Sommer kurz vor Sonnenuntergang Weizenbrot, Gemüse und Gerstenbrot als Hauptmahlzeit zu essen. Rohes Gemüse soll man als Vorspeise essen außer Gurke und Rettich — diese zum Schluß —, das gekochte soll man zu Beginn der Mahlzeit zu sich nehmen. An Fischen soll man von den Felsenfischen[3] die fleischigen und mürben essen, von den Knorpelfischen und den übrigen die saftigsten und vorzugsweise die gekochten; an Fleisch aber Ziegen- und Hammelfleisch, und zwar von ganz jungen Tieren, Schweinefleisch von ausgewachsenen Tieren, an Geflügelfleisch das von jungen Hühnern, Rebhühnern, Tauben oder Ringeltauben, alles einfach gekocht. Es dürfte aber nichts daran hindern, auch von den übrigen Speisen diejenigen zu sich zu nehmen, auf die man Appetit hat, sofern sie nicht Kräfte enthalten, die den vorhergenannten entgegengesetzt sind. Daß es aber zu jeder Zeit für diejenigen, die einen feuchten Leib haben, angebracht ist, von den vorhandenen Nahrungsmitteln die stopfenden zu nehmen, für diejenigen, die einen trockenen Leib haben, die abführenden, für die an Harnzwang Leidenden, die harntreibenden, und für die Mageren, die nahrhaften, wird wohl jeder zugeben. Man soll aber vor der Mahlzeit und bis zu einem bestimmten Zeitpunkt (während der Mahlzeit) Wasser trinken; dann sollen die Mageren leichten dunklen Wein und nach der Mahlzeit Weißwein, die Wohlgenährten aber bis zum Schluß Weißwein trinken, und zwar alle ziemlich wäßrigen Wein und an Menge so viel, wie es jedem einzelnen gefällt. Hartschalige Früchte sind insgesamt schwer zu genießen, verhältnismäßig am wenigsten Beschwerden verursachen sie, wenn man sie in mäßiger Menge vor den Speisen zu sich nimmt. Was das Obst betrifft, so ist es hinsichtlich der Feigen zweckmäßiger, daß man sie zu sich nimmt, nachdem man die Schale entfernt, den Saft abgewaschen und sie mit kaltem Wasser benetzt hat, und wenn man keines zur Hand hat und nicht dazu in der Lage ist, soll man sie nach der Mahlzeit essen, die übrigen aber vor der Mahlzeit; helle Weintrauben sollen alle während der Mahlzeit essen; als Naschwerk benetzte weiße Kichererbsen oder benetzte saubere Mandeln. Nach der Mahlzeit sollen die Mageren, die an Blähungen Leidenden und diejenigen, die die Speisen nicht leicht verdauen, einfache Dinge zu sich nehmen und sofort schlafen, die übrigen aber sollen sich, nachdem sie einen kurzen und langsamen Spaziergang gemacht haben, ausruhen. Für jeden ist es zweckmäßiger, wenn er, solange noch die Fülle im Bereich des Magens vorhanden ist, auf der linken Seite liegt, hat sich der Magen aber geleert, so soll man sich auch auf die rechte Seite drehen; man soll aber weder allzusehr gestreckt noch stark gekrümmt liegen. Auf dem Rücken zu schlafen ist für keinen besonders zweckmäßig; denn bei denjenigen, die so schlafen, treten am ehesten Atemnot, Erstickungsanfälle, epileptische Anfälle und Pollutionen auf. Das Aufwachen erfolgt bei denjenigen, die auf dem Rücken liegen, teils, wie es sein soll, teils nicht; denn wenn die Beine und die Arme in gerader Linie zum Körper liegen, so ist es zwar für sie gut im Hinblick darauf, daß man sie beugen und ausstrecken bzw. die Hände schließen und öffnen kann, und im Hinblick darauf, daß die rechten Extremitäten die gleiche Lage haben wie die linken und die einen von den anderen nicht gedrückt werden; die Wirbelsäule aber schmerzt, wenn sie völlig ausgestreckt ist, und zwar deshalb, weil es denjenigen, die so liegen, nicht möglich ist, sie zu beugen. Außerordentlich angebracht ist es, daß der Oberbauch und die Füße während der Mahlzeiten und beim Schlafen warm sind. Aufwachen und aufstehen sollen die zu Blähungen Neigenden spät, die übrigen bei Tagesanbruch. Für die meisten Gesunden dürfte wohl eine solche Lebensweise besonders angebracht sein; daß man aber im Winter mehr als im Sommer die Spaziergänge und die übrigen körperlichen Übungen intensivieren muß, wobei man eine allmähliche Steigerung vornimmt und sich vor dem Übermaß in acht nimmt, ist zuvor gesagt worden. Man wende aber lieber Einreibungen an als Bäder; kalte Bäder nur bisweilen, und zwar eher an den warmen Tagen, ein warmes Bad diejenigen, die erschöpft sind, und diejenigen, die eines Schweißausbruches bedürfen. Es ist angebracht, daß die Wohlgenährten und die Menschen mit feuchter Konstitution in der Zeit vom Untergang bis zum Aufgang der Plejaden[4] nur einmal am Tag essen; bei den übrigen ist es angebracht, ein zweites Frühstück zu sich zu nehmen, indem sie als kleine Zukost entweder eine geringe Menge Honig oder Süßwein genießen, aber nichts oder ein wenig leichten, ruhig milden, mit wenig Wasser gemischten Wein trinken, und zwar nach dem zweiten Frühstück, dann in warmem Zustand zu schlafen, doch nicht lange Zeit; nach dem Aufwachen soll man wie im Sommer die geschäftlichen Angelegenheiten erledigen; das warme Bad aber fortlassen, nach den körperlichen Übungen, wenn es dunkel wird, soll man die Hauptmahlzeit einnehmen, indem man sich am Feuer wärmt, die Kleinen und diejenigen, denen Gerstenbrot gut bekommt, sollen beide Brotsorten essen, aber mehr Weizenbrot, die übrigen sollen das Gerstenbrot fortlassen. Grundsätzlich ist es angebracht, im Winter weniger Gemüse zu essen als im Sommer. Am geeignetsten von dem rohen Gemüse sind beispielsweise Raute, Rauke und Rettich, den man zum Schluß zu sich nimmt; von gekochtem Gemüse Kohl, Ampfer und Rüben, und zwar lieber vom Tage vorher. Was das wilde Gemüse betrifft, so sind die Sorten im Winter, sowohl roh als auch gekocht, nicht schlechter als die entsprechenden im Sommer. Besonders angebracht sind zu dieser Jahreszeit aber auch Knoblauch, Zwiebeln, Pökelfleisch bzw. Salzfische, Suppen aus Hülsenfrüchten und Linsensuppe, und von den übrigen Zuspeisen haben die gebratenen bei weitem den Vorrang vor den gekochten und überhaupt die trockeneren vor den feuchteren; auch die Kresse und der Senf passen eher in den Winter. Trinken soll man bei der Hauptmahlzeit dunklen, leichten, ruhig milden, nicht jungen Wein, wenig gemischt, eher ungemischt. Angebracht sind zu dieser Jahreszeit geröstete Mandeln, Myrtenbeeren, geröstete Eicheln und Kastanien, sowohl gekocht als auch geröstet. Auf welche Weise man also im Sommer und im Winter leben soll, ist recht ausführlich dargestellt worden; es ist klar, daß im Frühling und im Herbst eine Lebensweise, die in der Mitte zwischen den beschriebenen steht, am ehesten angebracht ist. Man muß sich aber immer vor den ungewohnten, starken und schwer verdaulichen Speisen sowie vor einer allzu großen Menge hüten; denn bisweilen wird man wohl nicht weniger von der Menge als von der schlechten Qualität der Speisen Beschwerden bekommen. Man soll aber kein ungewohntes Wasser trinken — denn das ist schlimm und gefährlich —, sondern mit Honig, Wein, Essig oder Gerstengrütze und Salz. Sehr kaltes Wasser und ein Getränk in großer Menge in einem Zug zu trinken ist gefährlich, und besonders für diejenigen, die sich einer großen Anstrengung unterzogen haben und die sich der Sonneneinstrahlung aussetzen, und zwar, solange sie noch erhitzt sind; das wichtigste im Hinblick auf die Gesundheit ist aber, daß nichts geschieht, was stärker ist als die Natur des Körpers. Zugleich mit dem Wechsel der Jahreszeiten soll man auch die übrige Lebensweise verändern, indem man allmählich zum Gegenteil übergeht und nicht plötzlich eine radikale Veränderung vornimmt. Man darf nicht viel und fortwährend Geschlechtsverkehr ausüben; am ehesten ist es noch für die Menschen mit kalter und mit feuchter Konstitution angebracht, für diejenigen, bei denen die schwarze Galle überwiegt, und für die zu Blähungen Neigenden; am wenigsten angebracht ist es im Hinblick auf die Konstitution für die Mageren, Schmalbrüstigen und diejenigen, bei denen die Partien um Hüften und Lende wenig Fleisch aufweisen, im Hinblick auf die Altersstufen aber für diejenigen, die aus dem Knabenalter in das der Jünglinge übergehen, und für die alten Menschen. Bei denjenigen, die im Übermaß und zum falschen Zeitpunkt Geschlechtsverkehr ausüben, werden vom Körper die Partien um Blase, Nieren, Lunge und Augen sowie die Partien um das Rückenmark am meisten geschädigt; die Beschwerden sind am geringsten und die Fähigkeit dazu bleibt die längste Zeit erhalten bei denjenigen, die nicht aus anderen Gründen für eine solche Betätigung ungeeignet sind, sie immer mit Maßen ausüben und es nicht zu sehr übertreiben, aber brauchbare und reichliche Nahrung zu sich nehmen. Nach der Mahlzeit zu erbrechen[5] ist für diejenigen, die ein geordnetes Leben führen und außerdem gewohnt sind, körperlich zu arbeiten, niemals besonders gut; denn die Natur hat für die Überschüsse an Speisen und Getränken und für die natürlichen Körperausscheidungen hinreichend Entleerungsmöglichkeiten geschaffen, so daß Erbrechen in keiner Weise nötig ist.

Pharmakologie

Dioskurides, Über Arzneistoffe, Buch I (aus dem Vorwort)

... Wir fordern aber dich[1] und die künftigen Leser unserer Darlegungen auf, nicht so sehr unsere schriftstellerische Fähigkeit als vielmehr die mit Erfahrung verbundene Sorgfalt in der Sache zu beachten. Nachdem wir nämlich die meisten Arzneistoffe mit größter Genauigkeit aus eigener Anschauung kennengelernt, die anderen aber auf Grund des bei allen übereinstimmenden Berichts und der Untersuchung der bei jeweils einzelnen einheimischen Stoffe sorgfältig ermittelt haben, wollen wir versuchen, eine unterschiedliche Anordnung vorzunehmen und die Arten entsprechend den Wirkungen jedes einzelnen von ihnen zu beschreiben. Es wird jedem klar sein, daß eine Abhandlung über die Heilmittel erforderlich ist, die mit der ganzen Heilkunst verbunden ist und jedem Teil der Heilkunst ein unbesiegbares Bündnis mit ihr anbietet, auch weil die Heilkunst durch die Zubereitungen, die Mischungen und die bei den Krankheiten zu machenden Versuche gefördert werden kann, da die Kenntnis von jedem einzelnen Heilmittel einen sehr wichtigen Beitrag leistet. Wir werden aber auch die allgemein üblichen und vertrauten Arzneistoffe mit hinzunehmen, damit die Schrift vollständig ist.

Vor allem ist es nun angebracht, sich um die Lagerung und das Sammeln jedes einzelnen Stoffes zu dem jeweils angemessenen Zeitpunkt Gedanken zu machen; denn je nach dem Zeitpunkt erweisen sich die Heilmittel entweder als wirksam, oder sie sind in ihrer Wirkung gemindert; denn man muß sie bei heiterem Wetter sammeln. Denn auch darin besteht ein großer Unterschied, ob das Sammeln bei Trockenheit oder bei Regen erfolgt, wie auch darin, ob die jeweilige Gegend gebirgig, hochgelegen, Winden ausgesetzt, kalt und wasserarm ist; denn dann sind ihre Wirkungen stärker. In flachen, wasserreichen, schattigen und nicht den Winden ausgesetzten Gegenden sind aber die Wirkungen in der Regel schwächer und mehr noch die Wirkungen der Pflanzen, die im Hinblick auf die Jahreszeit nicht zum rechten Zeitpunkt gesammelt wurden oder die vor Schwäche verwelkt sind. Man darf jedoch nicht unberücksichtigt lassen, daß solche Pflanzen oft infolge der besonderen Beschaffenheit des Landes und infolge der klimatischen Bedingungen im Ablauf eines Jahres schneller oder langsamer blühen, einige aber auch infolge ihrer eigenen Beschaffenheit im Winter Blüten und Blätter tragen, manche aber auch zweimal im Jahr in Blüte stehen. Wer aber in diesen Dingen Erfahrung haben will, muß zugegen sein, wenn der junge Trieb gerade aus der Erde kommt, wenn die Pflanzen blühen und wenn sie verblüht sind; denn weder kann derjenige, der nur das Hervorkommen eines jungen Triebes beobachtet hat, die blühende Pflanze erkennen, noch kann derjenige, der die blühenden Pflanzen gesehen hat, den soeben gewachsenen Trieb als den dazugehörigen erkennen. Denn infolge der Veränderungen in der Form der Blätter und infolge der Größe der Stengel, Blüten und Früchte und infolge gewisser anderer Eigentümlichkeiten entsteht im Falle einiger Pflanzen ein großer Irrtum, wenn man sich nicht in dieser Weise eine unmittelbare Anschauung verschafft hat. Aus diesem Grunde nun haben sich einige Schriftsteller geirrt, wenn sie behaupten, daß einige Pflanzen weder Blüten noch einen Stengel noch Früchte haben, wie beim Hundszahn, Huflattich und Fünffingerkraut. Wer sie aber häufig und an vielen Stellen beobachtet hat, wird sie am ehesten erkennen. Man muß jedoch wissen, daß sich einige der pflanzlichen Heilmittel viele Jahre lang halten, zum Beispiel weiße und schwarze Nieswurz, die übrigen aber nur bis zu drei Jahren brauchbar sind. Die einem jungen Trieb ähnlicher Pflanzen, zu denen ährenförmiger Lavendel, gemeiner Gamander, Poleigamander, Eberraute, Seebeifuß, Wermut, Ysop und die diesen ähnlichen Pflanzen gehören, muß man sammeln, wenn sie in Samen stehen, die Blüten vor ihrem Abfallen, die Früchte, wenn sie reif sind, und die Samen, wenn sie beginnen trocken zu werden, bevor sie herausfallen; die Pflanzensäfte muß man herstellen, wenn die Stengel gerade erst gewachsen sind, ähnlich muß man auch mit den Blättern verfahren, die Saft- und Tropfenabsonderungen muß man gewinnen, indem man die Stengel einschneidet, solange sie sich noch auf dem Höhepunkt ihrer Entwicklung befinden, die zur Lagerung und zur Gewinnung von Säften und Rinden bestimmten Wurzeln muß man entfernen, wenn die Pflanzen die Blätter abzuwerfen beginnen; und zwar soll man die sauberen Wurzeln sogleich an nicht feuchten Plätzen trocknen, die mit Erde oder Lehm behafteten aber mit Wasser waschen. Auch die Blüten und alle duftenden Bestandteile soll man in kleinen, nicht feuchten Kisten aus Lindenholz lagern, bisweilen werden sie aber auch mit Nutzen in Blättern aus Papyrus oder Pflanzenblättern zur Erhaltung der Samen eingewickelt. Für flüssige Heilmittel wird jedes Gefäß geeignet sein, das aus Silber, Glas oder Horn gefertigt ist, aber auch ein nicht poröses Tongefäß ist angebracht und von den Holzgefäßen alle diejenigen, die aus Buchsbaum hergestellt werden. Die Bronzegefäße werden für flüssige Augenmittel und alle Mittel geeignet sein, die mit Essig, flüssigem Pech oder Zedernharz zubereitet werden; Fette und Mark sollen in Zinngefäßen gelagert werden.

Galen, Über Mischung und Wirkung der einfachen Heilmittel, Buch I, Kap. 27

Dies werfe ich nun denjenigen vor, die sich ausführlich über die Wirkung des Essigs verbreitet haben, und mehr noch als ihnen fast allen Ärzten, daß sie die Wirkungen aller einfachen Heilmittel nicht nach ihrem höheren und geringeren Grad unterschieden haben, sondern daß es ihnen genügte, gegebenenfalls zu sagen, die einen erwärmen, andere kühlen, andere trocknen und andere machen feucht.[1] Denn es ist nicht nützlich, wenn man dies so schlechthin erkannt hat, sondern man muß wissen, bis zu welchem Grade Flohkraut und bis zu welchem Grade Nachtschatten, Venuskamm oder Bleiweiß, Portulak und Lattich kühlen und bis zu welchem Grade Kassia und bis zu welchem Grade Zimt, Amom oder Majoran erwärmen. Ebenso darf sich aber auch bei den in ihrer jeweiligen Wirkung trocknenden und feucht machenden Heilmitteln das Wissen nicht auf den allgemeinen Sachverhalt beschränken, sondern man muß wissen, welches von dem indifferenten und mittleren der in ihren Wirkungen entgegengesetzten Mittel[2] im ersten Grad entfernt ist, welches auf jenes folgt, und so den dritten, vierten und, wenn möglich, fünften[3] Grad unterscheiden, indem man deutliche Abgrenzungen vornimmt. Denn auf Grund solcher Kenntnis der Wirkungen wird es uns möglich sein, die einfachen Heilmittel selbst kunstgerecht anzuwenden und sie nach einer bestimmten Methode zusammensetzen zu können und sie außerdem, nunmehr in zusammengesetzter Form, richtig anzuwenden. Dies ist nun sehr schwierig und erfordert große Genauigkeit und Übung, man muß nämlich bei allen solchen Dingen, wie schon gesagt worden ist, von der Erfahrung ausgehen und auf gesicherter Grundlage Schlußfolgerungen ziehen, wobei man sich davor hütet, sich auf zweifelhafte Untersuchungen einzulassen. Deshalb wird man sich wohl auch über diejenigen wundern, die solche Dinge untersucht haben, wenn man sieht, daß sie bei dem meisten, was sie untersuchen und darstellen, wie Herodot[4] mit sich selbst ins Handgemenge geraten.

Galen, Über Mischung und Wirkung der einfachen Heilmittel, Buch V, Kap. 27

Es ist für mich wohl der geeignete Zeitpunkt, die Darstellung, nachdem ich die Grade der Mischungen und Wirkungen in den Heilmitteln bestimmt habe, an dieser Stelle nun zum Abschluß zu bringen. Man darf also ein Heilmittel, das in der Weise indifferent ist, daß es die gleiche Mischung aufweist wie derjenige, bei dem es angewandt wird, auf Grund dessen, daß es weder trocknet noch feucht macht, weder kühlt noch erwärmt, weder als trocken noch als feucht, weder als kalt noch als warm bezeichnen. Das trockenere oder feuchtere, das wärmere oder kältere wird nach der vorherrschenden Wirkung so benannt. Es genügt aber, bei jedem Vorherrschen einer Wirkung, soweit es für die Praxis von Bedeutung ist, vier Grade anzusetzen, indem man alles das als warm im ersten Grad bezeichnet, was uns wärmt, allerdings nicht deutlich, sondern in der Weise, daß dabei außerdem noch ein logischer Beweis[5] erforderlich ist. Ebenso besitzt alles Kalte, Feuchte und Trockene, was eines Beweises bedarf, noch keine starke und deutliche Wirkung. Was aber alle diejenigen Heilmittel betrifft, die ihrer Beschaffenheit nach schon deutlich wärmen, kühlen, trocknen oder feucht machen, so kann man sagen, daß die betreffenden dem zweiten Grad angehören, dem dritten aber diejenigen, die schon heftig, nicht jedoch extrem wirken. Alle diejenigen aber, die ihrer Beschaffenheit nach so wärmen, daß sie ätzen und brennen, gehören dem vierten Grad an. So gehören auch alle diejenigen Heilmittel, die ihrer Beschaffenheit nach ziemlich heftig kühlen, so daß sie schon ein Absterben hervorrufen, dem vierten Grad an. Es ist jedoch kein Mittel zu finden, das im vierten Grad trocknet, ohne daß es brennt; denn was extrem trocknet, das brennt auch in jedem Fall. Unter den Mitteln, die im dritten Grad trocknen, kann jedoch eines sein, das nicht zugleich auch brennt, wie alle diejenigen, die eine stark adstringierende Wirkung haben, zu denen Saft aus unreifen Trauben, Sumach, Alaun, die Blüte des wilden Granatbaumes und unreife Galläpfel gehören. Unter eben diesen Mitteln kommen die einen den brennenden nahe, wie zum Beispiel Hammerschlag und gebranntes Kupfer, so daß sie irgendwo in einem unbestimmten Bereich zwischen dem dritten und vierten Grad liegen; andere befinden sich in der Mitte des dritten Grades, wie gebranntes Kupfer, wenn es gewaschen worden ist, und wieder andere am Anfang, wie die Hypocistis[6]. So ist es aber auch beim zweiten und vierten Grad möglich, dreierlei Abstufungen[7] vorzunehmen. Denn das Brenneisen trocknet nicht in genau der gleichen Weise wie der Senf, und doch gehören beide dem vierten Grad an. Über alles dieses werden in den folgenden Darlegungen im Hinblick auf jedes einzelne einfache Heilmittel gesondert genauere Ausführungen gemacht.

Dioskurides, Über Arzneistoffe, Buch II, Kap. 126

Der Wegerich, andere nennen ihn Heptapleuron (Siebenrippenkraut), wiederum andere Polypleuron (Vielrippenkraut)[1]; er kommt in zwei Arten vor, der eine ist klein, der andere größer. Der kleine hat schmalere, kleinere und glattere Blätter, einen kantigen, zum Boden geneigten Stengel, blasse Blüten, und der Samen befindet sich an der Spitze des Stengels. Der größere ist üppiger, breitblättrig, gemüseartig; der Stengel ist auch bei diesem kantig, er ist rötlich, eine Elle[2] hoch, von der Mitte bis zur Spitze mit feinem Samen umgeben. Er hat unten zarte, rauhe, weiße Wurzeln von der Dicke eines Fingers. Er wächst am Rande von Sümpfen, an Zäunen und an feuchten Plätzen; der größere Wegerich ist besser verwendbar.

Seine Blätter haben adstringierende und trocknende Kraft, weshalb sie in Form von Umschlägen bei allen bösartigen

Erscheinungen, den an Elephantiasis Leidenden und den fließenden und unreinen Geschwüren, geeignet sind. Sie dämmen aber auch Blutungen, fressende Geschwüre, Karbunkel, kriechende Geschwüre und Pusteln ein, die besonders nachts Schmerzen verursachen; sie bringen auch chronische und anomale Geschwüre zum Vernarben, heilen die bösartigen Geschwüre, verkleben Fisteln und nützen, mit Salz aufgetragen, bei Hundebissen und Brandwunden, Entzündungen, Drüsenschwellungen an den Ohren, in der Leistengegend und am Hals und bei Geschwüren am großen Augenwinkel. Mit Salz und Essig gekocht und eingenommen, nützt das Gemüse den an Ruhr und anderen Darmstörungen Erkrankten; es wird aber auch, mit Linsen an Stelle von Mangold gekocht, verabreicht, und bei beginnender Wassersucht wird der mittlere Teil der Pflanze, nachdem man trockene Nahrung zu sich genommen hat, gekocht verabreicht; sie wirkt aber auch, wenn sie Epileptikern und Asthmatikern eingegeben wird. Der Saft der Blätter reinigt aber die fressenden Geschwüre im Mund, wenn ständig damit gespült wird, mit kimolischer Erde[3] oder Bleiweiß heilt er Erkrankungen an Rose, als Einspritzung nützt der Saft bei Fisteln, bei Ohrenschmerzen und Augenentzündungen, eingeträufelt und Kollyrien[4] beigemischt, getrunken bei blutendem Zahnfleisch und bei denen, die Blut auswerfen, und als Klistier bei Schwindsüchtigen und bei denen, die an Ruhr erkrankt sind; bei Schwindsucht wird er aber auch getrunken, und bei hysterischen Erstickungsanfällen wird er in Wolle als Einlage eingeführt und ebenso bei Ausfluß aus dem Uterus. Aber auch die Frucht dämmt, mit Wein getrunken, Durchfall und blutigen Auswurf ein. Die Wurzel läßt, gekocht und als Spülung verwendet oder selbst zerkaut, Zahnschmerzen aufhören. Bei den Geschwüren in der Blase und den Nieren werden sowohl die Blätter als auch die Wurzel mit Süßwein verabreicht. Man sagt aber, daß drei ausgewachsene Wurzeln, mit drei Kyathoi[5] Wein und ebensoviel Wasser getrunken, bei Dreitagefieber[6] und vier Wurzeln bei Viertagefieber[7] helfen. Einige verwenden aber die Wurzeln wegen ihrer zerteilenden Wirkung auch als Amulett bei Drüsenschwellungen am Hals.[8]

Galen, Über Mischung und Wirkung der einfachen Heilmittel, Buch VI, Kap. 60

Der Wegerich. Auch er weist eine gemischte Zusammensetzung auf. Er enthält nämlich einerseits einen wäßrigen und kalten Bestandteil, er enthält aber andererseits auch einen herben, das heißt erdigen, trockenen und kalten Bestandteil, so daß er zugleich kühlt und trocknet und in beidem der Mitte des zweiten Grades angehört. Alle Heilmittel aber, die in Verbindung mit Kälte trocken sind, sind sowohl bei allen bösartigen Geschwüren als auch bei Flüssen und Fäulnisprozessen geeignet. Deshalb sind sie auch bei Ruhr geeignet, denn sie bringen ja auch Blutungen zum Stehen, kühlen, wenn etwas stark erhitzt ist, und verkleben Fisteln und die anderen Wunden, sowohl die frischen als auch die alten. Unter beinahe allen solchen Heilmitteln nimmt der Wegerich auf Grund der Ausgeglichenheit seiner Mischung entweder den ersten Platz ein, oder er steht doch keinem nach. Denn er weist eine Trockenheit auf, die nicht beißt, und eine Kälte, die noch nicht betäubt, und seine Frucht und seine Wurzeln haben eine ähnliche Wirkung, außer daß diese trockener und weniger kalt ist. Doch die Frucht ist feinteiliger, die Wurzeln aber sind dickteiliger. Aber auch die Blätter der Pflanze haben ihrerseits in getrocknetem Zustand eine feinteiligere und weniger kalte Wirkung, da ihr wäßriger Überschuß verdunstet ist und ausgeschieden wurde. Deswegen verwendet man die Wurzeln auch bei Zahnschmerzen, indem sie sowohl gekaut als auch in den Zahnspülmitteln gekocht werden. Bei Verstopfungen in der Leber und den Nieren verwendet man zwar auch sie, aber auch die Blätter und noch viel mehr die Frucht. Denn sie alle weisen eine gewisse reinigende Kraft auf, die natürlich auch in der grünen Pflanze enthalten ist, die aber infolge der Menge der Feuchtigkeit nicht zur Geltung kommt.

Galen, Über Gegenmittel, Buch I, Kap. 1

Die die Krankheiten heilenden Wirkstoffe, die nicht außen aufgelegt, sondern in den Körper hinein eingenommen werden, bezeichnen die Ärzte als Gegenmittel. Es gibt aber von ihnen insgesamt drei verschiedene Arten: einige werden nämlich wegen der tödlichen Mittel eingegeben, andere wegen der sogenannten giftigen Tiere, und wieder andere helfen bei Krankheiten, die aus einer falschen Ernährung entstehen. Einige geben die drei Verwendungsmöglichkeiten als Indikation an wie auch der sogenannte Theriak[1], der von dem Arzt Andromachos[2] zusammengestellt worden ist und das sogenannte Mithridatium verdrängt hat, das seinerseits nach dem, der es zusammengestellt hat, so benannt worden ist. Denn dieser Mithridates[3] bemühte sich wie auch unser Attalos[4] darum, in bezug auf nahezu alle einfachen Mittel, die den tödlichen Mitteln entgegengesetzt sind, Erfahrung zu sammeln, indem er ihre Wirkungen an Verbrechern ausprobierte, die zum Tode verurteilt worden waren. Einige von ihnen, so fand er heraus, seien speziell bei giftigen Spinnen, andere bei Skorpionen wie wiederum andere bei Vipern angebracht. Und im Hinblick auf die tödlich wirkenden Mittel seien die einfachen Heilmittel teils bei Eisenhut, teils beim Seehasen und teils bei diesem oder jenem angebracht. Indem Mithridates sie nun alle vermischte, stellte er ein einziges Mittel her, in der Hoffnung, er werde damit ein Hilfsmittel gegen alle tödlichen Mittel haben. Später stellte Andromachos, der Leibarzt Neros[5], indem er einige Ingredienzien hinzufügte und einige wegließ, den sogenannten Theriak her, wobei er den übrigen Ingredienzien eine nicht geringe Menge Vipernfleisch beimischte, das das Mithridatium nicht enthielt. Und deshalb ist der Theriak gegen Vipernbisse wirksamer als das sogenannte Mithridatium; im Hinblick auf die anderen Gifte ist das Mithridatium aber keineswegs von geringerer Wirkung, vielmehr ist es bei manchen sogar besser. Die Gegenmittel haben aber eine unterschiedliche Wirkung, je nachdem, ob sie nach oder vor den tödlich wirkenden Mitteln eingenommen werden. Denn die Menge der Gegenmittel, die, wenn sie vorher eingenommen werden, ausreicht, um einer Schädigung durch Gifte vorzubeugen, nützt erst, nachträglich eingegeben, wenn sie auf das Vier- oder Fünffache vergrößert worden ist und nicht nur einmal, sondern zweimal am Tage eingenommen wird. Falls aber jemand das Mittel jeden Tag einnimmt wie der Kaiser Aurelius Antoninus[6], der zu unserer Zeit gelebt hat, oder wie Mithridates selbst, so wird er auf jeden Fall gegen die sogenannten tödlichen und schädlichen Mittel geschützt sein, wie man erzählt, daß auch Mithridates selbst, als er sich dazu entschlossen hatte, lieber durch ein tödliches Mittel zu sterben als in die Gewalt der Römer zu kommen, nichts gefunden habe, was ihn hätte töten können....

Marcellus, Über Heilmittel, Kap. 25,21

Ein unglaubliches und einzigartiges Heilmittel für diejenigen, die an Hüftschmerzen und Gelenkentzündung leiden, ist folgendes, mit dem der Arzt Ausonius[1] selbst geheilt worden ist und durch dessen Anwendung er bewirkte, daß viele, die so darniederlagen, daß sie sich nicht ohne Qual bewegen konnten, innerhalb von fünf Tagen stehen, innerhalb von sieben Tagen aber gehen konnten. Es wird folgendermaßen zubereitet: Du sammelst Steinbockmist am siebzehnten Tag nach Neumond, obgleich er auch sonst, bei abnehmendem Mond gesammelt, mit ähnlicher Wirksamkeit nützt, wenn nur das Heilmittel am siebzehnten Tag nach Neumond zusammengestellt wird. Von diesem Mist tust du also so viel, wie du mit der vollen Faust einer Hand fassen kannst, wenn nur die Zahl der Kügelchen ungerade ist, in einen Mörser und fügst fünfundzwanzig sehr sorgfältig zerriebene Pfefferkörner hinzu, dann gibst du eine Hemina[2] sehr guten Honig und zwei Sextarii[3] sehr alten und sehr guten Wein hinzu, mischst, nachdem die Kügelchen zuvor zerrieben worden sind, alle Ingredienzien und bewahrst sie in einem Glasgefäß auf, damit du, wenn es erforderlich ist, das Heilmittel bereit hast, um damit Hilfe zu bringen. Damit aber die Wirksamkeit des Heilmittels noch größer ist, mußt du jenes am siebzehnten Tag nach Neumond tun, beginne, wenn du das Heilmittel eingeben willst, am Tag des Jupiter[4], und gib es sieben aufeinanderfolgende Tage hindurch ein, in der Weise, daß derjenige, der geheilt werden soll, es, auf einem Schemel stehend nach Osten gewandt, trinkt. Wenn dieser Trank so, wie es beschrieben worden ist, eingegeben wird und die entsprechenden Vorschriften beachtet werden, muß der Patient, auch wenn er an allen Gelenken und an der Hüfte krank und verkrümmt ist und unbeweglich und ohne Hoffnung daliegt, am siebenten Tag gehen können.

Marcellus, Über Heilmittel, Kap. 8,127

Ein von Barbaren[5] stammendes Heilmittel gegen alle Augenkrankheiten oder -flüsse, sei es, daß sie von Krätze befallen sind und tränen, sei es auch, daß sie kleine Würmer oder Brigantes[6] haben, die die Lider zu durchfurchen und zum Eitern zu bringen pflegen: In einen gewöhnlichen Topf tut man drei Sextarii sehr scharfen Essig und Eisen, das heißt kleine alte Nägel oder andere kleine Eisenteilchen, hinein und verschließt den Topf sorgfältig; den Deckel durchstößt man fein und steckt in jenes Loch entweder ein Rohr oder einen durchbohrten Holunderstengel hinein, damit er auf diese Weise ein Luftloch hat. Man tut jedoch in denselben Topf mit dem Essig und dem Eisen eineinhalb Unzen[7] trockene Rose hinein und bedeckt danach den Topf selbst mit frischem Pferdemist, in der Weise, daß jenes Luftloch des Topfes durch das Rohr frei bleibt, das heißt, daß über jener Masse Pferdemist, mit dem der Topf abgedichtet oder bedeckt worden ist, nur das Luftloch herausragt, so daß er die fünfzehn Tage lang immer Luftzufuhr hat, an denen er in jenem Mist bleiben muß; man achtet aber in jedem Fall darauf, daß er in jenen fünfzehn Tagen niemals aufgedeckt wird. Am sechzehnten Tag nimmt man den Topf aus jenem Mist und reinigt ihn sorgfältig, damit kein Schmutz daran hängenbleibt, und tut, wenn man den Topf geöffnet hat, so viel Saft von grünem Fenchel in ihn hinein, wie beim Wein das Maß eines guten Trunkes ausmacht, danach rührt man es lange, seiht es durch ein feines Leinentuch und tut es in einen gewöhnlichen und sorgfältig gereinigten Kochtopf hinein, danach läßt man es auf schwachem Feuer kochen und rührt es ständig um. Wenn es ein wenig gekocht hat, setzt man auf einen Sextarius von dem Heilmittel drei Löffel sehr guten abgeschäumten Honig hinzu, bewahrt es, wiederum sorgfältig durchgerührt, in einer Glasflasche oder Kupferbüchse auf, hält es unter Siegelverschluß und reibt, wenn es erforderlich ist, zur Beseitigung von Trübung und weißen Flecken die Augen innen ein. Bei einem momentanen Fluß oder Schmerz, wie heftig er auch sein mag, bestreicht man aber die Augen obenauf. Wenn nun die Hitze in den Augen groß und die Tränen scharf und reichlich sind, bestreicht man auch Schläfen und Stirn mit dem Heilmittel in der Weise, daß man es am Tag mindestens viermal aufträgt, und wenn die

Einreibung selbst getrocknet ist, wäscht man sie nicht ab, sondern fügt immer eine neue Schicht hinzu. Wenn nun die Augen von Krätze befallen oder Würmer vorhanden sind, die die Lider durchfurchen, und sich davon eine krankhafte Flüssigkeit bildet, reibt man die oberen und unteren Lider ein, das heißt eben die Lider, wo sich die Krankheitsursache befindet; man lernt es als ein bei nahezu allen Augenschädigungen wunderbares Heilmittel kennen, wenn man es als unbefleckter und reiner Mensch anwendet. Davon darf jedoch, während es sich im Mist befindet, nur knapp ein Drittel, allenfalls die Hälfte übrigbleiben; so wird es nämlich besser. Denn je mehr durch die Wärme jenes Mistes verdunstet, um so stärker wird seine Wirkung, und deshalb muß der Topf recht groß sein, damit eine ansehnlichere Menge von dem Heilmittel entsteht, das lange aufbewahrt werden muß und für viele dringend erforderlich ist.

Marcellus, Über Heilmittel, Kap. 28,72—74

Ein sehr nützlicher Zauberspruch gegen Bauchkneifen: Man drückt den Daumen der linken Hand auf den Bauch und sagt: ADAM BEDAM ALAM BETUR ALAM BOTUM. Wenn man dies neunmal gesagt hat, berührt man mit demselben Daumen die Erde, spuckt aus, sagt es wiederum neunmal und wieder zum drittenmal neunmal und berührt jeweils bei dem Wechsel nach den neun Malen die Erde und spuckt aus. Folgender Zauberspruch bringt aber sowohl Menschen, die an Bauchkrampf oder Bauchkneifen leiden, als auch Zugtieren Erleichterung, wenn er folgendermaßen angewendet wird: Man legt die flachen Hände auf die Nieren und sagt dreimal: ALABANDA ALABANDI ALAMBO. Wenn man so gesprochen hat, legt man die Hände mit dem Rücken unter seinen Bauch, sagt wiederum dasselbe oder legt zunächst die umgedrehten Hände unter seinen Bauch und legt, wenn man es dreimal gesagt hat, die flachen Hände auf die Nieren, und wenn die Stelle dreimal besprochen worden ist, bringt man die Hände wieder unter den Bauch und sagt dasselbe zum drittenmal. Ebenso im folgenden ein Zauberspruch gegen Bauchkneifen sowohl bei Menschen als auch bei Zugtieren: Indem man mit dem linken Daumen und den beiden kleinsten Fingern den Bauch reibt, sagt man: „Es stand ein Baum mitten im Meer, und dort hing ein Krug voll von menschlichen Därmen; drei Jungfrauen gingen herum, zwei banden fest, eine wickelte wieder ab.“ Dies sagt man dreimal, und dreimal spuckt man aus, wobei in gleicher Weise die Erde berührt wird. Wenn man Zugtiere bespricht, sagt man „von Därmen von Maultieren“ bzw. „von Pferden“ bzw. „von Eseln“.

Anhang

Anmerkungen

Aulus Cornelius Celsus, Die Medizin, Buch I (aus dem Vorwort, Paragraphen 1—11: CML I, S. 17,1—19,3)

Über die Lebensumstände des Celsus läßt sich kaum mehr ausmachen, als daß er sein Werk während der Jahre der Regierung des römischen Kaisers Tiberius (14—37) verfaßte. Die acht Bücher über die Medizin bilden nur einen Teil einer umfangreichen Enzyklopädie, in der ursprünglich mehrere wissenschaftliche Disziplinen ausführlich dargestellt worden waren. Zu ihnen gehörten außer der Medizin mit Sicherheit die Landwirtschaft und die Rhetorik; als weitere mögliche Fächer kommen die Sachgebiete Kriegswesen, Philosophie und Rechtswissenschaft in Frage. Während aus den Teilen, die der Landwirtschaft und der Rhetorik gewidmet waren, jeweils nur einige Fragmente überliefert sind, handelt es sich bei der Medizin um das einzige Gebiet, dessen Darstellung vollständig erhalten ist. Celsus, der, wie man annehmen darf, persönlich nicht Arzt gewesen ist, war bei der Abfassung des medizinischen Teils seiner Enzyklopädie, in dem er sich auf die Anwendung der Diätetik, Pharmakotherapie und Chirurgie in der ärztlichen Praxis beschränkte, während er Fragen der medizinischen Theorie unberücksichtigt ließ und so vor allem den praktischen Bedürfnissen der Römer Rechnung trug, weitgehend griechischen Quellen verpflichtet.

1 Griech. Asklepios, lat. Aesculapius, nach der homerischen Tradition Heros und Arzt in Thessalien, später als Gott der Heilkunde verehrt. Das Zentrum des Asklepioskults war das Heiligtum in Epidauros in der Argolis. Im Jahre 293 v. u. Z. wurde der Kult auch in Rom eingeführt.

2 In Homers „Ilias“ (II 729—733) werden Podaleirios und Machaon, „die beiden tüchtigen Ärzte“, als Anführer eines thessalischen Schiffskontingents erwähnt. In der Ausübung der ärztlichen Kunst tritt bei Homer nur Machaon in Erscheinung (Ilias IV 193—219: Behandlung einer Pfeilverwundung).

3 In der griechischen Sage König von Mykene und oberster Befehlshaber der Griechen im Trojanischen Krieg.

4 Griechischer Dichter (etwa 8. Jahrhundert v. u. Z.), der Tradition nach Verfasser der Epen „Ilias“ und „Odyssee“.

5 Gemeint ist die durch Apollons Pfeile im griechischen Heerlager vor Troja verursachte Seuche (Homer, Ilias I 9f. 43—53). Mit ihr rächte der Gott seinen von Agamemnon beleidigten Priester.

6 Griechischer Philosoph und Mathematiker von der Insel Samos

(2. Hälfte des 6. Jahrhunderts v. u. Z.); gründete in Kroton (Unteritalien) eine strengen Vorschriften (z. B. Speiseverboten) unterworfene philosophisch-religiöse Gemeinschaft. Seelenwanderung und Zahlenmystik bildeten wichtige Bestandteile der von Pythagoras und seinen Anhängern, den Pythagoreern, vertretenen Lehre.

7 Griechischer Naturphilosoph, Arzt und Dichter aus Akragas auf Sizilien (5. Jahrhundert v. u. Z.); begründete die Lehre von den vier Elementen (Feuer, Wasser, Luft, Erde), aus denen alle Dinge zusammengesetzt seien. Als die das Sein beherrschenden Kräfte galten ihm die Prinzipien Liebe und Streit. Die Sinneswahrnehmungen erklärte Empedokles mit dem Grundsatz, Gleiches werde nur von Gleichem wahrgenommen, das heißt, er postulierte eine Übereinstimmung zwischen Wahrnehmungsgegenstand und Wahrnehmungsorgan (vgl. die Einleitung, S. 23 f.).

8 Griechischer materialistischer Philosoph aus Abdera in Thrakien (um 460 bis um 370 v. u. Z.), Hauptvertreter der antiken Atomistik. Nach Demokrits Lehre besteht die Welt aus den unveränderlichen Atomen und dem Leeren. In seinen naturwissenschaftlichen Schriften behandelte er auch medizinische Fragestellungen.

9 Siehe die Einleitung, S. 6 f. — Die legendäre biographische Tradition spricht davon, Demokrit habe Hippokrates in der Philosophie unterrichtet. Die Sammlung der hippokratischen Schriften enthält neben anderen apokryphen Texten auch Zeugnisse eines Briefwechsels zwischen dem Arzt und dem Philosophen, in dem ein persönliches Zusammentreffen beider vorausgesetzt wird.

10 Griechischer Arzt aus Karystos auf Euboia (um die Mitte des 4. Jahrhunderts v. u. Z.); verband in seinen Anschauungen die Lehren der hippokratischen Medizin mit Elementen der westgriechischen (d. h. in Unteritalien und auf Sizilien heimischen) Heilkunde; die antike Tradition rechnete ihn zu den Vertretern der dogmatischen Richtung.

11 Griechischer Arzt von der Insel Kos (um 300 v. u. Z.), berühmter Vertreter der dogmatischen Richtung in der Medizin und Leiter der Ärzteschule auf Kos.

12 Griechischer Arzt aus Knidos (um 300 v. u. Z.), Lehrer des Erasistratos.

13 Griechischer Arzt aus Chalkedon in Bithynien (1. Hälfte des 3. Jahrhunderts v. u. Z.), Schüler des Praxagoras von Kos, einer der bedeutendsten Vertreter der hellenistischen Medizin in Alexandria, berühmt vor allem auf Grund seiner an menschlichen Leichen betriebenen anatomischen Forschungen.

14 Griechischer Arzt von der Insel Keos (1. Hälfte des 3. Jahrhunderts v. u. Z.), Schüler des Chrysippos von Knidos, neben Herophilos der wichtigste Repräsentant der in hellenistischer Zeit in

Alexandria betriebenen Medizin. In seinen theoretischen Vorstellungen war Erasistratos von den Lehren der Atomisten beeinflußt.

15 χειρουργία bedeutet, wörtlich übersetzt, „Arbeiten mit der Hand".

16 Griechischer Arzt, tätig in Alexandria (um 200 v. u. Z.), markanter Vertreter der empirischen Richtung in der Medizin, die von Philinos von Kos begründet worden war. Die Anhänger der von der philosophischen Skepsis beeinflußten Empirikerschule, die als wesentlichste Grundlage der ärztlichen Tätigkeit die eigene Erfahrung ansahen, wandten sich gegen die besonders von der dogmatischen Richtung geförderte Theoretisierung der Medizin.

17 Apollonios der Ältere, griechischer Arzt empirischer Richtung aus Antiochia (um 175 v. u. Z.).

18 Griechischer Arzt empirischer Richtung aus Tarent (um 175 v. u. Z.); verfaßte ein Hippokrateslexikon und Kommentare zu hippokratischen Schriften.

19 Griechischer Arzt (um 75 v. u. Z.), bedeutender Vertreter der empirischen Richtung; widmete sich besonders der Pharmakologie und der Hippokratesexegese.

20 Griechischer Arzt aus Bithynien (1. Jahrhundert v. u. Z.), tätig in Rom. Er vertrat eine auf atomistischen Vorstellungen basierende Solidarpathologie, nach der Gesundheit und Krankheit auf den wechselnden Zuständen der festen Partikeln des Körpers beruhen. Seine Lehre beeinflußte die Konzeption der später begründeten sogenannten methodischen Richtung in der Medizin. In der Therapie verwendete Asklepiades vorwiegend einfache diätetische Mittel (Bäder, Wein).

21 Griechischer Arzt aus Laodikeia in Syrien (um die Zeitenwende), Schüler des Asklepiades von Bithynien; die Vertreter der Methodikerschule sahen in ihm den Begründer ihrer Richtung.

Hippokrates, Der Eid (CMG I 1, S. 4,2—5,10)

Zu Autor und Text s. die Einleitung, S. 6f. und 17

1 Unheil abzuwehren und Heil zu bringen gehört wahrscheinlich zu den ältesten der vielfältigen Wesenszüge Apollons. Daraus erklärt sich seine spezielle Eigenschaft als Heilgott, in der er, bisweilen zusammen mit Asklepios, auch kultisch verehrt wurde. Als Gott der Heilkunde wurde Apollon im 5. Jahrhundert v. u. Z. in Rom aufgenommen; auch die Römer kannten den Beinamen „Arzt" (Medicus).

2 Siehe oben S. 173 Anm. 1.

3 Der zur Göttin personifizierte Begriff „Gesundheit"; Hygieia er-

scheint im Kult und auf bildlichen Darstellungen meistens in Verbindung mit Asklepios, dem der Mythos sie als Tochter zuordnete.

4 Der Name der Göttin bedeutet „die alles Heilende"; Panakeia galt im Mythos als Tochter des Asklepios und Schwester der Hygieia. Sie war in den Asklepioskult einbezogen.

5 Es ist wohl an eine besondere Berufsgruppe zu denken, die sich auf diese Tätigkeit spezialisiert hatte. Anscheinend legten die Ärzte, die sich mit dem Inhalt der vorliegenden Verpflichtung identifizierten, Wert darauf, ihre Distanz zu jenen Praktikern zu betonen, vielleicht, weil deren Tätigkeit als minderwertig betrachtet wurde. Die grundsätzliche Ablehnung des Schneidens, das heißt der Ausführung chirurgischer Eingriffe, wird durch die von den Hippokratikern sonst geübte Praxis nicht gestützt.

6 Die Verpflichtung bezieht sich auf die Unterlassung sowohl heterosexueller als auch homosexueller Handlungen.

Hippokrates, Aphorismen, Buch I, Aph. 1 (IV, S. 458,1—4 Littré)

Zum Autor s. die Einleitung, S. 6f. — In der hippokratischen Schriftensammlung sind sieben Bücher „Aphorismen" überliefert, die mit Sicherheit der koischen Schule zuzurechnen sind; sie entstanden vielleicht zu Beginn des 4. Jahrhunderts v. u. Z. Bei den Aphorismen handelt es sich in der Regel um kurze, in sich abgeschlossene Thesen, in denen einzelne Sachverhalte aus den verschiedensten medizinischen Gebieten, der Nosologie, Therapie, Physiologie und Gynäkologie, in verallgemeinernder Form wiedergegeben werden.

1 Goethe läßt im „Faust. Der Tragödie erster Theil", 558f., den Famulus Wagner diesen Aphorismus in Anlehnung an die lateinische Fassung („Ars longa, vita brevis") zitieren:

> Ach Gott! die Kunst ist lang;
> Und kurz ist unser Leben.

Hippokrates, Der Arzt, Kap. 1. 2 (CMG I 1, S. 20,4—21,18)

Zum Autor s. die Einleitung, S. 6f. — Ihren Titel verdankt die wahrscheinlich im 3. Jahrhundert v. u. Z. entstandene Schrift den Ausführungen des ersten Kapitels; es hat die Anforderungen, die an die Person des Arztes zu stellen sind, zum Gegenstand. Im ganzen gehört die kleine Abhandlung — ihr Text macht nur knapp fünf Druckseiten aus — zur Gattung der Einführungsliteratur, deren Aufgabe darin bestand, die jungen Mediziner mit den Grundbegriffen der Heilkunst vertraut zu machen. In der Hauptsache beziehen sich die Unterweisungen auf die zweckmäßige und hygienische Ausstattung des ärztlichen Behandlungsraumes, die Ausführung kleinerer chirurgischer Eingriffe und auf das dazu notwendige Instrumentarium.

Scribonius Largus, Rezeptzusammenstellungen
(aus dem Vorwort: S. 1,1–4,23 Sconocchia

Den römischen Arzt Scribonius Largus, der um die Mitte des 1. Jahrhunderts lebte, verbanden, wie sich aus Andeutungen in seinem Werk ergibt, engere Beziehungen zum Kaiserhaus. Er nahm als Arzt an dem während der Regierungszeit des Kaisers Claudius unternommenen Britannienfeldzug (43) teil.
Seine Schrift „Compositiones", die er in den Jahren zwischen 43 und 48 verfaßte, stellt eine Sammlung von Rezepten zur Behandlung der verschiedensten Krankheiten dar, in der die Reihenfolge der betroffenen Körperregionen (vom Kopf bis zu den Füßen) für die Anordnung der Rezepte bestimmend ist. In dem an eine hochgestellte Persönlichkeit gerichteten Widmungsschreiben, das dem Werk als Einleitung vorangestellt ist, verfolgt der Autor das Anliegen, die vorrangige Bedeutung der Pharmakotherapie gegenüber den anderen Behandlungsmethoden zu erweisen. Diese Thematik bietet ihm auch Gelegenheit, zu allgemeineren Fragen der ärztlichen Berufsauffassung Stellung zu nehmen. Seine hierzu geäußerten Gedanken, in denen Anklänge an das Humanitätsideal der stoischen Philosophie spürbar sind, zeugen von dem hohen ärztlichen Ethos, dem sich Scribonius selbst verpflichtet fühlte.

1 Siehe oben S. 174 Anm. 13. — Die Bezeichnung der Medikamente (Antidota) als „Hände der Götter" wird in der antiken Überlieferung auch dem Arzt Erasistratos zugewiesen (bei Plutarch, Quaestiones convivales IV 1,3: 663 C).
2 Kaiserlicher Freigelassener und einflußreicher Beamter unter den römischen Kaisern Gaius (37—41) und Claudius (41—54).
3 Gemeint sind Schneiden und Brennen als therapeutische Maßnahmen.
4 Gemeint ist die Bindung an den sogenannten hippokratischen Eid; s. den Text oben S. 42 f. Der Ausdruck „gesetzlich" kann sich nicht auf eine staatliche Gesetzgebung oder auf standesrechtliche Satzungen beziehen, da derartige verbindliche Festlegungen in der Antike nicht existierten. Wenn Scribonius hier von einer gesetzlichen Bindung spricht, so kann dies nur in dem Sinne verstanden werden, daß derjenige Arzt, der sich den betreffenden Normen

verpflichtet fühlt, diese in ihrer Geltung für seine eigene Person den allgemein verbindlichen Gesetzen gleichstellt.

5 Scribonius spricht hier als römischer Bürger, dem der militärische Einsatz gegen die Feinde des Vaterlandes eine selbstverständliche Pflicht bedeutete.

6 In dem inhaltlich schwierigen Satz (einschließlich der Parenthese) spiegelt sich die komplizierte Situation wider, die sich aus der gleichzeitigen Bindung an einander widersprechende Normen ergibt: die vom Humanitätsdenken bestimmte Haltung des Arztes überschneidet sich hier mit den Verpflichtungen des Bürgers gegenüber dem Staat.

7 Siehe die Einleitung, S. 6f. und 17.

8 Siehe oben S. 42.

9 Das keimende Leben, in dem die menschlichen Formen nur erst angelegt sind; daß sich aus dem Keimling ein lebensfähiger Mensch entwickelt, ist noch ungewiß und bleibt vorerst der Hoffnung überlassen.

10 Siehe oben S. 175 Anm. 20.

11 Die Schrift ist nicht erhalten.

Galen, Die therapeutische Methode, Buch I, Kap. 1 (X, S. 1,1—7,9 Kühn)

Galen wurde im Jahre 129 in der kleinasiatischen Stadt Pergamon als Sohn eines Architekten und Mathematikers geboren. Seine erste medizinische Ausbildung erhielt er in seiner Heimatstadt, die er nach dem Tode seines Vaters verließ, um seine Studien an anderen medizinischen Ausbildungsstätten, zum Beispiel in Alexandria, zu vertiefen. Nach mehrjähriger ärztlicher Tätigkeit in Pergamon, wo er als Gladiatorenarzt wirkte, siedelte er 161/162 nach Rom über. Therapeutische Erfolge verschafften ihm Zugang zu den führenden Kreisen der römischen Gesellschaft, insbesondere zum Kaiserhof, an dem er nach einer kürzeren Unterbrechung seines Aufenthaltes in Italien seit 169 auf Wunsch des Kaisers Marc Aurel als ärztlicher Betreuer des Thronfolgers Commodus tätig war. Galens Beziehungen zum Hof blieben wahrscheinlich auch nach dem Tode Marc Aurels in ähnlicher Form bestehen. Aus Andeutungen in seinen Schriften ergibt sich, daß Galen während der Regierungszeit des Kaisers Septimius Severus noch lebte. Man nimmt an, daß er um das Jahr 200 starb.

Die Entwicklung der antiken wissenschaftlichen Medizin erreichte mit Galen ihren letzten Höhepunkt und zugleich ihren Abschluß. Sowohl in medizinischer als auch in philosophischer Hinsicht schloß sich der Arzt aus Pergamon keiner bestimmten Richtung an. Er verstand sich selbst als Eklektiker und bemühte sich in seinem literarischen Werk um eine kritische Zusammenfassung und Systematisierung des gesamten medizinischen Überlieferungsgutes. Sein Interesse umfaßte — mit unterschiedlicher Akzentuierung — alle Disziplinen der Heilkunde, vorwiegend die Gebiete Anatomie, Physiologie, Nosologie und Pharmakologie, die er auch durch die Ergebnisse seiner eigenen Untersuchungen bereicherte. Das von Galen geschaffene medizinische Lehrgebäude behielt bis in die Neuzeit hinein Gültigkeit.

Ein Ausdruck der Bedeutung, welche die Medizin Galens für die nachfolgenden Jahrhunderte gehabt hat, ist auch die Tatsache, daß sein umfangreiches literarisches Werk, soweit es medizinische Themen betrifft, zu großen Teilen überliefert ist. Bei Galens medizinischen Schriften handelt es sich fast ausschließlich um wissenschaftliche Untersuchungen, in denen gelegentlich auch autobiographische Fakten und einzelne Episoden aus der eigenen ärztlichen Praxis mitgeteilt werden. Eine spezielle literarische Gattung stellen die Kommentare zu Schriften der hippokratischen Sammlung dar, mit denen Galen der Bedeutung Rechnung trug, die der hippokratischen Heilkunde im Rahmen der gesamten antiken Medizin zukam.

In dem vierzehn Bücher umfassenden Werk „Die therapeutische Methode" entwickelt Galen seine Prinzipien des wissenschaftlichen Heilverfahrens, dargestellt an lokal begrenzten Krankheiten sowie an Erkrankungen des Gesamtorganismus. Der erste Teil des Werkes (Buch I—VI) entstand um 175.

Das einleitende Kapitel zu Buch I enthält eine prinzipielle Auseinandersetzung des Autors mit den Ärzten, die, wie zum Beispiel die Methodiker, nach Galens Auffassung durch ihr unsachgemäßes therapeutisches Vorgehen das Ansehen der wissenschaftlichen Medizin in Verruf bringen.

1 Eine sonst nicht bekannte Persönlichkeit aus dem Freundeskreis Galens.

2 Gemeint ist die Philosophie.

3 Es handelt sich um die Wissenschaftsdisziplinen der enkýklios paideía („Allgemeinbildung"), die in Rom als Artes liberales („freie Künste") den Inhalt der höheren Bildung ausmachten. Außer den hier genannten Fächern gehörten Grammatik, Dialektik und Astronomie zum Kanon der sieben Artes liberales, deren enger Kreis bisweilen durch andere Disziplinen (z. B. durch die im vorliegenden Text genannte Medizin) erweitert wurde. Vgl. auch oben S. 51.

4 Die alte juristische Institution des Schutzverhältnisses (clientela) hatte in der römischen Kaiserzeit unter Verlust ihrer ursprünglichen juristischen und politischen Funktionen eine neue Form angenommen. Die Bürger minderen gesellschaftlichen Ranges schlossen sich an gutsituierte Persönlichkeiten als deren Klienten

an, um von ihnen ökonomische Unterstützung zu erhalten. Im Verhältnis zur Zahl der Klienten erhöhte sich die gesellschaftliche Geltung der als Patrone fungierenden Angehörigen der wohlhabenden Schichten. Zu den Pflichten der Klienten gehörte es, sich morgens bei ihrem Patron zur Begrüßung einzustellen.

5 Entsprechend dem Grundsatz, daß Krankheiten einer bestimmten Qualität mit Mitteln der entgegengesetzten Qualität zu behandeln sind, galt die Verabreichung eines kalten Mittels bei einer „kalten" Krankheit als kontraindiziert. Die Kritik wendet sich gegen diejenigen Ärzte, die sich bei ihren Verordnungen wider besseres Wissen nach den subjektiven Wünschen der Patienten richten.

6 Den Mitgliedern der alten griechischen Ärztefamilien, die ihren Ursprung von dem Heilgott Asklepios herleiteten.

7 Die Geten, eine Völkerschaft im Gebiet zwischen dem Unterlauf der Donau und dem östlichen Balkan, werden von den antiken Autoren in der Regel zu den Thrakern gerechnet; sie gehörten zu der römischen Provinz Thracia. — Tibier und Phryger sind anscheinend miteinander identisch. Der seltene Name Tibia bezeichnet das gesamte Phrygien. — Das Gebiet der Phryger, die zu den thrakischen Stämmen gehörten, befand sich etwa im Zentrum Kleinasiens und war Bestandteil der 133 v. u. Z. geschaffenen römischen Provinz Asia. — Das Siedlungsgebiet der Thraker, das sich östlich von Makedonien bis an das Westufer des Schwarzen Meeres erstreckte, wurde 46 römische Provinz.

8 Gedacht ist an die jungen Bediensteten der wohlhabenden Patienten. Die folgende Angabe enthält wohl eine Anspielung auf die in Rom verbreitete Päderastie: wenn die jungen Männer ihren Herren nicht mehr attraktiv genug waren, verloren sie ihre Stellung.

9 Griechischer Arzt aus Tralleis in Karien (um die Mitte des 1. Jahrhunderts), zur Zeit Neros als Haupt der methodischen Ärzteschule in Rom tätig.

10 Siehe oben Anm. 3.

11 Siehe die Einleitung, S. 7.

12 Von der Existenz einer Asklepiadengemeinschaft (Ärzteschule) auf der Insel Rhodos ist sonst nichts bekannt.

13 Griechischer bäuerlicher Dichter aus Askra in Boiotien (um 700 v. u. Z.), Verfasser der Gedichte „Theogonie" und „Werke und Tage". Hesiod unterschied in den „Werken und Tagen" (11—26) zwei Erscheinungsformen der Eris (Göttin des Streites), eine schlechte, die Verkörperung der Streitsucht, und eine gute, die Personifizierung des Wettstreits.

14 Griechischer Arzt aus Lokroi in Unteritalien (1. Hälfte des 4. Jahrhunderts v. u. Z.), Vertreter der westgriechischen Medizin.

15 Siehe oben S. 174 Anm. 7.

16 Griechischer Arzt aus Gela auf Sizilien (2. Hälfte des 5. Jahrhunderts v. u. Z.), Vertreter der westgriechischen Medizin, Schüler des Empedokles.
17 Hesiod, Werke und Tage 21 f.
18 Die Heilkunst; vgl. oben S. 173 Anm. 1 und S. 175 Anm. 1
19 Hesiod, Werke und Tage 28.
20 Homer, Ilias IV 442 f.

Soran, Gynäkologie, Buch I, Kap. 3. 4 (CMG IV, S. 4,13—6,3)

Der aus der kleinasiatischen Stadt Ephesos stammende Arzt Soran lebte zu Beginn des 2. Jahrhunderts. Er gehörte der medizinischen Richtung der Methodiker an und war einer ihrer berühmtesten Vertreter. Von seinen Schriften, in denen er sich mit verschiedenen Gebieten der Medizin beschäftigte, sind nur wenige erhalten, zwei kleine Abhandlungen über Verbände und über Knochenbrüche sowie das aus mehreren Büchern bestehende Werk über die Gynäkologie. Eine unter Sorans Namen überlieferte Hippokratesbiographie ist in ihrer Echtheit umstritten. Das im Original nicht erhaltene Werk des Autors über akute und chronische Krankheiten liegt in einer lateinischen Bearbeitung aus dem 5. Jahrhundert vor.
Sorans „Gynäkologie" zählt auf Grund ihres hohen wissenschaftlichen Niveaus zu den wertvollsten Texten der antiken medizinischen Literatur. Die Thematik der Schrift umfaßt sowohl die Frauenheilkunde im eigentlichen Sinne als auch die Geburtshilfe, einschließlich der Embryologie und der Säuglingspflege. Sorans Darstellung dieser Gebiete repräsentiert die höchste Leistung der antiken Gynäkologie. In zwei besonders instruktiven Kapiteln befaßt sich der Autor mit den geistigen, charakterlichen und körperlichen Qualitäten, über die eine tüchtige Hebamme verfügen sollte, um den hohen Anforderungen ihres Berufes gerecht werden zu können.

1 Anspielung auf das ärztliche Schweigegebot; vgl. Hippokrates, Der Eid, oben S. 43.
2 Nach Sokrates' Ausführungen in Platons Dialog „Theaitetos" (S. 149 b 10—c 2) übten in Athen nur solche Frauen die Hebammenkunst aus, die auch selbst entbunden hatten.
3 Die Hebamme soll auf den Genuß von Wein verzichten.
4 Anspielung auf das Verbot der Anwendung von Abortiva; vgl. Hippokrates, Der Eid, oben S. 42.
5 Die Hebamme darf sich bei der Erfüllung ihrer Pflichten durch keinerlei irrationale Zeichen beeinflussen lassen; dies betrifft auch Hinweise für ihr Verhalten, die sich aus der Deutung von Träumen ergeben könnten.

Hippokrates, Über die Natur des Menschen, Kap. 1—8 (CMG I 1,3, S. 164,1—188,2)

Zu Autor und Werk s. die Einleitung, S. 6f. und 19.

1 Die Aufzählung umfaßt die vier Grundbestandteile nach der von Empedokles geschaffenen Elementenlehre (vgl. oben S. 174 Anm. 7). Die Vertreter der von dem Verfasser bekämpften Richtungen führten aber im Unterschied zu Empedokles die Erscheinungsformen des Seins nicht auf eine Vereinigung dieser vier Elemente, sondern auf jeweils nur ein Element zurück.

2 Griechischer Philosoph von der Insel Samos (um die Mitte des 5. Jahrhunderts v. u. Z.), Vertreter der eleatischen Schule, Schüler des Parmenides. Auf Melissos geht die in den vorangehenden Ausführungen vorgetragene These zurück, „daß das, was ist, eins sei, und dies sei das Eine und das Ganze". Er nahm aber im Gegensatz zu den mit ihm konfrontierten Philosophen als „das Eine" nicht eines der vier Elemente, sondern eine diesen Elementen zugrunde liegende, nicht genauer bezeichnete gemeinsame Substanz an.

3 Gemeint ist, daß sowohl die Bezeichnungen der konstitutiven Bestandteile des menschlichen Körpers als auch das Wesen dieser Bestandteile konstant sind.

4 Es handelt sich um die Paarung von Individuen, die verschiedenen Familien angehören. Die erste ausführliche wissenschaftliche Behandlung dieses Problems findet sich bei Aristoteles, Über die Entstehung der Tiere II 7: S. 746 a 29—b 16.

5 Die schwarze Verfärbung des Gallensaftes galt ursprünglich als Symptom eines pathologischen Vorgangs. Für die Zuordnung der schwarzen Galle zu den konstitutiven Körpersäften stellt der vorliegende Text den frühesten Beleg dar.

6 Als Keimling im Uterus.

7 Hier überschneiden sich verschiedene nosologische Konzeptionen: die Auffassung, daß Auftreten und Verschwinden der Krankheiten als Folge des Vorherrschens bzw. der Abnahme bestimmter Körpersäfte an die Jahreszeiten gebunden sind, konkurriert mit der Vorstellung, daß sich der Verlauf der Krankheiten (besonders der Fieber) in kürzeren Zeitabschnitten, sogenannten Perioden, vollzieht, die je nach der Krankheitsart eine unterschiedliche Anzahl von Tagen umfassen.

8 Der Verweis bezieht sich wohl auf die Ausführungen über die verschiedenen Fieberarten in Kap. 15 der Schrift; eine Erläuterung der „Periode der Tage" wird in diesem Zusammenhang allerdings nicht gegeben.

Anonymus Londinensis, Sp. XXIV 19—XXV 23

Bei dem sogenannten Anonymus Londinensis handelt es sich um einen medizinischen Text, der auf einem im British Museum in London aufbewahrten Papyrus (Nr. 137) aus dem 2. Jahrhundert erhalten ist. Verfasser und Titel der Schrift sind unbekannt; für ihre Entstehung wird die Zeit um die Wende vom 1. zum 2. Jahrhundert angenommen. Der Papyrustext enthält in seinem ersten Teil Auszüge aus der im 4. Jahrhundert v. u. Z. verfaßten medizinischen Doxographie des Aristotelesschülers Menon, während der zweite Teil die Lehrmeinungen jüngerer Ärzte vom 3. bis zum 1. Jahrhundert v. u. Z. zu Themen aus der Physiologie bietet.

1 Siehe oben S. 175 Anm. 20.
2 Griechischer Arzt aus Laodikeia (2. Hälfte des 1. Jahrhunderts v. u. Z.), Vertreter der Schule des Herophilos, wird auch als Schüler des Asklepiades bezeichnet.
3 Von den folgenden sechs Zeilen des Papyrus sind nur Bruchstücke erhalten.
4 Der Autor denkt wohl an Gänge, die unabhängig vom eigentlichen Verdauungstrakt im Körper existieren sollen und durch die die in Dampf verwandelte Nahrung an die Bestimmungsorgane weitergeleitet wird.

Galen, Über den Nutzen der Körperteile,
Buch VI, Kap. 16; Buch VII, Kap. 9; Buch VIII, Kap. 2
(Bd. I, S. 354,27—358,18; 396,4—399,27; 445,14—449, 13 Helmreich)

Zum Autor s. oben S. 178 f. — In der zwischen 162 und 180 entstandenen Schrift „Über den Nutzen der Körperteile", seinem Hauptwerk zur Physiologie, behandelt Galen in siebzehn Büchern die einzelnen Körperteile und Organe, wobei er sich von dem Bestreben leiten läßt, die im Hinblick auf die jeweilige Funktion gegebene Zweckmäßigkeit ihres anatomischen Baus und ihrer Lage im Gesamtsystem des Körpers zu erweisen. Die Schrift ist damit das wichtigste Zeugnis für die Anwendung der teleologischen Betrachtungsweise in der antiken Medizin; vgl. die Einleitung, S. 20.

1 Der linke Herzventrikel (der Vorhof wird von Galen als Teil der Vena pulmonalis aufgefaßt) gilt als Speicher des Lebenspneumas. Vom Pneuma, einer luftartigen, sehr feinteilig gedachten Substanz, die zum Teil dem Körper von vornherein innewohnt und zum Teil mit der Atemluft aufgenommen oder aus ihr gebildet wird, werden

mehrere Arten unterschieden, zum Beispiel das Lebenspneuma und das Seelenpneuma (Sitz im Gehirn). Das Pneuma wird als Träger aller physischen und psychischen Vorgänge angesehen.

2 Pneuma und Blut.

3 Es handelt sich um den Klappenapparat des Herzens.

4 Vena pulmonalis.

5 Hippokrates, Über die Stellen am Menschen, Kap. 1.

6 Die im linken Herzventrikel lokalisierte „eingepflanzte Wärme" stellt das eigentliche Lebensprinzip dar.

7 Siehe oben Anm. 1.

8 Venae pulmonales.

9 Aorta ascendens.

10 Die Schrift „Über die Bewegung des Brustkorbs und der Lunge", auf die hier verwiesen wird, ist nicht erhalten.

11 Siehe die Einleitung, S. 22f.

12 Die von der Natur ausgelösten Bewegungen sind die unwillkürlichen, die von der Seele ausgelösten die willkürlichen Bewegungen.

13 Titel des Perserkönigs.

14 Die in volkstümlichen Vorstellungen wurzelnde Ansicht, daß das Herz das Zentralorgan des Körpers sei, wurde von den meisten Repräsentanten der westgriechischen Medizin, von Aristoteles und von namhaften Stoikern vertreten.

15 Gemeint ist die „eingepflanzte Wärme"; s. oben Anm. 6.

16 Es handelt sich um die Raubtiere, deren spitze Zähne im Ober- bzw. Unterkiefer gegeneinander versetzt angeordnet sind, so daß bei geschlossenem Maul die Zähne der oberen Reihe in die Lücken der unteren greifen.

Hippokrates, Über die Fleischteile, Kap. 15—17
(S. 14,31—18,12 Deichgräber)

Zum Autor s. die Einleitung, S. 6f. — Die Abhandlung „Über die Fleischteile" wurde vermutlich in der zweiten Hälfte des 5. Jahrhunderts v. u. Z. verfaßt. Obwohl sie damit wahrscheinlich zu den ältesten Schriften der hippokratischen Sammlung gehört, ist doch anzunehmen, daß sie nicht von Hippokrates selbst stammt. Ihren Inhalt bilden Ausführungen über die Entstehung einzelner Organe und Körpersubstanzen sowie über die wichtigsten physiologischen Vorgänge im menschlichen Körper.

1 Das Trommelfell.

Galen, Über die Lehrmeinungen des Hippokrates und des Platon, Buch VII, Kap. 5, 42—45 (CMG V 4,1,2. S. 462, 1—17)

Zum Autor s. oben S. 178 f. — Galens neun Bücher umfassendes Werk „Über die Lehrmeinungen des Hippokrates und des Platon" entstand im Zeitraum von 162—176. Das eigentliche Anliegen des Autors besteht darin, nachzuweisen, daß der Arzt Hippokrates und der Philosoph Platon in ihren Anschauungen über die Seelenkräfte, von denen die geistigen und physischen Vorgänge im Körper gesteuert werden, übereinstimmen. Innerhalb dieses weiten Rahmens bietet sich dem Verfasser die Gelegenheit, auch speziellere medizinische Themen zu erörtern, so die Frage des Ursprungs von Nerven und Blutgefäßen und das Problem, wie sinnesphysiologische Vorgänge zu erklären sind. Galens Darstellung besteht zu einem großen Teil aus einer kritischen Auseinandersetzung mit entsprechenden Auffassungen stoischer Philosophen, deren Argumentationen er im Unterschied zu dem methodischen Vorgehen des Hippokrates und des Platon als unwissenschaftlich ablehnt.

1 Empedokles, Über die Natur, Fragment 31 B 109 Diels/Kranz. Vgl. oben S. 174 Anm. 7. Auf diesen Empedokleischen Vorstellungen beruht, vermittelt durch den Neuplatoniker Plotin (um 205—270), der von Goethe, Zahme Xenien III (33), formulierte Gedanke:

Wär nicht das Auge sonnenhaft,
Die Sonne könnt es nie erblicken.

Die Auffassung, daß jedem Wahrnehmungsorgan ein bestimmter Wahrnehmungsbereich zugeordnet ist, findet ihren Ausdruck in dem von Johannes Müller (1801—1858) entdeckten, auch heute noch gültigen Gesetz der spezifischen Sinnesenergie.

Hippokrates, Über den Samen, Kap. 6—8 (VII, S. 478,1—482,2 Littré)

Zum Autor s. die Einleitung, S. 6f. – Die hippokratische Abhandlung „Über den Samen" bildete ursprünglich mit der Schrift „Über die Natur des Kindes" eine literarische Einheit. Als Zeit der Abfassung dieser Texte ist das letzte Viertel des 5. Jahrhunderts v. u. Z. anzunehmen. Die beiden Teile enthalten, soweit es die Überlieferung erkennen läßt, die älteste in sich geschlossene Darstellung der Zeugungsphysiologie und Embryologie. Den hier vorgetragenen Auffassungen über die Zeugung liegt die sogenannte Zweisamentheorie zugrunde, nach der beide

Geschlechter mit einem gleichwertigen Samenanteil an der Zeugung beteiligt sind.

1 Der weibliche Samen wird als Substanz für die Zeugung weiblicher, der männliche als Substanz für die Zeugung männlicher Individuen angesehen.
2 Der Autor vertritt hiermit die sogenannte Pangenesislehre, nach der sich der Samen aus Absonderungen aller Körperteile zusammensetzt. Die gleiche Auffassung ist auch für Demokrit bezeugt (68 A 141; 68 B 32 Diels/Kranz. Vgl. oben S. 174 Anm. 8).

Hippokrates, Aphorismen, Buch V, Aph. 48 (IV, S. 550,1f. Littré)

Zum Autor s. die Einleitung, S. 6f., zum Werk s. oben S. 176.

1 Der sogenannten Rechts-Links-Theorie, nach der sich die männlichen Keimlinge in der rechten, die weiblichen in der linken Hälfte des Uterus entwickeln (vorausgesetzt ist der zweihörnige Uterus einiger Säugetierarten), liegt die volkstümliche Vorstellung zugrunde, welche die rechte Körperseite als die kräftigere und bessere wertet. Mit Modifizierungen wurde die Rechts-Links-Theorie auch noch von Galen vertreten. Vgl. die Einleitung, S. 26f.

Galen, Über den Nutzen der Körperteile, Buch XIV, Kap. 7 (Bd. II, S. 302,1—310,7 Helmreich)

Zum Autor s. oben S. 178f., zum Werk s. oben S. 183.

1 Diese Auffassung wird zum Beispiel von dem Autor der hippokratischen Schrift „Über den Samen" vertreten; s. oben S. 75f.
2 Das Menstrualblut.
3 Vena cava inferior.
4 Vena renalis dextra bzw. sinistra.
5 Arteria renalis dextra bzw. sinistra.
6 Aorta abdominalis.
7 Arteriae ovaricae bzw. testiculares, Venae ovaricae bzw. testiculares.
8 In der antiken Anatomie wurden, was die Beschreibung des Uterus betrifft, im allgemeinen die Verhältnisse des zweiteiligen Uterus bicornis einiger zu Sektionen verwendeter Tierarten auf den Menschen übertragen.

9 Eine entsprechende Feststellung läßt sich in dieser Form in den hippokratischen Schriften nicht nachweisen.
10 Hippokrates, Epidemien, Buch VI, Kap. 4,21.
11 „Dion“ und „Theon“ werden als Namen beliebiger Personen verwendet.
12 Buch XI, Kap. 10.

Aulus Cornelius Celsus, Die Medizin, Buch I (aus dem Vorwort, Paragraphen 23—26: CML I, S. 21,12—32)

Zu Autor und Werk s. oben S. 173.

1 Die Anhänger der dogmatischen Richtung.
2 Siehe oben S. 174 Anm. 13.
3 Siehe oben S. 174 f. Anm. 14.
4 Gemeint sind die ersten Könige des Ptolemäerreiches in Ägypten; in Betracht kommt besonders Ptolemaios II. Philadelphos (308—246 v. u. Z., König seit 285). Die Ptolemäer machten Alexandria, die Hauptstadt des Reiches, zu einem Zentrum der wissenschaftlichen Forschung. Ob der vorliegende Bericht über die Vivisektionen den historischen Tatsachen entspricht, ist unsicher.

Rufus von Ephesos, Über die Bezeichnung der Körperteile des Menschen, Paragraphen 1—10 (S. 133,1—134,14 Daremberg-Ruelle)

Rufus von Ephesos lebte um die Wende vom 1. zum 2. Jahrhundert. Soweit aus seinen erhaltenen Werken zu ersehen ist, gehörte er keiner bestimmten medizinischen Richtung an. Trotz seiner kritischen Haltung, die ihn gegenüber manchen hippokratischen Auffassungen und Behandlungsmethoden gewisse Vorbehalte äußern läßt, vertrat er im ganzen die hippokratische Tradition.
Unter den überlieferten Schriften des Rufus stellt die Abhandlung „Über die Bezeichnung der Körperteile des Menschen“ das älteste erhaltene anatomische Lehrbuch dar, dessen Hauptanliegen darin bestand, Kenntnisse in der anatomischen Nomenklatur zu vermitteln.

1 Der griechische Begriff téchnai („Künste“) umfaßt die verschiedenen Formen des Handwerks und der Kunst im modernen Verständnis, ferner die Disziplinen der höheren Allgemeinbildung. Stets kommt der Gesichtspunkt der technischen Beherrschung eines Faches, die Kunstfertigkeit, mit in das Blickfeld. In diesem Sinne ist auch die Bezeichnung der Medizin als „Kunst“ zu verstehen.

2 Den Wissenschaftsdisziplinen der Allgemeinbildung; vgl. oben S. 179 Anm. 3.

3 Im medizinischen Unterricht wurden Sklaven als Demonstrationsobjekte bei der Unterweisung in der Anatomie der äußeren Körperteile verwendet. Die Kombination der theoretischen Unterweisung mit Demonstrationen an dazu geeigneten lebenden Individuen ist ein sinnvolles, zum Teil noch heute gebräuchliches Verfahren.

4 In hellenistischer Zeit in Alexandria; vgl. oben S. 84.

Galen, Über die Verfahrensweisen beim Sezieren,
Buch II, aus Kap. 2; Buch III, aus Kap. 5
(II, S. 286,2–12; 384,16–386,12 Kühn)

Zum Autor s. oben S. 178f. — Galens Schrift „Über die Verfahrensweisen beim Sezieren", für deren Abfassung der Zeitraum von 169 bis zum Tode des Autors in Frage kommt, umfaßt fünfzehn Bücher, von denen nur die ersten acht Bücher und der Anfang des neunten Buches im griechischen Original überliefert sind, während das vollständige Werk nur in arabischer Übersetzung erhalten ist. Die Schrift verbindet in sich eine Darstellung der Präparierlehre mit anatomischen Beschreibungen aller Teile des Körpers. Galens Ausführungen ermöglichen einen Einblick in die antike anatomische Praxis.

1 Marcus Aurelius Antoninus Augustus (121—180), römischer Kaiser seit 161; unternahm von 166 bis 180 mehrere Feldzüge gegen die Markomannen und Quaden.

2 Die Vollstreckung der Todesstrafe erfolgte in Rom neben anderen Formen des Strafvollzugs (z. B. Enthauptung oder Kreuzigung) auch in der Weise, daß die Verurteilten im Zirkus wilden Tieren vorgeworfen wurden.

3 Die Kindesaussetzung war in der Antike allgemein verbreitet. Als Motiv kommen Mißbildung, körperliche Schwäche und uneheliche Geburt des Kindes sowie wirtschaftliche Not der Eltern in Betracht, zum Teil wohl auch das Bestreben, die Nachkommenzahl zu beschränken. Gesetzliche Bestimmungen regelten den Rechtsstatus der Findelkinder.

Hippokrates, Über die Natur des Menschen, Kap. 11
(CMG I 1,3, S. 192,15—196,15)

Zu Autor und Werk s. die Einleitung, S. 6f. und 19. — Das 11. Kapitel der hippokratischen Schrift „Über die Natur des Menschen" enthält eine der ältesten zusammenfassenden Beschreibungen der Blutgefäße des menschlichen Körpers. Für die Abfassung des Kapitels war allerdings nicht ein theoretisches Interesse an der Anatomie bestimmend, das bei den Ärzten dieser Zeit auch noch nicht vorausgesetzt werden darf. Das Anliegen des Verfassers bestand vielmehr darin, die therapeutische Anwendung des Aderlasses an verschiedenen Körperstellen an Hand einer Beschreibung des Gefäßverlaufs theoretisch zu begründen.

Rufus von Ephesos, Über die Bezeichnung der Körperteile des Menschen, Paragraphen 198—210 (S. 161,4—163,12 Daremberg-Ruelle)

Zu Autor und Werk s. oben S. 187.

1 Im vorangehenden Satz wurde von den die Hoden versorgenden Adern gesprochen.
2 Vena cava inferior.
3 Siehe oben S. 174 Anm. 11.
4 Es handelt sich um den oberhalb der Leber verlaufenden Abschnitt der Vena cava inferior.
5 Vena lienalis.
6 Siehe oben S. 180 Anm. 14.
7 Unteritalien und Sizilien waren von dem griechischen Stamm der Dorer besiedelt.
8 Drakontís (Plural: Drakontídes) ist der Name einer Vogelart. Die Übertragung dieses Ausdrucks auf Adern liegt demnach auf der gleichen Ebene wie die Bezeichnung von Adern als „Adler". In den Schriften der hippokratischen Sammlung läßt sich die von Rufus erwähnte Bezeichnung nicht nachweisen.
9 Siehe oben S. 174 Anm. 13.
10 Arteria pulmonalis.
11 Griechischer Arzt (1. Hälfte des 3. Jahrhunderts v. u. Z.), gehörte möglicherweise zu den ältesten Anatomen in Alexandria.
12 Griechischer Arzt in Alexandria (3. Jahrhundert v. u. Z.), bedeutender Anatom.
13 Die Arterien galten als Gefäße, die zum Transport des Pneumas (vgl. die Einleitung, S. 21 f.) bestimmt sind. Zum Teil nahm man an, daß sie nur diese Substanz, zum Teil, daß sie ein Gemisch von Pneuma und Blut enthalten.
14 Aristoteles, Tierkunde, z. B. Buch III, Kap. 3: S. 513 a 20.

Galen, Über die Verfahrensweisen beim Sezieren, Buch VI, Kap. 11; Buch VII, Kap. 6. 7 (II, S. 575,3—577,14; 603,15—609,3 Kühn)

Zum Autor s. oben S. 178 f., zum Werk s. oben S. 188.

1 Vena mesenterica superior bzw. inferior.
2 Siehe oben S. 174 f. Anm. 14.
3 Parenchym (parénchyma) bedeutet wörtlich „das seitlich Hineingegossene". In der modernen Medizin wird das spezifische Zellgewebe eines Organs als Parenchym bezeichnet.
4 Ductuli biliferi.
5 Verzweigungen der Arteria hepatica propria.
6 Ductus hepaticus.
7 Processus xiphoideus.
8 Gemeint ist der kraniale Teil des Herzbeutels, mit dem er die in das Herz mündenden und die aus dem Herzen entspringenden Gefäße umschließt.
9 Aorta ascendens.
10 Vena cava inferior.
11 Vena pulmonalis.
12 Arteria pulmonalis.
13 In einigen Teilen des Bindegewebes des Herzens, den Trigona fibrosa, ist bei den Wiederkäuern Knochensubstanz enthalten (Herzknochen).
14 Siehe oben S. 183 f. Anm. 1.
15 Mit Wachs überzogene Holztafeln, die als Notizbücher zur Aufzeichnung stichwortartiger Zusammenfassungen dienten. Die Messer wurden zum Zurechtschneiden der Rohrfedern und zum Anspitzen der Griffel verwendet, die zum Beispiel aus Knochen oder Elfenbein bestanden.
16 In Buch VI, Kap. 14.

Soran, Gynäkologie, Buch I, Kap. 57. 58 (CMG IV, S. 41,15—44,4)

Zu Autor und Werk s. oben S. 181.

1 Chorion bezeichnet bei Soran den Fruchtsack, an dem von ihm zwei Teile unterschieden werden, die einerseits der Placenta (mit Amnionüberzug) und andererseits den miteinander verbundenen Eihäuten (Chorion laeve und Amnion) entsprechen. — Der anschließende, in der Übersetzung nicht wiedergegebene Text führt synonyme Bezeichnungen für das Chorion auf und bietet etymologische Deutungen.

2 Siehe oben S. 174 Anm. 7.
3 Von diesem Arzt ist sonst nichts bekannt.
4 Siehe oben S. 174 Anm. 13.
5 Vena cava inferior.
6 Siehe oben S. 189 Anm. 12.
7 Mit den Hörnern könnten Gefäßverzweigungen gemeint sein, in welche die embryonalen Gefäße angeblich einmünden. Für eine sichere Deutung fehlen genauere Anhaltspunkte.
8 Der Sinn des Satzes ist nicht sicher zu ermitteln. Die Bemerkung über den „engen Kontakt" mit der Flüssigkeit wird am ehesten auf den Embryo zu beziehen sein, so daß sich der Sinn ergibt: da der Embryo in ständiger enger Berührung mit dieser Flüssigkeit ist, müßte er ihre ätzende Beschaffenheit wahrnehmen und dementsprechend eine Aufnahme der Flüssigkeit mit dem Mund vermeiden.

Hippokrates, Über Luft-, Wasser- und Ortsverhältnisse, Kap. 1—11 (CMG I 1,2, S. 24,1—54,3)

Zum Autor s. die Einleitung, S. 6f. — Die Schrift „Über die Umwelt", die zum ältesten Bestand der hippokratischen Schriftensammlung gehört, besteht aus zwei, thematisch voneinander abgegrenzten Teilen. Während der erste Teil (Kap. 1—11) durch die Vermittlung allgemeiner Richtlinien dem Wanderarzt bei der Ausübung seiner Praxis eine leichte Orientierung über die unterschiedlichen Bedingungen an Orten verschiedener geographischer Lage ermöglichen soll, befaßt sich der zweite Teil mit den ethnischen Unterschieden der Bewohner Asiens und Europas. Siehe auch die Einleitung, S. 30.

1 Dem Geschmack und dem Gewicht nach.
2 Vorausgesetzt ist die Situation des Wanderarztes, der ohne festen Wohnsitz nur jeweils für eine gewisse Zeit in den Ortschaften eines größeren geographischen Bereiches praktiziert.
3 Der Arzt soll berücksichtigen, in welcher Himmelsrichtung die Stadt dem Zugang des Windes ausgesetzt ist und ob sie am Ost- oder am Westabhang eines Gebirges liegt.
4 Die Angaben markieren Zwischenhimmelsrichtungen. Der Aufgangs- und Untergangspunkt der Sonne zur Zeit der Wintersonnenwende liegt etwa 30° südlich des Ost- bzw. Westpunktes.
5 Gemeint ist die Epilepsie; vgl. die Einleitung S. 30.
6 Eine solche Veränderung kann in einem plötzlichen Umschlagen des Wetters mit starken Temperaturschwankungen bestehen.
7 Eine epidemische, in einem geographischen Bereich eine begrenzte Zeit hindurch vorherrschende Krankheit im Unterschied zu den

vorher erwähnten endemischen, in einem bestimmten geographischen Milieu heimischen Krankheiten.

8 Der Untergangs- und Aufgangspunkt der Sonne zur Zeit der Sommersonnenwende liegt etwa 30° nördlich des West- bzw. Ostpunktes; vgl. auch Anm. 4.

9 Die Menstruation wurde als ein Reinigungsvorgang angesehen, durch den der weibliche Körper periodisch von überschüssigen Substanzen befreit wird.

10 Siehe Anm. 4 und 8.

11 Griechisches Längenmaß; ein Stadion entspricht durchschnittlich einer Länge von 180 m.

12 Brech- bzw. Abführmittel.

13 Beim Viertagefieber treten die Fieberanfälle jeweils am ersten, vierten, siebenten usw. Tag auf; an den beiden zwischen den Anfällen liegenden Tagen ist der Patient fieberfrei. In der Bezeichnung ,,Viertagefieber" überschneidet sich, antiker Zählweise entsprechend, das Ende der einen Periode mit dem Anfang der folgenden.

14 Die Urethra.

15 In der Zeit des Frühaufgangs des Hundssterns (Sirius) Ende Juli.

16 Die regelmäßig im Hochsommer besonders auf dem Ägäischen Meer auftretenden ,,Jahreswinde" aus nördlicher Richtung.

17 In der Zeit des Frühaufgangs des Arkturos Mitte September.

18 Brech- oder Abführmittel.

19 Zu denken ist etwa an die Anwendung von Klistieren oder an mechanische Reizungen, die Erbrechen hervorrufen sollen.

20 Der Frühuntergang der Plejaden war Anfang November.

21 Das heißt, die Krankheiten treten in ihre Krise ein.

Hippokrates, Prognostikon, Kap. 1. 2. 25
(S. 193,1—197,3; 230,5—231,8 Alexanderson)

Zum Autor s. die Einleitung, S. 6f. — Das ,,Prognostikon", das gegen Ende des 5. Jahrhunderts v. u. Z. verfaßt wurde, gehört zu der geringen Zahl von Schriften der hippokratischen Sammlung, bei denen die Möglichkeit besteht, daß sie von Hippokrates selbst herrühren. Die Schrift enthält Angaben darüber, welche Symptome der Arzt bei akuten Krankheiten zu berücksichtigen hat und welche Aufschlüsse diese Symptome über den Verlauf der jeweiligen Krankheit geben. Die Prognose diente dem antiken Arzt nicht nur dazu, zuverlässige Voraussagen über die Dauer und den Ausgang einer Erkrankung treffen zu können, sondern sie bot ihm auch die erforderlichen Anhaltspunkte für die anzuwendende Therapie. Vgl. auch die Einleitung, S. 30f.

1 Die Auffassung, daß es Krankheiten gibt, denen „etwas Göttliches innewohnt", hat in dieser Form in den Schriften der hippokratischen Sammlung keine Parallele. In der Abhandlung „Über die heilige Krankheit" wird für alle Krankheiten in gleicher Weise die Eigenschaft des Göttlichen postuliert und dieses mit ihrer natürlichen Ursache gleichgesetzt (s. oben S. 131). Vermutlich entspricht es den Intentionen des Verfassers des „Prognostikon", wenn Galen in seinem Kommentar zu dieser Schrift an der vorliegenden Stelle das „Göttliche" als die „Beschaffenheit der uns umgebenden Luft" erklärt, auf die nach hippokratischer Anschauung das Auftreten der epidemischen Krankheiten zurückzuführen ist.

2 Die folgende Beschreibung gehört zu den noch in der modernen Medizin gültigen hippokratischen Aussagen. Der Komplex der Symptome wird unter der Bezeichnung Facies Hippocratica („nach Hippokrates benannter Gesichtsausdruck" eines Sterbenden) zusammengefaßt.

Rufus von Ephesos, Die Fragen des Arztes an den Kranken, Kap. 1—9 (S. 1,1—11,2 Gärtner)

Zum Autor s. oben S. 187, zum Werk s. die Einleitung, S. 31.

1 Der Gedankengang ist durch einen Textausfall in der handschriftlichen Überlieferung unterbrochen. Sinngemäß wird in dem verlorenen Textstück davon gesprochen worden sein, daß die Antwort des Patienten auch Rückschlüsse auf die Art der Krankheit und auf die von ihr betroffenen Körperteile zuläßt.

2 Melancholie bezeichnet Krankheitszustände, die auf das Vorherrschen der schwarzen Galle (mélaina cholḗ) im Körper zurückgeführt wurden. Die Symptome der Krankheit, von der Rufus drei Arten unterschied, umfassen außer physischen Störungen (Magenbeschwerden) vor allem abnorme psychische Zustände (wechselnde Stimmungen, Depressionen, Wahnvorstellungen, Sprachstörungen).

3 Eine mit Fieber und starkem Schlafbedürfnis verbundene Krankheit. In den einzelnen Symptomen weichen die antiken Definitionen dieser Krankheit voneinander ab.

4 Eiteransammlung in Körperhöhlen.

5 Starrsucht, Katalepsie; das Unvermögen, eine einmal gegebene Körperhaltung zu verändern, verbunden mit Schlaflosigkeit und Fieber.

6 Beim Dreitagefieber treten die Fieberanfälle ein um den anderen Tag auf, das heißt am ersten, dritten, fünften usw. Tag. Vgl. auch oben S. 192 Anm. 13.

7 Griechischer Arzt aus Bithynien (etwa 1. Hälfte des 2. Jahrhunderts v. u. Z.), gehörte der von Herophilos begründeten medizinischen Richtung an.

8 Griechische Bezeichnung für „Neger".

9 Fluß an der Westküste Kleinasiens.

10 Bereits nach hippokratischer Anschauung unterliegt der Verlauf besonders der Fieberkrankheiten einem zeitlichen Rhythmus. Innerhalb der durch Zu- und Abnahme des Fiebers bestimmten Perioden haben feste Termine, die Krisentage, einen entscheidenden Einfluß auf das weitere Krankheitsgeschehen.

11 Die Krankheit kann sich nach der hier zugrunde liegenden Vorstellung aus einem Körperteil in einen anderen verlagern. Auf das hier verwendete griechische Wort metástasis („Verlagerung") geht der moderne medizinische Fachausdruck „Metastase" zurück, der beim Karzinom die Verschleppung von Geschwulstkeimen in andere Körperpartien bezeichnet.

12 Das heißt nach dem Fühlen des Pulses.

13 Es handelt sich um Zersetzungsprozesse, die sich an den aufgenommenen Speisen im Körper vollziehen.

14 Der Text ist offensichtlich nicht vollständig überliefert. In dem ausgefallenen Textstück könnte von der Berührung durch einen Dritten die Rede gewesen sein. Die erwähnte „Berührung mit den Händen" wird sich jedenfalls nicht auf den Patienten als Träger der Handlung beziehen. Aus der Abwehrreaktion des Kranken gegen eine Berührung ist ein Hinweis auf die schmerzende Stelle zu entnehmen.

Galen, Über die erkrankten Körperteile, Buch V, Kap. 8 (VIII, S. 361,12—366,5 Kühn)

Zum Autor s. oben S. 178 f. — Galens sechs Bücher umfassende Schrift „Über die erkrankten Körperteile" gehört zu den Alterswerken des Verfassers. In dieser nosologischen Schrift verfolgt Galen das Ziel, die Arten der Diagnose bei lokalen Erkrankungen darzustellen, unter denen die Beobachtung des Pulses für ihn eine vorrangige Bedeutung hatte.

1 Nach mehrjähriger Abwesenheit von Rom, während derer Galen sich auch in seiner Heimatstadt Pergamon aufhielt, kehrte er 169 in die Hauptstadt zurück. Damit begann der zweite römische Aufenthalt Galens.

2 Glaukon gehörte zum Freundeskreis Galens. Der Arzt widmete ihm eine zwei Bücher umfassende Schrift über Behandlungsverfahren.

3 Über die genannten Personen ist sonst nichts bekannt.
4 Diese Bemerkung läßt den Schluß zu, daß die praktizierenden Ärzte in Rom im allgemeinen nur unzureichend ausgebildet worden waren; vgl. die Einleitung, S. 18f.

Hippokrates, Aphorismen, Buch II, Aph. 52; Buch VII, Aph. 87 (IV, S. 484,13f.; 608,1—3 Littré)

Zum Autor s. die Einleitung, S. 6f., zum Werk s. oben S. 176.

1 Hat sich der Arzt auf Grund eines bestimmten Krankheitsverlaufs zur Anwendung eines Heilverfahrens entschlossen, so soll er dieses Verfahren auch bei zunächst ausbleibendem Erfolg konsequent weiterführen, falls nicht etwa neu hinzutretende Symptome zu einer Revision der ursprünglichen Entscheidung zwingen. Das Festhalten an der einmal eingeleiteten Behandlung soll den Patienten vor unnötigen Experimenten und vor einer Verunsicherung bewahren.
2 Die Reihenfolge der drei therapeutischen Verfahren (Pharmakotherapie — Schneiden — Brennen) ist durch den Grad ihrer Wirksamkeit bestimmt. Die in der antiken Medizin für die Therapie besonders wichtige Diätetik bleibt hier unberücksichtigt. — Den ersten Teil dieses Aphorismus stellte Schiller in lateinischer Fassung dem Schauspiel „Die Räuber" als Motto voran; Eisen (= Schwert) und Feuer erscheinen in diesem Zusammenhang umgedeutet als Mittel zur Beseitigung gesellschaftlicher Mißstände.

Hippokrates, Epidemien, Buch I, 10. Krankengeschichte; Buch III, Kap. 1, 6. Krankengeschichte (I, S. 210,15—211,14; 220,6—221,2 Kühlewein)

Zum Autor s. die Einleitung, S. 6f. — Von den sieben Büchern mit dem Titel „Epidemien" bilden Buch I und III die älteste Gruppe, als deren Entstehungszeit man die Jahre um 410 v. u. Z. annimmt. In ihrer Gesamtheit gehören die „Epidemien" der Schule von Kos an, so daß zumindest im Hinblick auf die beiden ältesten Bücher die Möglichkeit nicht auszuschließen ist, daß Hippokrates selbst sie verfaßt hat. Dem Inhalt nach handelt es sich um Aufzeichnungen eines Wanderarztes, in denen Beobachtungen von Krankheitserscheinungen festgehalten sind, die an verschiedenen Orten jeweils im Verlauf eines Jahres gemacht worden waren und die sich sowohl auf die Erkrankungen größerer Bevölkerungsgruppen als auch auf die Krankheiten einzelner Individuen beziehen.

1 Stadt an der Westküste Kleinasiens.
2 Die Angabe bezeichnet die Lage der Wohnung des Patienten.

Hippokrates, Über die heilige Krankheit, Kap. 1. 2. 7
(S. 60,1—68,11; 72,76—74,16 Grensemann)

Zu Autor und Werk s. die Einleitung, S. 6f. und 30.

1 Es handelt sich um die Epilepsie.
2 Durch göttliches Einwirken verursacht und daher der Sphäre der Götter angehörend. Die Adjektive „göttlich" und „heilig" sind hier nahezu synonym gebraucht.
3 Beim Eintagefieber tritt täglich ein Fieberanfall auf; zu den anderen Fieberarten s. oben S. 193 Anm. 6 und S. 192 Anm. 13
4 Personen, die durch Opfer und andere rituelle Handlungen eine Befleckung zu tilgen suchten.
5 Ein Seefisch (Oblata melanura).
6 Ein Epileptiker während des Anfalls.
7 Die kleinasiatische Muttergottheit Kybele. Ziegen spielten im Kult der Göttermutter als Opfertiere eine Rolle.
8 Griechischer Gott des Meeres. In Mythos und Kult bestanden enge Beziehungen des Gottes zum Pferd. Poseidon, den man sich zum Teil in Pferdegestalt vorstellte, galt als Schöpfer des Pferdes und Schutzherr der Pferdezucht.
9 Beiname der in Kleinasien (Karien) beheimateten Hekate, der besonders an Weggabelungen verehrten Göttin der Geister und Gespenster.
10 Apollon in seiner Eigenschaft als Hirtengott.
11 Griechischer Gott des Krieges.
12 Geister der Verstorbenen, halbgöttliche Wesen, denen kultische Verehrung zuteil wurde.
13 Im vorangehenden Kapitel wurde von Schleimflüssen gesprochen, die nach dem Herzen, der Lunge und dem Bauch hin erfolgen.
14 In Kap. 3 beschrieb der Autor ein System von Adern, die aus dem Körper zum Gehirn hin verlaufen.

Aretaios von Kappadokien, Über Ursachen und Zeichen akuter Krankheiten, Buch II, Kap. 1; Die Therapie bei akuten Krankheiten, Buch II, Kap. 1
(CMG II, S. 15,1—16,28; 119,1—120,24)

Das nosologische Lehrbuch des Aretaios von Kappadokien, der um die Mitte des 1. Jahrhunderts lebte, ist das einzige nahezu vollständig überlieferte Werk der pneumatischen Richtung. Es umfaßt zwei parallel angeordnete Teile, in denen in jeweils vier Büchern die Ätiologie und Symptomatologie der akuten und chronischen Krankheiten sowie deren Therapie abgehandelt werden. Der Verfasser strebte in seiner Schrift eine Hippokratesimitation an, was formal am deutlichsten in der für diese Zeit auffälligen Verwendung des ionischen Dialekts, der Sprache des Corpus Hippocraticum, zum Ausdruck kommt.

1 Gemeint sind die an der Atmung beteiligten Organe.
2 Der Satz soll besagen: ohne ärztliche Behandlung führt auch eine leichte Lungenerkrankung zum Tode; es besteht allerdings keine akute Lebensgefahr.
3 Als Subjekt ist „das Gute" überliefert, was keinen befriedigenden Sinn ergibt. Vom Inhalt her erwartet man einen Ausdruck, der „die Eiteransammlung" bedeutet.
4 Anspielung auf den therapeutischen Grundsatz „contraria contrariis", das heißt, daß Krankheiten einer bestimmten Qualität mit Heilmitteln der entgegengesetzten Qualität behandelt werden, zum Beispiel „warme" Krankheiten mit „kalten" Medikamenten.
5 Siehe die Einleitung, S. 21 f.
6 Die Identifizierung der Pflanze ist unsicher. Vielleicht handelt es sich um das große Kentaurion (Centaurea Centaurium L.).

Hippokrates, Über das Einrenken der Gelenke, Kap. 7
(II, S. 118,3—120,14 Kühlewein)

Zum Autor s. die Einleitung, S. 6f. — Die Schrift „Über das Einrenken der Gelenke" gehört zusammen mit der Abhandlung „Über die Knochenbrüche" — beide Texte stellten ursprünglich vielleicht eine literarische Einheit dar — zu den knochenchirurgischen Werken innerhalb des Corpus Hippocraticum. Diese Texte zählen nicht nur zum ältesten, noch dem 5. Jahrhundert v. u. Z. angehörenden Bestand der hippokratischen Sammlung, sondern sie sind zugleich auch die frühesten Zeugnisse für Schriften chirurgischen Inhalts. Die Behandlung der einzelnen pathologischen Veränderungen an den Knochen und

Gelenken wird jeweils mit mehreren, verschiedenen Methoden demonstriert, von denen einige als konservative Behandlungsmethoden noch in der modernen Medizin Anwendung finden.

1 Der „Finger“, das kleinste griechische Längenmaß, entspricht etwa dem Wert von 1,85 cm. Die Breite des Brettes soll also ungefähr 7,5 bis 9 cm, die Dicke etwa 3,5 cm betragen.
2 Die griechische Elle entspricht annähernd dem Wert von 44,4 cm. Das Brett soll demnach etwa 85 bis 90 cm lang sein.
3 Nach Galens Erläuterung im Kommentar zu der vorliegenden Schrift handelt es sich um einen Stuhl mit gerade aufsteigender, senkrechter Rückenlehne. Diese Form war besonders in Thessalien verbreitet. Bei der Einrenkung wird der Arm so über die Stuhllehne gelegt, daß sich deren obere Kante in der Achselhöhle befindet.
4 In seinem Kommentar beschreibt Galen Flügeltüren mit zwei übereinander angeordneten Flügeln, zwischen denen ein waagerechter, starker Balken verläuft. Über diesen Balken hinweg solle der Zug ausgeübt werden.

Aulus Cornelius Celsus, Die Medizin, Buch VII, Kap. 26,3 C (CML I, S. 350,21—28)

Zu Autor und Werk s. oben S. 173.

1 Als Blasenhals bezeichnet Celsus den kranialen Abschnitt der Urethra.
2 Griechischer Chirurg in Alexandria (etwa 2. Hälfte des 1. Jahrhunderts v. u. Z.).
3 Das beschriebene Verfahren erfolgt nach einer Durchtrennung des Dammes und der Urethra. Dabei werden die Instrumente durch die Schnittöffnung hindurch auf dem Wege über die Urethra in die Blase eingeführt.

Aus den Schriften des Antyll: Über Gefäßerweiterung (Oribasius, Coll. med. rel. XLV 24: CMG VI 2,1, S. 179,25—181,3)

Von den Schriften des pneumatischen Arztes Antyll, der wahrscheinlich um die Mitte des 2. Jahrhunderts lebte, sind nur Fragmente in Form von Auszügen in dem medizinischen Sammelwerk des Oreibasios (4. Jahrhundert) überliefert. Die Bruchstücke sind chirurgischen und diätetischen Inhalts. Besonders auf dem Gebiet der Chirurgie lassen die Texte ein hohes Niveau erkennen.

1 Siehe die Einleitung, S. 21 f.
2 In der Form des griechischen Buchstabens Chi (*X*).

Soran, Gynäkologie, Buch III, Kap. 26—28
(CMG IV, S. 109,9—112,3)

Zu Autor und Werk s. oben S. 181.

1 Dem Uterus, griech. hystéra.
2 Gemeint ist eine Aufwärtsbewegung des Uterus in der Richtung auf das Körperinnere. Zugrunde liegt hier die Vorstellung von der freien Beweglichkeit der Gebärmutter: nach Platon (Timaios, S. 91 b/c) ist der Uterus ein „Lebewesen, das nach der Kinderzeugung begehrt" und, falls dieses Verlangen nicht befriedigt wird, „überall im Körper umherirrt".
3 Starrsucht; vgl. oben S. 193 Anm. 5.
4 Siehe oben S. 193 Anm. 3.
5 Die Krankheitslehre der methodischen Ärzteschule, zu der auch Soran gehörte, unterschied drei anomale Zustände der Porenwände im Körper, die sogenannten Kommunitäten, das heißt allen Krankheiten zugrunde liegende gemeinsame Zustände, den Zustand der Straffung oder Verengung (status strictus), den Zustand der Erschlaffung (status laxus) und den aus diesen beiden Erscheinungsformen gemischten Zustand (status mixtus).
6 Die Menstruation; s. oben S. 192 Anm. 9.
7 In Buch III, Kap. 11,3.
8 Bei der Behandlung chronischer Krankheiten, welche die Methodiker auf eine tiefgreifende Veränderung des Körpergewebes zurückführten, wandten sie als Behandlungsmethode den sogenannten Cyclus metasyncriticus, den „umstimmenden Behandlungszyklus", an; er bestand unter anderem in Entziehungskuren und in der Anwendung scharfer Medikamente, wodurch der krankhafte Zustand des Körpergewebes radikal verändert werden sollte.
9 Die Schrift ist nicht erhalten.

Paulos von Aigina, Buch VI, Kap. 21
(CMG IX 2, S. 60,5—61,29)

Paulos von Aigina lebte in der ersten Hälfte des 7. Jahrhunderts und gehört damit zu den medizinischen Autoren der frühbyzantinischen Zeit. Sein auf die Bedürfnisse der ärztlichen Praxis zugeschnittenes Handbuch enthält außer Exzerpten aus den Werken früherer Ärzte auch die Ergebnisse seiner eigenen Erfahrungen, besonders auf dem

Gebiet der Chirurgie. Paulos steht in der Tradition der antiken Medizin. Er beruft sich auf frühere Autoritäten, denen er sowohl sein theoretisches Wissen als auch die Kenntnis bestimmter Behandlungsmethoden verdankt.

1 Es handelt sich um den sogenannten grauen Star.
2 Den angeblich im Sehnerv enthaltenen Teil des Pneumas (vgl. die Einleitung, S. 24) sah man als die für das Zustandekommen der Gesichtswahrnehmung verantwortliche Substanz an.
3 Gemeint ist die Behandlung mit diätetischen Maßnahmen, Medikamenten und Verfahren des Blutentzugs.
4 In Buch III, Kap. 22,30.
5 Die Ausführungen, auf die hier Bezug genommen wird, lassen sich in den erhaltenen Galenschriften nicht nachweisen. Von verschiedenen Erscheinungsformen des Stars, doch unter dem Gesichtspunkt der Beeinträchtigung des Sehvermögens, spricht Galen in der Schrift „Über die Ursachen der Symptome", Buch I, Kap. 2.
6 Steinsalz aus der kleinasiatischen Landschaft Kappadokien. Das Salz wurde dort im Tagebau gewonnen.
7 Auftretende Komplikationen, zum Beispiel Entzündungen, wie weiter unten erwähnt, können das vorzeitige Lösen des Verbandes angezeigt erscheinen lassen.

Aulus Cornelius Celsus, Die Medizin, Buch VII, Kap. 12,1 (CML I, S. 327,9—328,19)

Zu Autor und Werk s. oben S. 173.

1 Das heißt chirurgisch.

Caelius Aurelianus, Chronische Krankheiten, Buch II, Kap. 83. 84 (S. 618,21—620,12 Drabkin)

Der methodische Arzt Caelius Aurelianus, der wahrscheinlich im 5. Jahrhundert lebte und aus der nordafrikanischen Stadt Sicca stammte, hat sich als Verfasser lateinischer Bearbeitungen von Soranischen Schriften hervorgetan. Zu ihnen gehört als wichtigstes Werk die Schrift „Akute und chronische Krankheiten", die im griechischen Original nicht überliefert ist. In ihr werden die akuten und chronischen Krankheiten der einzelnen Körperteile jeweils gesondert nach dem traditionellen Schema „vom Kopf bis zu den Füßen" abgehandelt. Da die griechische Fassung verlorengegangen ist, läßt sich nicht feststellen, wie eng sich die Bearbeitung an das Original anschloß. Mit

Sicherheit läßt sich jedoch sagen, daß die vorkommenden Bezugnahmen auf frühere medizinische Autoren zum Bestand der griechischen Vorlage gehörten. Die lateinische Schrift hat auf diese Weise Lehrmeinungen griechischer Ärzte bewahrt, von denen sonst keine literarische Hinterlassenschaft erhalten geblieben ist.

1 Siehe oben S. 174 Anm. 13.
2 Siehe oben S. 175 Anm. 19.
3 Siehe oben S. 174 f. Anm. 14.
4 Das Apollonheiligtum in Delphi beherbergte eine Vielzahl kostbarer Weihgeschenke, die zu Ehren des Gottes gestiftet worden waren und in den sogenannten Schatzhäusern aufbewahrt wurden. Bei dem erwähnten Instrument handelt es sich ohne Zweifel um ein solches Weihgeschenk. Ob die Deutung als Zahnzange richtig ist, erscheint fraglich.
5 Die Schrift ist nicht überliefert.

Aus den Schriften des Diokles von Karystos: Die gesunde Lebensweise (Oribasius, Coll. med. rel., lib. inc. 40: CMG VI 2,2, S. 141,10—146,4)

Zum Autor s. oben S. 174 Anm. 10. — Von den Schriften des Diokles von Karystos, die den unterschiedlichsten Gebieten der Medizin gewidmet waren, sind nur Fragmente in den Werken späterer Autoren überliefert. Der in Übersetzung vorgelegte Text, der als das umfangreichste dieser Bruchstücke in dem medizinischen Sammelwerk des Oreibasios erhalten ist, stammt wahrscheinlich aus der „Gesundheitslehre" des Diokles.

1 Etwa 1 800 bzw. 900 m; vgl. oben S. 192 Anm. 11.
2 Die Beschaffenheit der Nahrung soll also der jeweiligen Qualität der Jahreszeiten, wie die antike Humoralbiologie sie unterstellte, entgegengesetzt sein.
3 Die Bezeichnung bezieht sich auf den bevorzugten Aufenthaltsort dieser Fische.
4 Gemeint ist die Zeit vom Frühuntergang der Plejaden (Anfang November) bis zum Frühaufgang (Mitte Mai).
5 Anspielung auf die in der Antike verbreitete Unsitte, künstlich Erbrechen zu provozieren.

Dioskurides, Über Arzneistoffe, Buch I
(aus dem Vorwort, Paragraphen 5—9: I, S. 3,4—5,13 Wellmann)

Der aus der kleinasiatischen Stadt Anazarbos stammende Arzt Dioskurides lebte in der 2. Hälfte des 1. Jahrhunderts. Wie Bemerkungen in seinem Werk „Über Arzneistoffe" erkennen lassen, nahm er an militärischen Unternehmungen der römischen Kaiser teil, wodurch sich ihm die Möglichkeit bot, die Pflanzenwelt unterschiedlicher geographischer Bereiche kennenzulernen.
Dioskurides' fünf Bücher umfassendes Werk enthält ausgezeichnete Beschreibungen von Arzneistoffen aus den drei Naturreichen, denen sich jeweils Ausführungen über die medizinische Wirkung, die Form der Anwendung und die Indikation anschließen.

1 Gemeint ist Lekanios Areios, ein griechischer Arzt aus Tarsos (um die Mitte des 1. Jahrhunderts), dem Dioskurides sein Werk gewidmet hat.

Galen, Über Mischung und Wirkung der einfachen Heilmittel, Buch I, Kap. 27; Buch V, Kap. 27
(XI, S. 428,12—430,4; 786,11—788,11 Kühn)

Zum Autor s. oben S. 178 f. — Galens elf Bücher umfassendes Werk „Über Mischung und Wirkung der einfachen Heilmittel", das in zwei Phasen, im Jahrzehnt zwischen 169 und 180 und in den Jahren nach 193, ausgearbeitet wurde, ist die Hauptquelle seiner theoretischen Pharmakologie (vgl. die Einleitung, S. 38). Der Pergamener entwickelt seine Lehre an den sogenannten einfachen Heilmitteln, unter denen im Gegensatz zu den aus mehreren Ingredienzien zusammengesetzten Pharmaka solche Mittel zu verstehen sind, die aus jeweils nur einem Arzneistoff bestehen. Die einzelnen Heilmittel werden in der Einteilung pflanzliche, mineralische und tierische Stoffe behandelt.

1 Es handelt sich hier um die sogenannten Primärqualitäten der Heilmittel.
2 Galen setzt zwischen den Gruppen der Heilmittel mit entgegengesetzter Wirkung (als Beispiele sind hier die trocknenden und die feucht machenden Mittel genannt) solche Mittel an, bei denen eine trocknende bzw. feucht machende Wirkung nicht vorhanden ist und die daher als indifferent gelten können. Sie bilden den Ausgangspunkt für die Einteilung der Wirkungen nach Intensitätsgraden.
3 Galen selbst verwendet eine nur vier Grade umfassende Skala; vgl. oben S. 161 f.

4 Griechischer Arzt pneumatischer Richtung in Rom (zu Beginn des 2. Jahrhunderts).
5 Die Wirkung der Primärqualität eines Mittels ist in solchem Falle sinnlich kaum mehr wahrnehmbar, das heißt, daß beispielsweise ein im ersten Grad wärmendes Mittel kaum als wärmend empfunden wird. Die „wärmende" Wirkung läßt sich allenfalls daraus erschließen, daß durch die Anwendung dieses Mittels bei einer „kalten" Krankheit eine Linderung hervorgerufen wird.
6 Eine auf den Wurzeln des Cistus schmarotzende Pflanze (Cytinus Hypocistis L.).
7 Galen unterscheidet Anfang, Mitte und Ende des jeweiligen Grades.

Dioskurides, Über Arzneistoffe, Buch II, Kap. 126 (I, S. 198,3—200,15 Wellmann)

Zu Autor und Werk s. oben S. 202.

1 Die Aufführung verschiedener, synonymer Pflanzenbezeichnungen erklärt sich aus dem Fehlen einer einheitlichen botanischen Nomenklatur in der Antike.
2 Siehe oben S. 198 Anm. 2.
3 Offizinell verwendete Erde von der Kykladeninsel Kimolos im Ägäischen Meer.
4 Feste Arzneimischungen, ursprünglich in der Form kleiner Brote oder Zäpfchen, die der Zubereitung besonders von Augenmedikamenten dienten.
5 Griechisches Hohlmaß; ein Kyathos entspricht etwa 0,045 l.
6 Siehe oben S. 193 Anm. 6.
7 Siehe oben S. 192 Anm. 13.
8 Die letzten beiden Sätze enthalten Anweisungen und Praktiken, die der Volksmedizin entstammen (Zahlenmagie, Verwendung von Amuletten).

Galen, Über Mischung und Wirkung der einfachen Heilmittel, Buch VI, Kap. 60 (XI, S. 838,1—839,8 Kühn)

Zum Autor s. oben S. 178f., zum Werk s. oben S. 202.

Galen, Über Gegenmittel, Buch I, Kap. 1
(XIV, S. 1,1—3,16 Kühn)

Zum Autor s. oben S. 178 f. — Das Werk „Über Gegenmittel", das zwei Bücher umfaßt, gehört zu Galens praktisch-pharmakologischen Schriften. Es enthält Rezepte von Mitteln, die einen Schutz vor Vergiftungen jeder Art gewährleisten sollten. Ein Teil der Rezepte, die Galen in sein Werk aufnahm, ist in Versen abgefaßt. Mit der Verwendung der gebundenen Sprache speziell in diesem Zusammenhang wurde der Zweck verfolgt, eine Verfälschung der Rezepturen zu erschweren.

1 Galen will hiermit zum Ausdruck bringen, daß der Name „Theriak" einen Hinweis auf die Indikation enthält. Die als Theriak bezeichneten Mittel wurden ursprünglich als Gegenmittel gegen die Bisse giftiger Tiere (thēría) verwendet. Aber bereits zu Galens Zeit diente der Ausdruck „Theriak" ganz allgemein als Bezeichnung für Gegenmittel gegen Gifte.
2 Andromachos der Ältere, griechischer Arzt von Kreta (1. Jh.), Leibarzt des Kaisers Nero.
3 Mithridates VI. Eupator (132—63 v. u. Z.), König von Pontos seit 112. Um nicht den feindlichen Römern in die Hände zu fallen, ließ sich Mithridates mit dem Schwert töten, nachdem sich sein Körper angeblich infolge der Gegenmittel als giftimmun erwiesen hatte.
4 Attalos III. Philometor Euergetes (171—133 v. u. Z.), König von Pergamon seit 138. Pergamon war Galens Heimatstadt.
5 Nero Claudius Caesar Augustus Germanicus (37—68), römischer Kaiser seit 54.
6 Marcus Aurelius Antoninus Augustus (121—180), römischer Kaiser seit 161.

Marcellus, Über Heilmittel, Kap. 25,21; 8,127; 28,72—74
(CML V, S. 420,22—422,4; 146,10—148,7; 500,9—26)

Das von Marcellus um 400 verfaßte Buch „Über Heilmittel" ist das Werk eines medizinischen Laien. Sein Autor, der aus Bordeaux stammte, war hoher Beamter am römischen Kaiserhof. Die Schrift des Marcellus stellt eine Sammlung von Rezepten dar, die zum größten Teil früheren Zusammenstellungen ähnlicher Art entnommen sind. Auffällig ist der verhältnismäßig große Anteil von Mitteln, bei denen magische Praktiken eine Rolle spielen oder die zum Bestand der sogenannten Dreckapotheke gehören. Bei diesen Rezepten ist damit zu rechnen, daß Marcellus sie aus mündlicher Überlieferung kennengelernt hat. Der Autor wendet sich mit seinem Buch nicht an

Ärzte, sondern an Laien, denen damit die Möglichkeit geboten werden soll, sich im Bedarfsfall medizinisch selbst zu versorgen. Auf diese Weise setzte Marcellus die alte römische Tradition der medicina domestica („Hausmedizin") fort.

1 Über Ausonius ist wenig bekannt. Marcellus erwähnt ihn in seinem Vorwort (§ 2) unter den lateinischen medizinischen Autoren der jüngsten Vergangenheit.
2 Römisches Hohlmaß; eine Hemina (= 1/2 Sextarius) entspricht etwa 0,27 l.
3 Römisches Hohlmaß; ein Sextarius entspricht etwa 0,55 l.
4 Die Römer benannten die Wochentage nach den Planeten; der Tag des Jupiter entspricht dem Donnerstag.
5 Als Barbaren wurden diejenigen Völkerschaften bezeichnet, die nach der Auffassung der Griechen und Römer auf einer niedereren Kulturstufe standen als sie selbst.
6 Das Wort ist vermutlich keltischen Ursprungs.
7 Römisches Gewicht; eine Unze entspricht etwa 27,29 g.

Verzeichnis der benutzten Textausgaben

Anonymi Londinensis ex Aristotelis iatricis Menoniis et aliis medicis eclogae, hrsg. v. H. Diels, Supplementum Aristotelicum III 1, Berlin 1893

Aretaeus, hrsg. v. K. Hude, C(orpus) M(edicorum) G(raecorum) II, 2. Aufl. Berlin 1958

Caelius Aurelianus, On Acute Diseases and On Chronic Diseases, hrsg. u. übers. v. I. E. Drabkin, Chicago 1950

A. Cornelius Celsus, Quae supersunt, hrsg. v. F. Marx, C(orpus) M(edicorum) L(atinorum) I, Leipzig und Berlin 1915

Pedanius Dioscurides Anazarbeus, De materia medica, hrsg. v. M. Wellmann, Bd. I—III, 2. Aufl. Berlin 1958

Claudius Galenus, Opera omnia, hrsg. v. C. G. Kühn, Bd. I—XX, Leipzig 1821—1833

Galen, On the Doctrines of Hippocrates and Plato (De placitis Hippocratis et Platonis), hrsg. übers. u. erl. v. Ph. DeLacy, Teil 1 und 2, C(orpus) M(edicorum) G(raecorum) V 4,1,2, Berlin 1978/1980

Galenus, De usu partium, hrsg. v. G. Helmreich, Bd. I/II, Leipzig 1907/1909

Œuvres complètes d'Hippocrate, hrsg. u. übers. v. É. Littré, Bd. I—X, Paris 1839—1861

Hippocrates, Opera quae feruntur omnia, hrsg. v. H. Kühlewein, Bd. I/II, Leipzig 1894/1902

Hippokrates, Iusiurandum, De medico, hrsg. v. J. L. Heiberg, in: C(orpus) M(edicorum) G(raecorum) I 1, Leipzig und Berlin 1927

Hippokrates, Über Entstehung und Aufbau des menschlichen Körpers (De carnibus), hrsg., übers. u. erl. v. K. Deichgräber, Leipzig und Berlin 1935

Die hippokratische Schrift Prognostikon, hrsg. v. B. Alexanderson, Studia Graeca et Latina Gothoburgensia XVII, Göteborg 1963

Die hippokratische Schrift „Über die heilige Krankheit", hrsg., übers. u. erl. v. H. Grensemann, Ars Medica II 1, Berlin 1968

Hippokrates, Über die Umwelt (De aëre aquis locis), hrsg. u. übers. v. H. Diller, C(orpus) M(edicorum) G(raecorum) I 1,2, Berlin 1970

Hippocrate, La nature de l'homme (De natura hominis), hrsg., übers. u. erl. v. J. Jouanna, C(orpus) M(edicorum) G(raecorum) I 1,3, Berlin 1975

Marcellus, Über Heilmittel (De medicamentis), hrsg. v. M. Niedermann, 2. Aufl. bes. v. E. Liechtenhan, übers. v. J. Kollesch u. D. Nickel, C(orpus) M(edicorum) L(atinorum) V, Berlin 1968
Oribasius, Collectionum medicarum reliquiae, hrsg. v. J. Raeder, C(orpus) M(edicorum) G(raecorum) VI 2,1. 2, Leipzig und Berlin 1931/1933
Paulus Aegineta, hrsg. v. J. L. Heiberg, C(orpus) M(edicorum) G(raecorum) IX 2, Leipzig und Berlin 1924
Œeuvres de Rufus d'Éphèse, hrsg. u. übers. v. Ch. Daremberg u. Ch. É. Ruelle, Paris 1879
Rufus von Ephesos, Die Fragen des Arztes an den Kranken (Quaestiones medicinales), hrsg., übers. u. erl. v. H. Gärtner, Corpus Medicorum Graecorum Suppl. IV, Berlin 1962
Rufus Ephesius, Quaestiones medicinales, hrsg. v. H. Gärtner, Leipzig 1970
Scribonius Largus, Compositiones, hrsg. v. S. Sconocchia, Leipzig 1983
Soranus, Gynaeciorum libri IV, hrsg. v. J. Ilberg, in: C(orpus) M(edicorum) G(raecorum) IV, Leipzig und Berlin 1927

Auswahlbibliographie

Antike Medizin, hrsg. v. H. Flashar, Wege der Forschung, Bd. 221, Darmstadt 1971

B. Bloch, Die geschichtlichen Grundlagen der Embryologie bis auf Harvey, Abh. d. Kaiserl. Leop.-Carol. Deutschen Akademie d. Naturforscher 82,3, Halle 1904

K. Deichgräber, Die griechische Empirikerschule. Sammlung der Fragmente und Darstellung der Lehre, Berlin 1930 (Nachdr. Berlin/Zürich 1965)

K. Deichgräber, Die Epidemien und das Corpus Hippocraticum. Voruntersuchungen zu einer Geschichte der koischen Ärzteschule, Abh. d. Preuß. Akademie d. Wiss. 1933, phil.-hist. Kl. 3, Berlin 1933 (Nachdr. Berlin/New York 1971)

K. Deichgräber, Professio medici. Zum Vorwort des Scribonius Largus, Akademie d. Wiss. u. d. Lit., Abh. d. geistes- u. sozialwiss. Kl. 1950, 9, Wiesbaden 1950

K. Deichgräber, Aretaeus von Kappadozien als medizinischer Schriftsteller, Abh. d. Sächs. Akademie d. Wiss. zu Leipzig, phil.-hist. Kl. 63,3, Berlin 1971

H. Diels, Über die Excerpte von Menons Iatrika in dem Londoner Papyrus 137, Hermes 28, 1893, S. 407—434

P. Diepgen, Die Frauenheilkunde der Alten Welt, Handb. d. Gynäkologie XII 1, Gesch. d. Frauenheilkunde I, München 1937

P. Diepgen, Geschichte der Medizin, Bd. 1, Berlin 1949

H. Diller, Wanderarzt und Aitiologe. Studien zur hippokratischen Schrift Περὶ ἀέρων ὑδάτων τόπων, Philologus, Supplementbd. 26,3, Leipzig 1934

H. Diller, Hippokrates, Schriften. Die Anfänge der abendländischen Medizin, Rowohlts Klassiker der Literatur und der Wissenschaft, Griechische Literatur 4, Reinbek bei Hamburg 1962

E. J. Edelstein u. L. Edelstein, Asclepius. A collection and interpretation of the testimonies, Publications of the Institute of the History of Medicine, The Johns Hopkins University, Second series: Texts and documents II, 2 Bde., Baltimore 1945 (Nachdr. New York 1975)

L. Edelstein, Die Geschichte der Sektion in der Antike, Quellen u. Studien z. Gesch. d. Naturwiss. u. d. Med. 3, 1932, S. 100—156

L. Edelstein, Der hippokratische Eid. Mit einem forschungsgeschichtlichen Nachwort v. H. Diller, Zürich/Stuttgart 1969

H. Flashar, Melancholie und Melancholiker in den medizinischen Theorien der Antike, Berlin 1966

U. Fleischer, Untersuchungen zu den pseudohippokratischen Schriften Παραγγελίαι, Περὶ ἰητροῦ und Περὶ εὐσχημοσύνης, Neue Deutsche Forschungen, Abt. Klass. Phil. 10, Berlin 1939

E. Gurlt, Geschichte der Chirurgie und ihrer Ausübung, Bd. 1—3, Berlin 1898 (Nachdr. Hildesheim 1964)

G. Harig, Antike Medizin, in: Geschichte der Medizin. Einführung in ihre Grundzüge, hrsg. v. A. Mette u. I. Winter, Berlin 1968, S. 41—114

G. Harig, Zum Problem „Krankenhaus" in der Antike, Klio 53, 1971, S. 179—195

G. Harig, Bestimmung der Intensität im medizinischen System Galens. Ein Beitrag zur theoretischen Pharmakologie, Nosologie und Therapie in der Galenischen Medizin, Akademie d. Wiss. d. DDR, Zentralinstitut für Alte Geschichte u. Archäologie, Schriften zur Geschichte u. Kultur der Antike 11, Berlin 1974

G. Harig u. J. Kollesch, Gesellschaftliche Aspekte der antiken Diätetik, NTM 8, 1971, H. 2, S. 14—23

C. R. S. Harris, The heart and the vascular system in ancient Greek medicine from Alcmaeon to Galen, Oxford 1973

J. Hirschberg, Geschichte der Augenheilkunde, 1. Buch: Geschichte der Augenheilkunde im Alterthum, Handb. d. gesamten Augenheilk. XII, Leipzig 1899

W. Hoffmann-Axthelm, Die Geschichte der Zahnheilkunde, Berlin 1973

J. Ilberg, Rufus von Ephesos. Ein griechischer Arzt in trajanischer Zeit, Abh. d. Sächs. Akademie d. Wiss., phil.-hist. Kl. 41,1, Leipzig 1930

J. Kollesch, Vorstellungen vom Menschen in der hippokratischen Medizin, in: Der Mensch als Maß der Dinge. Studien zum griechischen Menschenbild in der Zeit der Blüte und Krise der Polis, hrsg. v. R. Müller, Veröffentlichungen des Zentralinstituts für Alte Geschichte u. Archäologie 8, Berlin 1976

J. Kollesch, Die Stellung der knidischen Heilkunde in der wissenschaftlichen Medizin der Griechen, in: Corpus Hippocraticum, Colloque de Mons Septembre 1975, Editions universitaires de Mons, Série Sciences humaines IV, Mons 1977, S. 106—122

E. Kremers u. G. Urdang, History of pharmacy. A guide and a survey, Philadelphia/London/Montreal 1951

F. Kudlien, Untersuchungen zu Aretaios von Kappadokien, Akademie d. Wiss. u. d. Lit., Abh. d. geistes- u. sozialwiss. Kl. 1963, 11, Wiesbaden 1964

E. Lesky, Die Zeugungs- und Vererbungslehren der Antike und ihr Nachwirken, Akademie d. Wiss. u. d. Lit., Abh. d. geistes- u. sozialwiss. Kl. 1950, 19, Wiesbaden 1951

Th. Meyer-Steineg, Studien zur Physiologie des Galenos, Archiv f. Gesch. d. Med. 5, 1912, S. 172—224; 6, 1913, S. 417—448

Th. Meyer-Steineg, Das medizinische System der Methodiker, eine Vorstudie zu Caelius Aurelianus „De morbis acutis et chronicis", Jenaer med.-hist. Beiträge 7/8, Jena 1916

M. Michler, Das Problem der westgriechischen Heilkunde. Eine Überprüfung der bisherigen Hypothesen, Sudhoffs Archiv f. Gesch. d. Med. u. d. Naturwiss. 46, 1962, S. 137—152

M. Michler, Das Spezialisierungsproblem und die antike Chirurgie, Bern/Stuttgart/Wien 1969

D. Nickel, Zur Embryologie in der Medizin der römischen Kaiserzeit, in: Acta Congressus internationalis XXIV historiae artis medicinae 25—31 Augusti 1974 Budapestini, Budapest 1976, Bd. 2, S. 1347—1350

E. Schöner, Das Viererschema in der antiken Humoralpathologie, Sudhoffs Archiv f. Gesch. d. Med. u. d. Naturwiss., Beih. 4, Wiesbaden 1964

M. Wellmann, Die pneumatische Schule bis auf Archigenes in ihrer Entwickelung dargestellt, Philologische Untersuchungen, hrsg. v. A. Kießling u. U. v. Wilamowitz-Moellendorff, H. 14, Berlin 1895

M. Wellmann, Die Fragmente der sikelischen Ärzte Akron, Philistion und des Diokles von Karystos, Fragmentsammlung der griechischen Ärzte, Bd. 1, Berlin 1901

Inhalt

Nosologie und Therapie

Pharmakologie

Universal Bibliothek KUNSTWISSENSCHAFTEN

ERNST GÜNTHER SCHMIDT

Erworbenes Erbe

Studien zur antiken Literatur und ihrer Nachwirkung.
Band 1259. Broschur 3,50 M

Der Autor (geb. 1929), Ordinarius für Gräzistik an der Friedrich-Schiller-Universität Jena, gliedert seine Aufsatzsammlung nach vier thematischen Schwerpunkten: zur frühgriechischen Dichtung (Homer, Hesiod, Pindar, Lyrik), zur klassischen griechischen Literatur (Aischylos, Sophokles, Herodot, Demokrit, Aristoteles), zur römischen Literatur (Lukrez, Vergil, Horaz, Ovid), zur Nachwirkung der Antike in Mittelalter, deutscher Klassik und im Werk von Karl Marx. Er behandelt zentrale Fragen, die sich bei der Antike-Rezeption heute stellen.